"Electro Homeopathic Materia Medica"
[With Fundamental Law of comparative Study]

"इलैक्ट्रो होम्योपैथिक मैटिरिया मेडिका"
(सिद्धान्त एवं तुलनात्मक अध्ययन सहित)

लेखक
डॉ० महशर हुसैन, गोल्ड मेडलिस्ट
बी.एस.सी., एम.डी. (ई. होम्योपैथी) लखनऊ

बी० जैन० पब्लिशर्स प्रा०
USA — EUROPE — INDIA

इलेक्ट्रो होम्योपैथिक मैटेरिया मेडिका

प्रथम संस्करणः 1995
10वाँ पुनः मुद्रणः 2019

लेखक
डॉ॰ महशर हुसैन
बी.एस.सी., एम.डी. (ई॰ होम्योपैथी)
(उप प्राचार्य) एस॰एच॰ई॰एच॰ मेडिकल कालेज
अमरोहा, जिला मुरादाबाद (उ॰प्र॰)

प्रकाशकः कुलदीप जैन

बी. जैन पब्लिशर्स (प्रा.) लि.
1921/10, चूना मण्डी, पहाड़गंज, नई दिल्ली - 110 055, भारत
दूरभाषः 91-11-4567 1000, फैक्सः 91-11-4567 1010
ई-मेलः info@bjain.com वेबसाईटः **www.bjain.com**

मुद्रकः
जेजे इमप्रिन्टस

ISBN: 978-81-319-0067-3

मोबाइलः **9814687436**

"प्रस्तावना"

मैटीरिया मेडिका औषधियों के बारे में सम्पूर्ण जानकारी प्रदान करने की प्रमुख शाखा होती है जिसके अध्ययन के उपरान्त ही औषधियों का सजीव चित्रण सम्भव हो पाता है, इसी उद्देश्य की प्राप्ति के लिए प्रस्तुत पुस्तक को लिखा है । इस पुस्तक में मैनें औषधियों की सम्पूर्ण विवेचना के साथ ही इलैक्ट्रो-होम्योपैथी के उदय, सिद्धान्त, औषधि निर्वाचक, घटकों की औषधिय उपयोगिता, सूचिवंध रस व रक्त की संक्षिप्त कार्य विधि, चिकित्सा विधि, तथा औषधियों की परम्परागत तुलना करने की भी कोशिश की है ।

इस पुस्तक को सम्पूर्णता प्रदान करने का प्रयास मात्र किया गया है । इस प्रयास में मुझे कितनी सफलता मिली है तथा इस पुस्तक को भविष्य में और भी सुझाव प्राप्त होने पर सुदृढ़ कराने का प्रयास किया जायेगा । पाठकगण, चिकित्सक महोदय, भावी छात्र अपने सुझाव निःसंकोच प्रेषित करें ।

अन्त में मैं प्रकाशक महोदय का भी इस पुस्तक को प्रकाशित करने के लिए बेहद आभार प्रकट करता हूँ । साथ ही अपने शुभचिन्तकों का भी आभारी हूँ जिनके आशीर्वाद से पुस्तक आपके हाथों में सुशोभित है ।

- डॉ० महशर हुसैन

सम्पर्क सूत्र

उपप्राचार्य,

एस.एच.ई.एंच.मेडिका., चिल्ला

अमरोहा

पि. 244221

जिला मुरादाबाद (उ० प्र०)

विषय सूची [Index]

भाग -1

इलैक्ट्रो होम्योपैथी का उदय

(Rising of Electro Homoeopathy)

इलैक्ट्रो होम्योपैथिक चिकित्सा विज्ञान का उदय सन 1865 को, इटली के एक महान अन्वेषक, विचारक काउण्ट सीजर मैटी द्वारा हुआ था । इलैक्ट्रो हौम्योपैथिक चिकित्सा शास्त्र सबसे आधुनिक वैज्ञानिक गुणों, सिद्धान्तों पर आधारित है । इस चिकित्सा विज्ञान की औषधियाँ पूर्णतया प्राकृतिक, दुष्प्रभावरहित एवं तुरन्त क्रियाशील हैं तथा सरल नियमों पर आधारित हैं ।

काउण्ट सीजर मैटी को हमेशा मानव सेवा ही प्रिय लगती थी । क्योंकि वे स्वयं जमींदार व बड़े धनाढ्य परिवार से सम्बन्धित थे । इसीलिए अपने किसानों गरीब मजदूरों की व्याधि सम्बन्धी समस्याओं से अधिक परिचित थे । वे सदैव उनकी व्याधि मुक्ति की युक्ति सोचते । अकस्मात एक बार मैटी अपने किले के बाहर एक बगीचे में बैठे थे। तब उन्होंने एक कुत्ते को घाव की अवस्था में पीड़ित देखा। वह कुत्ता भी घावों को बगीचे की वनस्पतियों में लोट पौट होकर उनको वनस्पति के रंगों से शोधित कर रहा था ।

इस प्रकार अल्पावधि में ही उस कुत्ते के विकृत घाव स्वतः ही लुप्त होने लगे । धीरे-धीरे कुत्ता पूर्णतः स्वस्थ हो गया । इसी घटना ने सीजर मैटी को यह सोचने पर मजूबर किया कि अवश्य ही इन वनस्पतियों में कोई अदृष्य शक्ति विद्यमान होती है जो सजीवों को रोगमुक्त करती है ।

इस घटना के पश्चात् सीजर मैटी की रूचि चिकित्सा शास्त्र व वनस्पति शास्त्र के प्रति जाग्रत हुई । अपने एक मित्र पालीकास्टा के द्वारा प्रकृति व प्राकृतिक विज्ञान के नियमों का ज्ञान अर्जित किया । इसी बीच मैटी ने थियोफ्रास्टस (Theophrastus) नामक वैज्ञानिक की पुस्तकों का गहन अध्ययन किया । इस वैज्ञानिक ने दो नियमों को प्रतिपादित किया था । प्रथम, "वनस्पति जगत में भी विद्युत शक्ति उपस्थित होती है ।"

(Presence of Electricity power in Vegetable Kingdom) तथा द्वितीय नियम "समानता का सिद्धान्त (Law of Similar)"

थियोफ्रास्टस का जन्म सन् 1493 को स्वीट्जरलैण्ड के मैसिया नामक स्थान पर हुआ था । इसी वैज्ञानिक ने वनस्पति जगत से सम्बन्धित नियमों से सर्वप्रथम अवगत कराया था । इन्होंने दावासाजी की भी अच्छी विधि की खोज की थी।

अपनी इन्हीं खोजों के कारण इन्होंने पन्द्रहवीं शताब्दी में पैरासेल्सस के नाम से प्रसिद्धि प्राप्त की थी । आप का सन् 1541 को देहावसान हो गया था । पैरासेल्सस वैज्ञानिक के द्वितीय सिद्धान्त को जर्मनी के डॉ० सैमुएल हैनीमन ने सत्य पाया तथा इसी सिद्धान्त पर आधारित होम्योपैथिक चिकित्सा विज्ञान का 1746 ई० में अविष्कार किया था ।

काउण्ट सीजर मैटी को होम्योपैथी में अत्यधिक गुणवत्ता अनुभव हुई । लेकिन इस चिकित्सा विज्ञान से वे पूर्णतः सन्तुष्ट नहीं थे । क्योंकि होम्योपैथिक में रोगी के रोग का निदान न करके केवल उसके लक्षणों का निदान किया जाता है । अतः लक्षण समाप्ति के उपरान्त भी रोग की मूल तो शरीर में उपस्थित रहती है। अतः सीजर मैटी ने जब विचार किया कि जब सजीव मनुष्य पूर्ण रूप से वनस्पति जगत पर आश्रित है । तब रोग का निराकरण भी वनस्पति जगत से ही सम्भव है । सीजर मैटी ने वनस्पति विज्ञान का सम्पूर्ण परीक्षण कर के ज्ञात किया, कौन वनस्पति किस अवस्था में कब-२ उन्मादित होती है । तथा रोग नाशक क्षमता किस-२ अंग द्वारा सम्भव है ।

इन्ही तथ्यों को ध्यान में रखकर मैटी ने अपने सिद्धान्त प्रस्तुत किये कि मनुष्य के शरीर में दो चैतन्य द्रव रक्त (Blood) तथा रस (Lymph) पाये जाते हैं । जिनका प्रमुख कार्य शारीरिक क्रियाओं को सम्पन्न कराना होता है । इनके द्वारा शरीर में प्रत्येक कोशिका, अवयव, तथा इन दोनों में से कोई भी एक के दूषित या कम, अधिक (असन्तुलन) होने से ही शरीर में व्याधि की अवस्था उत्पन्न होती है । अतः जब तक यह दोनों चैतन्य पदार्थ सन्तुलित व उचित मात्रा में उपस्थित हैं, तब तक कोई भी व्याधि शरीर में उत्पन्न नहीं हो सकती । परन्तु दुर्घटना में अकस्मात रस, रक्त ह्रास या अंग व्यर्थ होने से ही शरीर दुर्बल या मृत होता है।

सीजर मैटी ने पूर्णतः वनस्पति पादपों का चुनाव कर उनकी आदि शक्ति को शीतासव (पुनर्राआसवन) (Cohobation) विधि द्वारा निकाला और सत्व (Essence) प्राप्त किया । यह वह शक्ति होती है जो पौधों ने प्रकृति से अपने जीवन काल में एकत्रित की हुई होती है । फिर सीजर मैटी ने इस प्राप्त मूल सत्य को आवश्यकता के अनुसार आपस में मिला कर औषधियाँ तैयार की । औषधि सिद्धान्त को संयुक्ते संयुक्ते समयति (Complexa Complexis Curantur) नामक शीर्षक दिया ।

डॉ० मैटी ने 114 पौधों के सत्व निकाल कर न्हें मिश्रित कर 60 औषधियाँ निर्मित की परन्तु आपेक्षित सफलता न मिलने पर उन्हें घटाकर 38 कर दिया था। लेकिन मैटी के अतिरिक्त प्रो० थिरोडर क्रास (जर्मनी) ने रिक्त हुए स्थानों पर औषधियों

को पुनः मिश्रित कर फिर औषधियों की संख्या साठ कर दी है। जो कि वर्तमान में सार्वजनिक रूप मे विद्यमान है।

इलैक्ट्रो होम्योपैथिक औषधियाँ पाच तरल रुप में होती है। जिन्हें बिजलियां कहा जाता है। तथा अन्य शेष गोलियों में शोषित की जाती हैं।

इस चिकित्सा पद्धति ने रोगी के रस और रक्त को शुद्ध कर मनुष्यों को रोग मुक्त कराने में बहुत सफलता प्राप्त की है।

इलैक्ट्रो व होम्योपैथिक शब्दों का अभिप्रायः–

इस चिकित्सा विज्ञान में इलैक्ट्रो व होम्योपैथिक शब्दों द्वारा नामकरण करने का आशय इस प्रकार है। कि मनुष्य या सजीव का शरीर भी आकर्षण शक्ति के सिद्धान्त के अनुसार गुण प्रदर्शित करता है। जो कि इलैक्ट्रोनिक्स की समान है।

शरीर का दाहिना भाग धनात्मक (+) तथा बायां भाग ऋणात्मक (-) होता है। ठीक इसी प्रकार सजीवों के शरीर में पायी जाने वाली बीमारियों को भी ऋणात्मक व धनात्मक रोगों में विभक्त किया गया है। अतः पौधों से प्राप्त औषधि पर ऋणात्मक व धनात्मक चार्ज होते हैं। इसीलिए स्वस्थ की अवस्था उदासीन (Neutral) मानी जाती है।

इसी स्वास्थ्य की प्राप्ती हेतू चिकित्सक (ई० एच०) ऋणात्मक औषधि को धनात्मक व्याधि में तथा धनात्मक औषधि को ऋणात्मक व्याधि में प्रयोग कर शरीर से अतिरिक्त चार्ज हटाकर उदासीन बनाकर रोग को समाप्त किया जाता है।

इसीलिए ऋणात्मक व धनात्मक चार्ज के कारण इलैक्ट्रो शब्द को अपनाया। तथा होम्योपैथी शब्द से अभिप्रायः समान रोग में उसी के समान उपयुक्त चार्ज की औषधि देने से है। तब ही शरीर में व्याप्त रस और रक्त को समानता सिद्धान्त के आधार पर शुद्ध (साभ्य) व सन्तुलित किया जाता है। तथा पैथी का अर्थ विधि, उपाय, तरीका होता है।

इस प्रकार हम निष्कर्ष निकालते हैं। कि इलैक्ट्रो होम्योपैथी का नामकरण इलैक्ट्रोनिक्स सिद्धान्त पर आधारित है। निःसन्देह इस चिकित्सा विज्ञान में भी वही गुण समाहित हैं।

2. डा. काउण्ट सीजर मैटी का जीवन परिचय

["Life History of Dr. Count ceasre Mattei"]

इलैक्ट्रो होम्योपैथी के आविष्कारक डा. काउष्ट मैटी का जन्म 11 जनवरी सन् 1809 ई. को इटली के बालोग्ना नामक शहर के रोशैटा नामक स्थान पर हुआ था। आपका परिवार एक जमीदार माना जाता था। अतः सीजर मैटी की शिक्षा दीक्षा भी उच्च स्तर की हुई। जब सीजर मैटी युवा ही थे। तब अकस्मात ही उनके पिता का स्वर्गवास हो गया। पिता के स्वर्ग सिधार जाने के बाद जमींदारी का सम्पूर्ण कार्य सीजर मैटी को ही देखना पड़ा।

जब 1947 ई. में रोम के धर्म गुरू व शासक पोप तथा अस्ट्रिया के बीच युद्ध प्रारम्भ हो गया। तब सीजर मैटी ने पोप महोदय को अपनी जायदाद का कुछ हिस्सा देश सुरक्षा के लिए सप्रेम भेंट किया। इस देशभक्ति का प्रदर्शन देखकर रोम के पोप ने सीजर मैटी को "काउण्ट" की (उपाधि) पदवी देकर सम्मानित किया। तभी से आप "काउण्ट सीजर मैटी" कहलाने लगे।

इसके पश्चात आप को फौज का लैफ्टीनेन्ट का पद प्रदान किया। सेना नेतृत्व करने के बाद शीघ्र ही सन् 1848 में पुनः काउण्ट सीजर मैटी को मजिस्ट्रेट बनाया गया। परन्तु इन उच्च पदों से भी आपको आत्मशन्ति नहीं प्राप्त हुई। अतः जब रोम में चुनाव हुए तब आप भी चुनाव लड़े। तभी आप चुनाव जीत गये और विजयी होकर रोमन पार्लियामेन्ट की सदस्यता ग्रहण की। परन्तु पार्लियामेन्ट में बात स्पष्ट करने व जनता की समस्याओं के लिए वाद विवाद करना उन्हें उचित नहीं लगा। स्वंय को दोषी अनुभव करते। इसी संकोच में आपने सदस्यता से भी त्याग पत्र दे दिया। तथा अपनी जमीन जायदाद की ही देखभाल करने लगे। सीजर मैटी को वैद्यक शास्त्र बहुत प्रिय लगता था। अतः रोगियों का सहायता के लिए आपने चिकित्सा शास्त्रों का गहन अध्ययन करना आरम्भ किया। इस कार्य में वे ऐलोपैथी, होम्योपैथी का अध्ययन करते। तब उन्हें होम्योपैथी ही अधिक प्रभावित करती थी। लेकिन उन्होंने होम्योपैथी की दोषता दूर कर पेरासैल्सस के नियमों पर आधारित अलग नयी विधि चिकित्सा का 1865 में आविष्कार किया। जिसको उन्होंने इलैक्ट्रो होम्योपैथी के सम्बोधन से सम्बोधित किया। मैटी ने होम्योपैथी की ही गैरविषैली वनस्पतियों को ही चुना। क्योंकि पौधों की रोगरोधक क्षमता का अहसास उन्हें पालतू कुत्ते के धावों को शीघ्र रोग मुक्त होने से ही हो गया था। फिर भी मैटी ने किसी विषैले पादप

या पदार्थ को इस लिए सम्मिलित नहीं किया क्योंकि ये विषैले पदार्थ पुनः अन्य रोग उत्पन्न कर देते हैं ।

काउण्ट मैडी की निर्मित इलैक्ट्रो औषधियों ने 2-3 वर्ष में ही अनेकों जटिल रोगियों के रोग मुक्त करके सबको आश्चर्यचकित कर दिया था । आप की ख्याति जब बढ़ी तब रोम के पोप ने 1869 ई० में आपको होस्पीटल सेन्ट थरेसा में अलग विभाग खुलवाकर रोगियों को इस चिकित्सा के लाभ पहुँचाने का अवसर प्रदान किया । इस प्रकार धीरे-धीरे इलैक्ट्रो होम्योपैथी की सुकीर्ति देश से विदेशों तक शीघ्र ही फैल गयी ।

काउण्ट सीजर मैटी को सिद्धान्ती व वैज्ञानिक चिकित्सा पद्धति की औषधियों के परीक्षण व चिकित्सकीय कार्य में उस समय के महान इटेलियन चिकित्सक डॉ० कान्टी व डॉ० काली ने बहुत सहयोग दिया । इलैक्ट्रो होम्योपैथी के सिद्धान्तों व औषधियों आदि पर डॉ० मैटी ने कई पुस्तकों की रचना की तथा उनको देश विदेश में प्रचार के लिए भेजा । परन्तु दवासाजी को सार्वजनिक नहीं होने दिया। डॉ० काउण्ट सीजर मैटी के सिद्धान्तों तथा सफलताओं की चर्चाएं प्रसिद्ध होम्योपैथ डॉ० लुटज, डॉ० जिम्पल ने भी पत्र-पत्रिकाओं तथा पुस्तकों में की ।

डॉ० रिगार्ड जनैवा, डा० एक्रोय लन्दन के डॉ० माउन्ट नैंरी और मेरिया आदि विद्वानों ने भी इलैक्ट्रो होम्योपैथी के अस्तित्व को स्वीकारा तथा इस पैथी को अंगीकृत किया ।

डॉ० काउण्ट सीजर ने 1895 ई० में एलैक्ट्रो होम्योपैथी के प्रचार प्रसार के लिए अपने मित्र डॉ० फादर अगस्तस मुल्लर (जन्म 13 मार्च 1841 - एक नवम्बर 1901) को दक्षिणी भारत के कनकर्नैडी मंगलूर में कुष्ठ अस्पताल निर्माण हेतु सारे खर्च का एक तिहाई भाग स्वयं दान दिया था । जिसकी साक्षी आज वहाँ लगी दान दाताओं की विवरणी शिला है । लेकिन डॉ० मुल्लर ने इलैक्ट्रो होम्योपैथी का स्वरूप ही परिवर्तित कर डाला । काउण्ट सीजर मैटी ने आस्ट्रिया की शहजादि वेन्टीजोफ, नबाब मेक्लिन्बर्ग, बेगम अर्गिल के साथ ही अनगिनत रोगियों को देश-विदेश में रोगमुक्त किया ।

इलैक्ट्रो होम्योपैथी को डॉ० जे. एल गिल्डन, डॉ० थिरोडर क्रास (3 नवम्बर 1864 - 1 अक्तूबर 1924), डॉ० फादर मुल्लर, डॉ० बलदेव प्रसाद सक्सेना आदि महान् चिकित्सकों ने भी स्वीकार कर इसकी औषधियों से रोगी सेवाएं की।

बहुत समय तक डॉ० काउण्ट सीजर मैटी ने अपने सहायकों डा० काली, डॉ० कान्टी के साथ अपने किले में ही अनेकों रोगियों का उपचार करते रहे ।

परन्तु डॉ० काउण्ट सीजर मैटी के कोई पुत्र नहीं था । इसीलिए उनके उत्तराधिकारी

उनके दामाद डॉ० एम. वी. मैटी ने सारा कार्य संभाला तथा औषधि कार्य का उचित संचालन करने लगे ।

4 सितम्बर 1896 को रैशेटा में इलैक्ट्रो होम्योपैथी को जन्म देने वाला महान विचारक डॉ० काउण्ट मैटी का स्वर्गवास हो गया । डॉ० मैटी की अंतिम यात्रा में भारी संख्या में रोम जनों ने भाग लिया था, जो कि उनकी प्रसिद्धि व दया शीलता का प्रतीक था ।

3. इलैक्ट्रो होम्योपैथिक चिकित्सा के सिद्धान्त
(Principal of Electro Homoeopathy)

रक्त रस की अशुद्धता :-

डाक्टर काउण्ट सीजर मैटी ने इलैक्ट्रो होम्यो पैथी का आविष्कार ही मनुष्य के रक्त और रस की शुद्धिकरण हेतु किया था। डा. मैटी का विचार था कि रस और रक्त का असन्तुलन, अशुद्धि ही रोग का प्रमुख कारण है। अतः **(Vitiation of Blood, Lymph)** रस की अशुद्धि के कारण ग्रन्थियों की सूजन ज्वरावस्था, जुकाम, पाचन दोष इत्यादि दोष व्याप्त हो जाते है। तो उसी प्रकार रक्त की अशुद्धता से रक्त अर्श, नक्सीर, हृदय सम्बन्धी रोग दुर्बलता धमनी सम्बन्धी, का रक्ताभाव आदि कष्ठ उत्पन्न हो जाते हैं। साथ ही यदि शरीर से मल उत्सर्जन न हो तो यह पदार्थ जैसे मूत्र, स्वद, मल, आदि भी रोग दोष उत्पन्न कर देते हैं।

रोग के प्रकार :- डा. मैटी ने आकर्षण शक्ति के सिद्धान्त के अनुसार रोगी के रोगों को भी दो भागों में बाँटा है।

1. **धनात्मक रोग (Positive Disease)** वे रोग जिसमें रोगी के शरीर के अवयव अपना कार्य क्षमता या सन्तुलित आवश्यकता से अधिक करने लगते हैं। तब रोगी की उस शारीरिक अवस्था को धनात्मक रोग से पीड़ित माना जाता है। जैसे हृदय का अधिक धड़कना, दस्त लगना, खाँसी होना रक्तश्राव होना, पागलपन नाक बहना, लार गिरना, ग्रन्थियों की सूजन, त्वचा पर कण्डू होना, ज्वर तापमान का वृद्धि करना, आदि रोग धनात्मक कहलाते हैं।

अतः शरीर को रोग रहित अवस्था प्रदान करने के लिए ऋणात्मक औषधि की मात्रा देनी लाभप्रद होती है जो IIIrd डायलुशन से लेकर हजारवें, लाखवें शक्ति के डायलुशन तक होती है। क्योंकि औषधिकी ऋणात्मक मात्रा शरीर की बढ़ी हुई उत्तेजना, धनात्मक रोग को तुरन्त कम, अथवा समाप्त कर देती है।

2. **ऋणात्मक रोग (Negative Disease) :-** ऐसा रोग जिसमें रोगी के शरीर के अवयव, आन्तरिक अंगो की कार्य करने की क्षमता आवश्यकता से अत्यन्त कम हो जाती है। इसी ह्रसपन से शरीर की आवश्यक क्रियाएं प्रभावित होती है। जिसके परिणाम स्वरुप शरीर के अंगों में विध्न पड़ जाता है रोगी की इसी अवस्था को ऋणात्मक रोग की संज्ञा दी जाती है। जैसे पाचन क्रिया मन्द होना, कब्ज, आँखों से कम दिखना,

गन्ध न आना नाकबन्द होना, शीतला का दबना, हृदय का कम धड़कना, स्पर्शशक्ति का ह्रास, मलेरिया ज्वर, वातज शक्ति घटना, शरीर का दुर्बल होना आदि रोग ऋणात्मक श्रेणी के अन्तर्गत आते हैं । इन रोगों के उपचार हेतू औषधि को धनात्मक मात्रा रोगी को सेवन करायी जाती है । इससे रोगी के शरीर का रक्त, व रस का संचालन तीव्र होकर, सभी शारीरिक अंग तीव्रता से अपना कार्य करने लगते हैं । इससे ही ऋणात्मक रोग समाप्त होकर शरीर स्वस्थता की ओर धीरे-२ बढ़ता जाता है । औषधि को धनात्मक मात्रा ।, ।। डायलुशन तथा 1 गोली से लेकर 20-20 सूखी गोलियों तक हो सकती है। लेकिन अधिक तीव्र धनात्मक मात्रा आवश्यकता के अनुसार ही देनी चाहिये। क्योंकि अनावश्यक देने से अतिरेक का भय रहता है ।

3. **प्रकृति का सिद्धान्त :-**इलैक्ट्रो होम्योपैथिक चिकित्सा विज्ञान में रोगी की प्रकृति का भी प्रर्याप्त महत्व है । क्योंकि कुछ रोग अपनी प्रकृति के विशेष व्यक्तियों में ही उत्पन्न होते है । अतः उनकी प्रकृति की पहचान कर उनकी प्रकृति औषधि का चुनाव करना भी लाभ प्रद सिद्ध होता है। क्योंकि जब रोगी की प्रकृति के अनुसार औषधि उसमें आन्तरिक स्वभाव, मिजाज को ठीक कर देगी। तब रोग की धनात्मक या ऋणात्मक अवस्था भी शीध्र ही ठीक हो जाती है।

औषाधियों के आकर्षण गुण :-

इलैक्ट्रो होम्योपैथिक औषधियों को तीन भागों में बांटा गया है । जिनका प्रभाव, चार्ज अलग होता है । इनमें कुछ उदासीन अर्थात ये न तो क्रिया को बढ़ाती है । और न ही शारीरिक क्रिया को मन्द गति ही प्रदान करती हैं । बल्कि ये शरीर को बल योग प्रदान करती है । जैसे WE. Slo आदि

1. **धनात्मक औषधियाँ (Positive Medicines):-** इस प्रभाव वाली औषधियां, शरीर के अंगों को तीव्र गति प्रदान करती है । अर्थात योग देने वाली होती है । यह तब प्रयोग की जाती हैं । जब ऋणात्मक रोग व्याप्त होकर शरीर की क्रियाएं मन्द पड़ जाती है । इनके प्रयोग से रस, रक्त का संचालन तीव्र हो जाता है । क्रियाएं तीव्र गति से कार्यान्वयन करने लगती है । इनमें मुख्यतः S_1 to S_{12}, R.E., A_1 to A_3, P_1 to P_9 आदि ।

2. **ऋणात्मक औषधियाँ (Negative Medicines) :** इस ग्रुप के गुण की औषधियाँ शारीरिक क्रियाओं की गति मन्द करने वाली होती है । अर्थात योग घटाने वाली होती है । इनके प्रयोग से अतिरिक्त वृद्धित क्रियाशीलता शिथिल होकर सामान्य

हो जाती है। इनका प्रयोग तब किया जाता है। जब शरीर के अवयवों में अवरुद्धता व्याप्त हो गयी हो जैसे सड़न गलन, कीड़े, कब्ज आदि। इन में मुख्यतः

C_B, C_{15}, Ven, Ver, YE, & GE आदि

3. **उदासीन औषधियाँ (Neutral Medicines)** इस प्रकार की औषधियाँ की "क्रिया शून्य" (उदासीनता) में व्याप्त होती है। अर्थात ये औषधियां न तो योग घटाती है। और न ही योग प्रदान करती हैं। बल्कि ये औषधियां तो केवल बलयोग प्रदान करती है। तथा ये तब लाभ प्रदसिद्ध होती है। जब दोनों शक्तियाँ आपस में टकराती हो तथा रोगी के शरीर में बैचेनी बढ़ गयी हो। इनमें प्रमुखतः WE, F, Sio, L_1 आदि दूसरे शब्दों में हम इनकों सुरक्षात्मक औषधियाँ भी कह सकते है।

इ. एच. औषधीय सिद्धान्त

रोगी की इलैक्ट्रो होम्योपैथिक चिकित्सा करने का सबसे महत्वपूर्ण सिद्धान्त रस और रक्त का शुद्ध करना हैं क्योंकि कोहेबेशन विधि से प्राप्त आदि शक्ति वनस्पतियों से एसेंस के रूप में प्राप्त की जाती है। जो कि कई अन्य वनस्पतियों के एजन्सों को उचित मात्रानुसार मिलाने के पश्चात इलैक्ट्रो होम्योपैथिक औषधि का निर्माण होता है। अब इसके पश्चात औषधि सेवन विधि का सिद्धान्त क्रम आता है।

इलैक्ट्रो होम्योपैथिक औषधियों का चुनाव ऐकिक नियम (Law of Similarity) के अनुसार किया जाता है।

यदि इस नियम की व्याख्या विस्तार पूर्वक करे तो हम कह सकते हैं कि रोगी के रोग की (मात्रा) अवस्था के ठीक बराबर ही उपर्युक्त चार्ज की औषधि को देना चाहिये।

यदि कोई रोगी गम्भीरा अवस्था में व्याधित है। तब चिकित्सक को उसके रोग की अवस्था का अनुमान लगाकर, तथा सम्बन्धित अन्य प्रभावों की जानकारी लेकर, उसके बराबर ही उपर्युक्त चार्ज की औषधि की मात्रा को देना चाहिऐ। फिर जैसे-२ रोगी की अवस्था में सुधार आता जाय। तब चिकित्सक को अपनी औषधि भी अवस्था के अनुसार बदलते रहनी चाहिये। तथा सम्पूर्ण स्वास्थ्य प्राप्ती के पश्चात भी रोगी को क्रियाशून्य औषधि देनी चाहिये। जब रोगी स्वास्थ्य प्राप्त कर लेता है। तब उसके शरीर की दोनों शक्तियॉ समान मात्रा में होनी चाहिये। इसकी परीक्षा के लिए विपरीत मात्रा की औषधि देते हैं। यदि कोई प्रतिक्रिया न हो तो ही रोगी को स्वस्थ मानकर उसको Ver_1 की एक मात्रा देकर चिकित्सा समाप्त करनी चाहिये।

जब कोई औषधि शरीर में कार्य करती है। तब उसके कार्य को भी उसके मात्रानुसार हम तीन भागों में बाँट सकते है। जिनके कार्य बिलकुल प्रथक-२ होते है। इसके अतिरिक्त ये मात्राएं एक दूसरे के विपरीत तथा औषधि की एक सामान्य मात्रा, शरीर के कार्य को गति प्रदान करती है।

(क) **तीव्र मात्रा (Strong Positive dose) :-** तीव्र वह मात्रा होती है जो प्रथम डायलुशन या सूखी गोलियों या 20.30 गोलियाँ एक औंस पानी में घोलकर तैयार की जाती है। यह मात्रा तेज, गति देने वाली होती है इसके प्रयोग करने से शारीरिक अवयवों में उत्तेजना तीव्र हो कर, उनका रक्त, कार्य संचालन तीव्र हो जाता है। इस कारण वातज प्रभाव, रक्त संचालन होने से शरीर से विजातीय पदार्थ जैसे मल मूत्र, स्वेद, त्वक से दाने आदि उत्सर्जित होने आरम्भ हो जाते हैं। इसलिए तीव्र मात्रा वेदना, ऐठन, वायुपीड़ा, बेहोशी, अवयवों का संकुचित होना, अंग सूखना, आदि कष्ठों में लाभदायक सिद्ध होती है।

(ख) **(ऋणात्मक) तनु मात्रा (Negative dose)** :- यह औषधि का निम्नाँश भाग होता है। परन्तु शक्ति करण के कारण इसकी मात्रा बढ़ी हुई शारीरिक क्रियाओं का कम कर देती है। जिसके साथ ही यह रक्त संचालन को रोक कर हल्का कर देती है। अतः इसको 10, 30 वे, 100 वें 200 वें 1000 वे ..... इत्यादि शक्तियों के डायलुशन रोगी की स्थिति के अनुसार प्रयोग कराये जाते हैं। इनके प्रयोग से वातजउष्णता घट जाती है। रक्तश्राव दस्त, कै, मोटापा, आदि रोगों में लाभ प्रदान करती है।

(ग) **क्रिया शून्य मात्रा (उदासीन) (Neutral dose)** यह औषधि की वह मात्रा होती है। जो कि न तो तीव्र ही होती है। और न ही तनु, अर्थात मात्रा उदासीन होती है। क्योंकि इसका कार्य ही दोंनो शक्तियों को समान रखना होता है। इससे न तो शारीरिक अवयवों के कार्य घटते हैं। और न ही कार्य तीव्र गति प्राप्त करते है। बल्कि जो भी कार्य करती है। उसका अप्रत्यक्ष प्रभाव होता है।

औषधियों की मात्राएं गुणानुसार ही प्रयोग की जाती हैं। लेकिन इसके साथ ही हर स्थिति में रोंगी के शरीर को (उदासीन) स्वस्थ बनाने का प्रयास किया जाता है। जिनको हम अवस्थानुसार भी स्पष्ट कर सकते है। जैसे

(1) ऋणात्मक रोग में औषधि की धनात्मक मात्रा ही आवश्यकतानुसार बराबर मात्रा में प्रयोग की जाती है।

(2) धनात्मक रोग में औषधि की ऋणात्मक मात्रा ही रोग की अवस्थानुसार उचित रुप में प्रयोग ही जाती है ।

(3) कभी-२ रोगी का आवास आस-पास का वातावरण भी रोग में महत्वपूर्ण भूमिका निभाता है। जैसेः- ठन्डे उत्तरी भूभाग के देशों की जलवायु, पर्वतीय क्षेत्रों के निवासी, शिशु स्वभाव, ध्रुव के निकटवर्ती व्यक्ति सभी के लक्षण धनात्मक मानने चाहिये ।

(4) इसके साथ गर्म प्रदेशों के निवासियों, दुर्बलता समुन्द्री आवास के निवासी वृद्धावस्था, भूमध्य रेखा के निकट वर्ती निवासियों के लक्षण ऋणात्मक मानने चाहिये ।

(5) भूलवश यदि ऋणात्मक रोग में ऋणात्मक मात्रा या धनात्मक रोग में औषधि की धनात्मक मात्रा रोगी को देने से उसका कष्ट तीव्र हो सकता है । अतः इस अतिरिक्त कष्ट की अवस्था से बचने के लिए सदैव औषधिकी विपरीत मात्रा या नीबू-सिरका देना हित कर होता है ।

(6) यदि किसी रोगी के धनात्मक रोग में औषधि की ऋणात्मक (Dilute) मात्रा से क्षणिक लाभ प्रारम्भ होकर रूक गया है तो उस मात्रा को और अधिक ऋणात्मक कर देना चाहिये ।

(7) यदि किसी रोगी के ऋणात्मक रोग में औषधि की धनात्मक (Original) मात्रा से कष्ट में कमी हो कर पुनः रोग व्याप्त हो गया हो तो चिकित्सक को वह मात्रा और अधिक धनात्मक कर देना चाहिये । ऐसा करने से लाभ प्राप्त होना आरम्भ हो जाता है ।

4. शरीर के आकर्षण गुण

मनुष्य का शरीर भी आकर्षण शक्ति के सिद्धान्त के अनुसार गुण प्रदर्शित करता है। उसके कुछ भाग धनात्मक तो कोई उदासीन गुण से युक्त है। अतः इलैक्ट्रो होम्योपैथिक औषधियों में तरल (Liquid) औषधियाँ बाह्म रुप में अंगों पर लगायी जाती है। तो वे भी इसी सिद्धान्त के अनुसार उपयोग में लाई जाती है। ऋणात्मक भाग पर धनात्मक बिजली लगाने से शरीर का अतिरिक्त चार्ज समाप्त होकर शरीराँग स्वस्थ हो जाते हैं। लेकिन उदासीन तरल बिजली, (White Ele.) अर्थात सफेद बिजली को निसन्कोच किसी भी स्थान अंग पर लगा सकते हैं। तथा इसके साथ शरीर के 45 अंगों पर भी आवश्यकतानुसार तरल, मरहम लोशन लगाने से शरीर का असन्तुलन शीघ्र उचित होकर, स्वास्थ्य लाभ हो जाता है।

मनुष्य का उर्ध्व भाग सिर और धड़ का दाहिना भाग निगेटिव (ऋणात्मक) होता है। तथा बायाँ भाग पाजिटिव (धनात्मक) माना जाता है, सामने वक्षस्थल और पीछे धड़ का बीच वाला कशेरुकीय भाग उदासीन कहा जाता है। इसी प्रकार हाथ तथा पैर का अन्दर का भाग ऋणात्मक तथा बाहर ही सतह वाला भाग धनात्मक कहलाता है। इसी लिए पैर का तलुवा वाला भाग ऋणात्मक तो सिर का मस्तिष्क वाला भाग चन्दिया को धनात्मक मानना चाहिये।

प्रयोग विधि :-

1. ऋणात्मक भाग पर धनात्मक तरल बिजली का प्रयोग करें।
2. धनात्मक भाग पर ऋणात्मक तरल बिजली का प्रयोग।
3. उदासीन भाग पर कोई भी तरल बिजली का प्रयोग कर सकते हैं।
4. उदासीन तरल बिजली को कहीं भी प्रयोग कर सकते हैं।

5. इलैक्ट्रो होम्योपैथिक औषधिय श्रोत

(Source of Electro Homoepathic Medicine)

इलैक्ट्रो हौम्योपैथिक औषधियाँ वनस्पति जगत के पौधों से ही निर्मित की जाती है। इन पौघों का उपयोग होम्योपैथिक चिकित्सा में भी किया जाता है। परन्तु आदि शक्ति निकालने में दोनो चिकित्सा पद्धतियों में पर्याप्त अन्तर है। अतः एसेन्स के गुणधर्मों में भी परिवर्तन आ जाता है। क्योंकि इलैक्ट्रो होम्योपैथिक का आर्विष्कार इटली यूरोप समुदाय के देश में हुआ। अतः इस पद्धति के वनस्पति घटक भी अधिकांशतः विदेशों में ही पाये जाते हैं। जर्मनी इटली, आदि देशों में इनकी पर्याप्त मात्रा संग्रहरण कर औषधि निर्माण किया जाता है। परन्तु भारत वर्ष में कुछ ही वनस्पति पर्याप्त मात्रा में पाये जाते है। वर्तमान समय में उन सभी आवश्यक पौंधों की कृषि के प्रयास किये जाने चाहिए। अथवा उनके विकल्प खोजने चाहिये। जिससे इलैक्ट्रो होम्योपैथी की औषधिय वनस्पति समुदाय प्रत्येक छात्र, चिकित्सक, शोधकर्त्ता के समक्ष दृष्टिगोचर हो सके।

संग्रह (Collection) :- औषधि निर्माण हेतू वनस्पतियों का उचित अवस्था में उसके महत्वपूर्ण अंगों को संग्रहित किया जाता है। औषधियों के घटकों को बसन्त ऋतु (जनवरी-फरवरी) में एकत्र किया जाता है। क्योंकि इस मौसम में पौधे उन्मादित स्वच्छ ब शक्ति शाली होते हैं। जो कि नवीन पत्तीयों, फूलों से सर्म्पूण होते हैं। कुछ भाग जैसे छाल, बीज, आदि अन्य मौसम मे भी एकत्रित किये जाते हैं। पौधे साफ व स्वच्छ होने चाहिए। दुर्गन्ध युक्त सड़े गले-सूखे पोधों को एकत्रित न करना चाहिये। एकत्रित पौंधों को नमी, धूप, वर्षा, दूषित गन्दगी से सुरक्षित बचाना चाहिये। पौधें जहाँ संग्रह हो , वहाँ छाया व शुद्ध वायु का आवागमन होना आवश्यक है। पौधों के विभिन्न भागों को उनकी परिपक्व स्थिति की अवस्था में ही संग्रहित करना चाहिये। जिनका क्रमानुसार विवरण निम्नवत है।

1. **फल तथा बीज (Fruits & Seed) :-** पौधों से फल तथा बीज को तब संग्रहित किया जाता है। जब फूल से फल निर्मित हो चुका हो तथा फिर फल से पकने के बाद बीज एकत्र किये जाते हैं। इस प्रकार यह अवस्था पौधे की पूर्ण अवस्था होती है।
2. **पुष्प संग्रह (Flowers Coll.) :-** पुष्प को उस समय एकत्रित किया जाता है। जब कली से पुष्प विकास पूर्णरुप से हो चुका हो। तथा

पुष्प भी अपने सम्पूर्ण सौन्दर्यकरण पर हो । उसी अवस्था का पुष्प परिपक्व माना जाता है । इसका संग्रह ग्रीष्म ऋतु में प्रातः काल में किया जाता है ।

3. **पर्ण संग्रह (Leafs coll.) :-** पर्ण प्रतिवर्ष वनस्पतियों में नवीन रूप में विकसित होते हैं । इसी मौसम को "बसन्त" के नाम से जाना जाता है । अतः जैसे ही जीर्ण, पत्तियाँ क्षीण होकर स्थान रिक्त करती हैं । तभी उनके स्थान पर नवीन पर्ण आने लगते हैं । जो एक दो सप्ताह में पूर्ण रूप में बाहर निकल आते हैं । सर्वप्रथम इनका वर्ण हल्का पीला होता है । फिर प्रकाश सश्लेषण आदि क्रियाओं हेतू सक्षम होने पर पत्तियाँ क्लारोफिल के कारण गहरे हरे वर्ण को हो जाती है । तथा इनमें से पुष्प उदभव होने प्रारम्भ होने लगते हैं । पुष्प कलियाँ उत्पन्न होने से पूर्व ही पत्तियों का संग्रह करना उत्तम रहता हैं ।

4. **तना (स्तम्भ) संग्रह (Stem Coll.) :-** तना को संग्रहित उस समय किया जाता है । जबकि पूर्ण विकसित व सम्पूर्ण हो चुके हों । तथा तना स्वच्छ, तथा स्वस्थ अवस्था में हो ।

5. **बल्क संग्रह (Bark Coll.) :-** बल्क पादप के शरीर का बाह्य कवच की भाँति होता है । इसके द्वारा ही वनस्पति की सुरक्षा होती है । तथा छाल में भी वनस्पति के औषधीय गुण विद्यमान होते हैं । अतः बल्क संग्रह तब करते है । जबकि पत्ती तथा पुष्पों का सम्पूर्ण विकास हो चुका हो । बल्क साफ व स्पष्ट होनी चाहिये । दूषित बल्क संग्रह व्यर्थ माना जाता है ।

6. **जड़मूल संग्रह (Root Coll.) :-** जड़मूल तब संग्रह की जाती है । जबकि द्वितीयक मूल तथा मूलरोम, विकसित हो गये हो । तथा मूल एकत्रित करते समय ध्यान रखते हैं। सम्पूर्ण मूल संग्रह हो ।

7. **पाचाँग-सम्पूर्ण पादप संग्रह (Whole plant Collection) :-** पाचाँग का तात्पर्य होता है । पौधे के सम्पूर्ण पाँचों अंग, लेकिन कभी-२ मूलरहित भी पादप संग्रह होता है । सम्पूर्ण पादप संग्रह तब करते हैं । जब पुष्प तथा पत्तियाँ व कलियाँ निकल रही हो । उस सर्म्पूणावस्था का पादप लाभ दायक माना जाता है ।

कोहोबेशन (Cohobation) (शीतासव)

कोहोबेशन या पुनर्पुनरासवन - अर्थात् पादन का आसुत जल में पुनः क्रिया विधि द्वारा सत्व प्रदान करना ।

कोहोबेशन इलैक्ट्रो होम्योपैथिक औषधियों को निर्मित करने की एक विशेष विधि होती है । इस विधि को इलैक्ट्रो होम्यो० आविष्कारक डॉ० काउण्ट सीजर मैटी ने प्रसिद्ध वैज्ञानिक पैरासेल्सस के प्रतिपादित मार्गदर्शन विधि द्वारा अपनाया ।

इस दवासाजी को विधि में शीत आसुतजल (Distle Water) में औषधीय वनस्पति को डालकर सड़ाया व गलाया जाता है । तथा यह क्रम कई बार किया जाता है । तथा जब आसुत जल का विलयन संतृप्त विलयन में परिवर्तित हो जाता है तब उससे एसेन्स को पृथक कर लिया जाता है । ऐसा करने से पौधे की आदि शक्ति, उस आसुत जल में एकत्र हो जाती है ।

इलैक्ट्रो होम्योपैथिक औषधि फार्मेसी हेतु कई जार आसुत जल युक्त रखे जाते हैं। तथा उनमें भिन्न-२ वनस्पति व उनके आवश्यक अंग भेदन कर डाले जाते हैं । बारम्बार पौधे डालकर एसेन्स बनाया जाता है । लेकिन यह विधि प्राचीन मानी जाती है । आजकल जर्मनी आदि देशों में इसी विधि में कुछ संशोधन प्रस्तुत किया है । जैसे

जार में आसुत जल को $70^{\circ}C$ का ताप दिया जाता है । तब वनस्पति उसमें डालते हैं । फिर जब वनस्पति सूख जाये, पुनः वनस्पति डाली जाती है । तथा साथ में सुक्रोज व यीस्ट भी मिलाया जाता है । इससे सड़न की क्रिया तीव्र गति प्राप्त कर लेती है । तथा तेजी के साथ वनस्पति डालकर उनसे स्पेजिरिक एसेस्स शीघ्र प्राप्त हो जाता है । लेकिन ध्यान यह रखा जाता है कि आसुत विलयन रस या शहद की भाँति गाढ़ा होना चाहिये । तथा पुनः वनस्पति डालने पर वह घुलने के बजाय किल्ले देने लगे ।

इसके पश्चात् ही इस द्रव्य को रख कर साफ किया जाता है । तथा निथार कर अन्यत्र गन्दगी को पृथक कर देते हैं । प्राप्त एसेन्स को सावधानी से रखते हैं ।

स्पेजेरिक एसेन्स "Spagaric Essence" में रंग गन्ध, तथा स्वाद प्रत्येक वनस्पति पौधे की जाति के अनुरूप विद्यमान होता है । तथा उन पौधों की सम्पूर्ण शक्तियाँ सूक्ष्म रूप व तीव्र क्रियात्मक मात्रा में परिपूर्ण उपस्थित रहती है । इसमें पौधों की शक्ति के अतिरिक्त किसी प्रकार का अन्य पदार्थ नहीं होता ।

इस प्रकार प्राप्त मूल सत्व (Spagaric Essence) को उस स्थिति तक डायलूट करते हैं, जब तक कि उनमें रंग गन्ध एवं स्वाद आदि सभी लुप्त न हो जाए

अधिकतर ऐसी अवस्था 3X तक डायलूट करने तक प्राप्त हो जाती है । इस प्राप्त मूल सत्वीय तरल को आवश्यकतानुसार उचित मात्रा में मिलाकर प्रयोग में लाते हैं । अथवा औषधि का निर्माण करते हैं ।

वनस्पति वर्ग से प्राप्त किया हुआ मूल सत्व ऐसा तरल होता है, जिसमें सभी शक्तियाँ विद्यमान हैं । जिनको वनस्पति जगत में अपने जीवन काल में संग्रहित किया था । यही मूल सत्व व उससे निर्मित औषधियों प्रयोग करने पर हमारे शरीर में आन्तरिक अव्यवों को शक्ति प्रदान करती है । इस प्रकार इलैक्ट्रो होम्योपैथिक औषधियों में आदि शक्ति विद्यमान होती है, जिसके प्रयोग से शरीर रोग मुक्त तथा बलदायक बनता है ।

सत्व औषधि की अल्प मात्रा ही हमारे शरीर रूपी कारखाने को अणु परमाणु जैसी शक्ति प्रदान करती है । जिससे हमारे शरीर को सम्पूर्ण जीवनी क्रियाएं सम्पन्न करने में सहायता मिलती है ।

7. ''इलैक्ट्रो होम्योपैथी व रस और रक्त

(Electro Homoeopathy & Blood, lymph)

इलैक्ट्रो होम्योपैथी के सिद्धान्तानुसार जब मनुष्य का रस व रक्त दूषित हो जाता है। तब इनके दूषित होने पर शारीरिक क्रिया सुचारु रूप से नहीं हो पाती है। फलस्वरुप मनुष्य रोगी हो जाता है। इस प्रकार यह निष्कर्ष निकलता है। कि प्राणी मात्र का स्वास्थ्य रस और रक्त की शुद्धता पर निर्भर होता है।

रस और रक्त की विस्तृत व्याख्या से पहले ''चयापचय (Metabolism & digestion) भोजन के पाचन'' की संक्षिप्त जानकारी प्राप्त करनी अनिवार्य सी ज्ञात होती है।

पाचन (Digestion)

भोजन पाचन एक रसायनिक एवं यान्त्रिक जैविक प्रक्रिया है। इस प्रक्रिया में सर्वप्रथम भोजन दाँतों द्वारा-सूक्षम कणों में से विभक्त होता है। फिर उसमें विभिन्न पाचक रस मिलकर उसका परिवर्तन तरल-तम रुप में होने लगता है। फिर पाचन तन्त्र में विभिन्न रसायनिक व भौतिक क्रियाएं सम्पन्न होती है। जिससे भोज्य पदार्थ अविलेय रुप से घूलन शील द्रव्य में परिवर्तित हो जाता है। यही से पाचक तन्त्र आवश्यक घटकों पदार्थों का अवशोषण रक्त में करा देता है। और यहीं क्रिया ''पाचन क्रिया'' कहलाती है। इस क्रिया में ग्लूकोज, कार्बोहाइड्रेटस, फ्रक्टोज, सुक्रोज, लेक्टोज, मालटोज, आदि सरल शर्कराओं में परिवर्तित हो कर अवशोष्य बनता हैं। प्रोटीन, अमीनो अम्ल, वसा, बसीय अम्ल ग्लिसरीन में बदल जाता है। वसा, प्रोटीन, कार्बोहाइ., आदि भी खण्डित होकर सरल दैहिक तरलों में परिवर्तित हो जाते है। लेकिन जल, जीवाँश तत्व (विटामिन) खनिज लवण जिस रूप में ग्रहण किये जाते हैं। यह सभी उसी अवस्थामें शरीर द्वारा अवशोषित कर लिये जाते हैं। जिसका उपयोग शरीर की कोशिकाओं में तुरन्त होना प्रारम्भ हो जाता है। तथा भोजन से जो पदार्थ खण्डित न हो सकें व अन्य अनावश्यक पदार्थ मल रूप में गुदाद्वार से स्वतः निष्काषित हो जाते हैं।

चयापचय (Metabolism)

चयापचय अर्थात मेटोबोलिजम-ग्रीक शब्द **Metabol** से बना है। जिसका अर्थ होता है। अदल बदल होना।

चयापचय हमारे शरीर में रसायनिक अभिक्रियाओं का समाविष्टक है। जो पहले खण्डों में विभक्त होती है। जिससे उर्जा उन्मुक्त होती है। तथा फिर उर्जा का गठन होकर उसका आवश्यक मात्रा में संचयी करण होता है। यह प्रक्रिया प्रत्येक जीव में होती है। यह शरीर में क्रियात्मक रूप में कार्य संचालित करती है। जिसके कारण पाचन, अवशोषण, रसश्राव, वृद्धि, तथा पुनः शरीर के ह्रास कोषों का निर्माण होता है।

चयापचय की हमारे शरीर में निरन्तर क्रिया होती रहती है। प्रत्येक कोशिका हमारे भोज्य पदार्थों को लधुकार तथा सरल पदार्थो में विघटित कर उर्जा मुक्त कराती है। इन कोशिकाओं का नष्ट होना तथा नवनिर्माण उचित अनुपात में साथ-२ होता रहता है। हमारे शरीर में आक्सीकरण (OXdation) क्रिया से कार्य क्षमता हेतू उर्जा उत्पन्न होती है। जिसमें कार्बन डाईआक्साइड भी बनती है। आक्सीजन के सहयोग से ही कोशिका मे पदार्थो घटकों का विभंजन होता है। जो अनेक अन्य सामान्य लघु घटकों में विभक्त हो जाते हैं। वे रूधिर में घुलकर यकृत में पहुँच जाते हैं। जहाँ पर कुछ भाग इनका समाप्त हो जाता है। तथा कुछ शरीरोपयोगी बन जाते हैं। जो कि सजीव क्रिया, तथा शरीर की वृद्धि व जीवन बनाये रखते हैं। तथा शेष कार्बन डाई आक्साइड का अनावश्यक भाग फेफड़ों से वायु में मिलकर शरीर से बाहर निष्काषित होती रहती है। इस प्रकार शरीर के अन्दर कोशिका का नष्टीकरण तथा नवनिर्माण कार्य निरन्तर होता रहता है। इससे शरीर का रस और रक्त सक्षम बना रहता हैं।

इलैक्ट्रो होम्योपैथिक औषधियां जिव्या पर लार में मिलकर पाचन तन्त्र द्वारा तत्काल चयापचय क्रिया पर प्रभाव डालती है।

रुधिर, रक्त (Blood) :- जीवों का रुधिर एक सुर्ख-लाल (रक्तम) वर्ण का सा द्रव्य होता है। यहीं एक ऐसा द्रव्य पदार्थ है। जो कि जीवन का निर्भरक होता है। सभी शारीरिक क्रियाएं रक्त के जीवित माध्यम द्वारा ही सम्पन्न होती है।

रुधिर शरीर के सभी अंगों, अवयवों में रक्तनलिकाओं द्वारा प्रवाहित होता रहता है। रुधिर प्राणी का जीवन द्रव (Vital Fluid) होता है। तथा एक विशिष्ट तत्व की तरह क्रियाएं क्रियन्वन में सम्पूर्ण सहयोग प्रदान करता है। रुधिर का स्वाद नमकीन होता है। इसमें अपारदर्शिता का गुण व्याप्त होता है। रक्त में एक विशिष्ट गन्ध होती है। मनुष्य का रक्त एक उत्तक जैसा ही है। रुधिर द्रव्य होकर भी गतिशील होती है। रुधिर का परिमाण शरीर के वजन का 1/20 (लगभग) सामान्यतः होता है। परन्तु मापने पर एक स्वस्थ मनुष्य का रक्त लगभग 5-7 लीटर होता है। रुधिर के बाहर निकलने पर उसक थक्का (Coagulation) जम जाता हैं।

रुधिर संरचना :- रुधिर की स्लाइड बनाकर सूक्ष्मदर्शी से देखने पर ठोस से दाने के आकार के से पदार्थ, हल्के पीत वर्ण के द्रव्य में तैरते प्रदर्शित होते हैं। इन्ही ठोस कणों को रक्त कण (Blood Corpuscles) कहते हैं।

संक्षेप में

- रुधिर (Blood)
  - प्लाविका (Plasma)
  - रक्त कणिकाएं (Blood Corpuscles)
    - लाल रक्त कण (R.B.C.)
    - श्वेत रकत कण (W.B.C.)
    - विषाणु (Platelets)

रुधिर प्लाविका (Blood plasma) :- रुधिर प्लाविका एक क्षारीय (Alkaline) गुण युक्त द्रव्य होता है। इसका वर्ण हल्का पीला होता है। इसके संगठनां में गल्कोज़, एमिनोएसिड, वसीय अम्ल, विटामिन तथा कैलशियम आदि लवण लगभग 10% मात्रा में उपस्थित रहते हैं। शेष भाग में जल ही पाया जाता है। व प्रोटीन भी अत्यधिक मात्रा में पायी जाती है। इसी प्रोटीन की उपस्थिति के कारण प्लाविका में द्रव्य कुछ चिपचिपा होता है।

रुधिर प्लाविका में कैलशियम, सोडियम, मैगनीशियम पौटेशियम आदि धातुओं के कार्बोनेट, क्लोराइड, फास्फेट आदि निर्मित होते रहते हैं। इन्हीं लवणों से जीवन की विशिष्ट क्रियाएं सम्पन्न हुआ करती हैं। रुधिर में भोजन से आन्त्रों द्वारा अवशोषित पोषक तत्व वसीय अम्ल एमिनोअम्ल तथा ग्लुकोज आदि पाये जाते

हैं, इन पोषक तत्वों द्वारा ही उत्तकों का पोषण होता है ।

रक्त कणिकाएं (Blood Corpuscles)

रक्त में उपस्थित रक्त कणिकाएं को तीन मुख्य भागों में विभक्त किया जाता है। जिनका क्रमशः व्यौरा निम्न वत है ।

(i) लाल रक्त कणिकाएं (Red Blood Corpuscles or Erythrocytes)

हमारे शरीर के रक्त में सर्वाधिक मात्रा में लाल रक्त कण ही पाये जाते हैं। ये सूक्ष्माकार के गोल उभयतली होती है । इनका व्यास लगभग 7.2 u (माइक्रोन) होता हैं ।

लाल रक्त कणिकाएं केन्द्रक से रहित होती है । इनमें हीमोग्लोबिन (रक्तकण रंजक द्रव्य) (Haemoglobin) उपस्थित रहता है । यह लाल पीले वर्ण का एक द्रव्य होता है । जो प्राणवायु (Oxygen) के संवहन का कार्य करता है । यह प्रोटीन का एक जटिल रुप (Complex protein) होता है । इसमें प्रमुख रुप से प्रोटीन, ग्लोबिन तथ हिमेटिन (Heamatin) नामक लौह रंजित कण व्याप्त रहते हैं। अतः हिमेटिन की अल्पता से ही रक्त का सन्तुलन बिगड़ जाता है । और इसी से हीमोग्लोबिन निर्मित होता है । तथा अभावता से रक्त अल्पता की अवस्था (Stage of Anaemia) आरम्भ हो जाती है ।

हीमोग्लोबिन आक्सीजन को आर्किषित कर स्वयं आक्सी हीमो बनकर सम्पूर्ण शरीर में रक्त परिसचंरण तन्त्र द्वारा आवश्यकतानुसार प्राणवायु कासचांलन करते रहते हैं । इसी प्रकार अन्य आवश्यक कार्यो में लाल रक्त कण शरीर के रक्त तन्त्र में अम्लता ता क्षारीयता का सन्तुलन स्थापित रखते हैं । यह रक्त को लाल चिपचिपा द्रव्य बनाये रखते हैं । लाल रक्त कण का जीवन काल लगभग 90 से 120 दिनों तक रहता है । इसके पश्चात नवीन कण आते रहते हैं । प्लीहा द्वारा भी रक्त कण गर्भावस्था में बनते हैं ।

(ii) श्वेत रक्त कणिकाएं (White Blood Corpuscles) "Leucocytes"

रक्त में श्वेत रक्त कणिकाएं गोलाकृति में पायी जाती हैं । इनकी आकृति लाल रक्त कणों की आकृति से अपेक्षाकृत थोड़ी बड़ी होती है । साथ ही इनकी संख्या लाल रक्ताणुओं से कम होती हैं ।

यदि गणना करके दोनों प्रकार के कणों का अनुपात ज्ञात किया जाय। तब लगभग 625 लाल रक्त कणों के साथ एक श्वेत कण रक्त द्रव्य में उपस्थित होता है।

श्वेत कण अपनी आकृति आवश्यकतानुसार परिवर्तित करते रहते हैं। तथा जैली जैसी लेसदार वयन की सी श्रंखला बनाये रहते हैं। उदाहरणः इनकी अवस्था एक कोशिकीय जीव अमीबा (Amoeba) जैसी रहती है।

यह आकृति परिवर्तित कर रक्त कोशिकाओं (Blood Copillaries) से भी गति गमन कर जाते हैं।

श्वेत कणों में केन्द्रक पाये जाते हैं। तथा इन कणों की उत्पत्ति अस्थि मज्जा (Bone Marrow) तथा लसिका ग्रन्थियों में होती है। इस प्रकार हम कह सकते है कि श्वेत रक्त कण, लसिका (Lymph) पर निर्भर रहकर उत्पन्न होते हैं।

कार्य :-

(1) श्वेत रक्त कणिकाएं हमारे शरीर के रक्त में विद्यमान रहकर बाह्य व्याधिक जीवाणु को समाप्त कर देती हैं। अतः शरीर रक्षा इनके द्वारा ही क्रियान्वित होती है।

(2) यदि श्वेत कण सक्षम हो तथा बाह्य बेक्टीरिया को समाप्त करने में क्षतिग्रस्त नष्ट प्रायः उत्तक बन गये हों तब उन उत्तकों का निष्कासन करके श्वेत कण उत्तकों का रिक्त स्थान शीघ्र भरने में सहायता करते हैं।

(3) श्वेत रक्त कण प्रतिविष (Antitoxin) बन कर बाह्य, विष से रक्षात्मक कार्य सम्पन्न करते हैं।

(4) प्रति पिण्ड (Antibodies) का निर्माण करते हैं।

(iii) रक्त विम्बाणु (Platelets or Thrombocytes):- रक्त में विम्बाणु गोलाकृति के रुप में पये जाते हैं। इनकी संख्या श्वेत रक्त कणों से लगभग पचास गुने अधिक परिमाण में व्याप्त होती है। इन विम्बाणीय कणों का आकार अत्यन्त सूक्ष्म होती है। अस्थि मज्जा (Bone Marrow) के महामूलालोहित कोशिकाओं (Megakaryocytes) से विम्बाणु की उत्पत्ति मानी जाती है। तथा इनका कार्यकाल प्लीहा (Spleen) में पूर्ण होता है।

कार्य :-

1. रक्त विम्बाणुओं का मूल कार्य रक्त को श्रावित होते ही अन्य पदार्थों के साथ मिलकर थ्रोम्बोप्लास्टीन नामक पदार्थ का निर्माण कर रक्त का थक्का बनाना होता है ।

2. अन्य कार्य, कोमल कोशिकाओं के क्षतिगस्त होने पर उनके दुर्बल बिन्दुओं की पुनः सुदृढ़ बनाना होता है । यदि विम्बाणु की संख्या अपर्याप्त हो जाती है । तभी रक्त अन्दर कोशिकओं से श्रवित होकर बह निकलता है । इसी अवस्था को परप्यूरा (Purpura) कहते हैं । जो अत्यन्त कष्ट देय अवस्था होती है ।

3. A, B, O रक्त समहू का प्रतिपिण्ड निर्माण कार्य

रक्त के कार्य (Function of Blood)

शरीर में रक्त एक जीवन द्रव (Vital Fluid) होता है । जिसके कार्यों से ही जीवन (Life) सुरक्षित रहता है । अतः रक्त के सम्पूर्ण कार्य जीवित रहने के लिए प्राणी को सक्षम बनाते है । जिसमें शरीर की सूक्ष्म ईकाई कोशिका से लेकर उत्तक अंगों तक को रक्त संचालन ही आवश्यक जीवक पदार्थों की आपूर्ति कराता है । रक्त के मुख्य कार्यों में सर्वप्रथम

1. रक्त, ग्रहण किये भोजन के पाचन के बाद अवशोषित किये पोषक तत्वों तथा विटामिनों को संग्रहित करके शरीर के समस्त ऊतकों में वितरण का कार्य करता है । इसके अतिरिक्त रक्त द्वारा आवश्यक पदार्थ, उत्तकों को शरीर में संचयागार (Storage Depot) से भी उपलब्ध कराते हैं ।

2. रक्त हमारे शरीर की लाल रक्त कणिकाओं के द्वारा प्राणवायु (आक्सीजन) फुफ्फुसों से प्राप्त करता है । फिर उसका सवंहन कर उत्तकों में वितरित करा देता है ।

3. रक्त उत्तकों के अनावश्यक पदार्थों का उर्त्सजन करने में सहायक होता है । जैसे फुफ्फुसों से दूषित CO_2 वृक्कों से यूरिया मूत्र, त्वचा के स्वेद ग्रन्थियों द्वारा जल पसीने के रुप में निष्काषित कराता है ।

4. रक्त हमारे शरीर मे ग्रन्थियेां के श्राव को उनके यथा स्थान पर व हारमोन,

का वहन कराने में सहायता करता है ।

5. विटामिन तथा एन्जाइमों का वितरण कार्य सम्पन्न कराना

6. रक्त जल सवंहन के द्वारा शरीर के उत्तकों को शुष्क नहीं होने देता है । तथा उत्तकों के रसार्कषण को अनुरक्षित रखता है ।

7. रक्त अपने प्लाविका नामक द्रव्य में उपस्थित प्रोटीन से शरीर के आन्तरिक तरलों के विनियम (Exchange of Fluids) में सहायता तथा अन्य तरलों में आयनों का सन्तुलन बनाये रखता है ।

8. रक्त शरीर के ताप क्रम को स्थिर रखने में सहायता करता है । ताप को त्वचा तथा फुस्फसों की सहायता से रक्त शरीर का ताप लगभग 98.4^0 रखता है ।

9. रक्त जब शरीर से श्रवित होता है । तब वह तीव्रता के साथ थवका बनाकर रक्तश्रवित होने में अवरोध उत्पन्न करता है ।

10. रक्त अपने आयतन (Volume) तथा चिपचिपे पन में परिवर्तन लाकर रक्त दाब (Blood pressure) पर नियन्त्रण रखता है ।

11. रक्त वाहिका विहीन ग्रन्थियों के श्राव अन्य पदार्थों को स्वयं यथा विधि शीध्र पर पहुँचाता रहता है ।

रस, लसिका (Lymph)

शरीर के संगठनात्मक स्वरुप की सूक्ष्मतम सरचना कोशिका तथा रुधिर के मध्य कोषाकृत| एक रचना झिल्ली जैसी होती है । जिसके परिणामस्वरुप रुधिर तथा कोषाएं सदैव एक उचित दूरी पर स्थित रहते हैं । जब रुधिर कोषाएं से प्रवाहित होकर आगे गति प्राप्त करता है । तब कोशिकाओं की सूक्ष्म महीन झिल्ली से छन पर भोज्य पदार्थों से युक्त रक्त प्लाविका का कुछ श्वेत द्रवीय तरल भाग बाहर श्रावित होता है । तथा कोशिकाओं के चारों ओर से रिक्त स्थान में भर जाता है । तथा जीवन क्रियाओ हेतू रक्त का सहयोग प्रदान करता है । इसी श्वेत द्रव्य तरल पदार्थ, को लसिका (रस) (Lymph) कहते हैं । लसिका उत्तकों के लिए पोषक तत्वों को प्रदान करता है । तथा उत्तकों के अन्दर अनावश्यक

रसायनिक पदार्थों का शोषण कर, रक्त कोशिकाओं में वापस लौट आता है। तथा पुनः फिर कुछ भाग शिराओं के अन्दर लौट जाता है।

सगंठन :- लसीका के संगठन में प्रोटीन की मात्रा प्लाविका की अपेक्षा कम होती है। इसके अतिरिक्त जल, कार्बोहाइड्रेडटस तथा रक्तीय लवण मिले रहते हैं। उत्तकों के अनावश्यक पदार्थ जैसे यूरिया, कार्बन डाई आक्साइड, वे भी लसीका में मिले रहते हैं।

लसीका ग्रन्थियाँ (Lymph Glands):- लसीका की कुछ ग्रन्थियाँ, सम्पूर्ण शरीर के प्रमुख स्थानों पर गोलाकार आकृति में पायी जाती हैं। जो लसीका को छनित करने का कार्य करती है। इनके प्रमुख प्राप्ती स्थान गर्दन, चेहरे, बगल, जाघ, घुटने वक्षस्थल आदि होते हैं। इनको आसानी से स्पर्श कर अनुभव किया जा सकता है।

किसी संक्रामक रोग का आक्रमण होने पर लसीका ग्रन्थियाँ बड़ी होकर सूज जाती हैं। जैसे प्लेग, ताऊन के जीवाणु सर्वप्रथम ग्रन्थियों में लसिका से प्रतिकारित होते हैं। यदि लसीका शक्तिशाली होती है। तब रोग का सक्रंमण नहीं हो पाता। अन्यथा ग्रथियों में लसिका व उत्तकों के नष्टीकरण के कारण पूयश्राव तक उत्पन्न हो जाता है।

लसीका के कार्य (Function of Lymph)

लसीका के कुछ प्रमुख कार्यों का सार संकलन निम्नवत है।

1. लसीका शरीर के कुछ ऐसे स्थान जहाँ रक्त वाहिकाओं का अभाव होता है। वहाँ लसीका स्वयं की वाहिकाओं द्वारा प्रोटीन तथा पोषक तरल तथा प्राणवायु को समुचित मात्रा में उपलब्ध कराती रहती है।
2. लसीका, लसीका ग्रन्थियों से सक्षम रुप में रक्त प्रवाह में प्रवेश करके, (लसीका) वह रोग जनक जीवाणुओं को निष्क्रिय करती है। इस प्रकार जीवाणुओं से शरीर को सुरक्षित रखने में सहायता करती है।
3. लसीका पाचन तन्त्र द्वारा प्रवाहित वसा जातीय लवण पदार्थों को वसीय लसीका वाहिकाओं द्वारा अवशोषित कर रक्त संचरण में मिश्रित कर

देती है ।

4. लसीका, रक्त में उन व्यर्थ तरल पदार्थ को वापस मिला देती है ! जो उत्तकों द्वारा रुधिर में आने आवश्यक माने जाते हैं ।

5. प्रोटीन को छानकर लसीका वाहिकाएं पुनः रक्त प्रवाह में पहुँचा दिया करती है ।

6. लसीका आक्सीजन को रक्त में पहुँचाती है। तथा कार्बन डाई आक्साइड को उत्सर्जित कराकर बाहर निकालने में महत्वपूर्ण कार्य करती है ।

7. लसीका पौषक तत्वों को हर उस यथा स्थान पर पहुँचा देती है । जहाँ रक्त अक्षम रहा हो ।

8. लसीका उत्तक में उपस्थित तरल (Fluid) के आयतन (Volume) तथा (संरचना) सगंठन (Composition) को सन्तुलित बनाये रखती है ।

इस प्रकार हम इस निष्कर्ष पर पहुँचते हैं । कि हमारे शरीर की सम्पूर्ण क्रियाएं रस (Lymph) तथा रक्त (Blood) के कार्यों पर आधारित है । अतः जब ये दोनों चैतना पदार्थ शुद्ध हैं । तभी शरीर स्वस्थ रह सकता है ।

8. औषधियों का शक्ति करण

(Potentisation of Medicines)

इलैक्ट्रो होम्योपैथिक औषधियों को ऊँचे डायलुशन शक्तिकृत गोलियों के रुप में परिवर्तित करके तीव्रतम गति के लाभ प्राप्त किये जाते है। यह सब कार्य ऊँची शक्ति की औषधियों के उपयोग सेवन से सम्भव होते हैं। इलैक्ट्रो होम्यो पैथिक औषधियों को डा. सीजर मैटी के ज़ीवन काल में केवल तीसरी डायलशुन शक्ति तक ही शक्तिकृत किया जाता था। जबकि वर्तमान काल में आज इलैक्ट्रो होम्यो पैथिक की औषधियों को 30 वे से हजारवे लाखवें आदि आवश्यकता के अनुसार उच्च्य शक्तियों में भी निर्मित किया जाता है। यह आधुनिक चिकित्सकों की शोध की देन है।

ऊँचे डायलुशनों में पदार्थ की मात्रा हल्की होती जाती है। जबकि घोल की शक्ति अत्याधिक होती जाती है। आज कल विज्ञान का युग है। वैज्ञानिकों ने सूक्ष्म शक्तिशाली, अणु, परमाणु के अस्तित्व को जगत प्रसिद्ध कर दिया है।

इसी शक्ति के आधार पर बड़े-२ ताप विद्युत ग्रह परमाणु बम, अदृश्य किरणों आदि से वे कार्य कर दिखाये हैं। जिनकी पहले मात्र कल्पना ही की जाती थी। ठीक उसी प्रकार मूल सत्व को जब डायलुशनों में परिवर्तितत किया जाता है। तब उनके अणु विभाजित होते हैं। तथा वे अणु झटके (Stroke) देने से गतिज उर्जा द्वारा गतिमान हो जाते हैं। और फिर वे गतिप्राप्त अणु ही (डाय लुशन) सेवन होने पर रस और खून में अत्यधिक शक्ति के साथ क्रिया आरम्भ करते हैं। तथा रोगी के शरीर में प्राप्त रस और रक्त की दूषित अशुद्धता को शुद्धीकरण में शीघ्र परिवर्तित कर रोगी की स्थिति को सामान्य सन्तुलित अवस्था में ला देते हैं। इस प्रकार शक्ति करण से ही औषधियॉ (डायलुशन) शीध्र परिणाम प्रदान करने वाली हो जाती हैं।

मूल सत्व व डायलुशन बनाने की विधि

सर्व प्रथम हम औषधीय बनस्पति घटक का कोहो बेशन विधि द्वारा मूल सत्व (Substance) प्राप्त करते हैं।

फिर एक भाग मूल सत्व को 1:9 के अनुपात में 3x तक डायलूट करते हैं। यही उपयोगी स्पैजरिक ऐसन्स कहलाता है। अर्थात यह अपने रंग, गन्ध, से मुक्त हो जाता है।

स्पैजेरिक एसेन्स के एक भाग तथा सैंतालीस भाग आसुतजल में मिलाकर, प्राप्त मिश्रण को अड़तालीस झटके दिये जाते हैं। यही प्रथम शक्ति का डायलुशन बना जाता हैं।

पहले डायलुशन का एक भाग तथा फिर पुनः सैंतालीस भाग आसुत जल मिलाकर फिर अड़तालीस झटके देते हैं। प्राप्त घोल द्वितीय शक्ति का डायलुशन कहलाता हैं। इसी प्रकार जितनी आवश्यकता हो डायलुशन उतनी ही शक्ति का बना सकते हैं। केवल उससे पहले नम्बर के डायलुशन का एक भाग लेना होता हैं तथा इसे क्रमशः आगे बढ़ाते हैं।

उदाहरणतः किसी रोगी को 500वीं शक्ति के डायलुशन की आवश्यकता हैं। तब चिकित्सक को 499 वें डायलुशन का एक भाग लेना होगा तथा उसमे सैंतालीस भाग आसुत जल मिलाकर 48 Stroke लगाने होगें। तब ही 500 वीं शक्ति के डायलुशन को निर्माण सम्भव होगा।

अनुमान लगाना, या अनुमान से औषधि को शक्ति कृत करना, ऐसा करने से शत प्रतिशत लाभ की आशा नही की जा सकती। कुछ चिकित्सक पचास झटकों की सिफारिश करते हैं। तो वह भी ठीक हैं। लेकिन 48 Strock से कम नहीं लगने चाहिये।

औषधि को गोलियों व चूर्ण के रुप में शक्ति कृत करना

इ.एच. औषधि की तीव्र शक्ति ऊँचे डायलुशन में ही निहित होती है। परन्तु यदि रोग असुविधा या अन्य समस्या के कारण डायलुशन का सेवन करने में असमर्थ हो तो उसी प्रयोग के डायलुशन का अन्तिम भाग में 47 भाग रेक्टीफाइड स्प्रिट मिलाना चाहिये। तथा उसको शुगर आफ मिलक की सूक्ष्म गोलियों में शुष्क कर लेना चाहिये।

कभी-२ औषधियों को पाउडर के रुप में भी शक्ति कृत किया जाता है। कुछ चिकित्सक इसकों प्रथम डायलुशन की एक गोली को नौ भाग मीठी गोलियां (Suger of Milk) में मिलाकर उस मिश्रण को खरल में कम से कम ½ घण्टा घोटते हैं। यही चूर्ण प्रथम शक्ति का पाउडर होता है। दूसरे डायलुशन के पाउडर निर्माण हेतू पुनः 1:2 (Suger Milk) मिलाकर ½ घण्टे खरल घोटने पर तैयार होता है। इसी प्रकार अगली शक्ति के पाउडर बन सकते हैं।

गोलियाँ बनाना :-

जब मूलसत्व या उच्च डायलुशन को गोलियों के रूप में परिवर्तित करना होता है। तब मूलसत्व का एक भाग तथा नौ भाग रेक्टीफाइड स्प्रिट मिलाते हैं।

फिर एक जार में 2/3 भाग तक न० 20 की सामान्य गोलियाँ भर लेते हैं। तथा शेष 1/3 भाग में (1:9 का) सत्व डालकर उसे गोलियों में मिला देते हैं। थोड़ी देर पश्चात गोलियाँ सत्व को शोषित कर लेती है। अब इनको आवश्यकता के अनुसार शीशियों में भर लेते हैं। तथा इसी प्रकार डायलुशन की शक्तिकृत औषधि को भी सूखी गोलियों में अवशोषित कर लेते हैं। इस कार्य में यह सावधानी रखनी पड़ती है। कि गोलियाँ न तो अत्यधिक गीली ही हो जाये, और न ही सूखी औषधि रहित रह पायें।

9. इलैक्ट्रो होम्योपैथी में मिश्रित औषधियों का प्रायोजन

(Aims of Mixed Midicine in Electro Homoeopathy)

इलैक्ट्रो होम्योपैथिक चिकित्सा पद्धति के अस्तित्व से बहुत समय पूर्व ही होम्योपैथिक चिकित्सा प्रणाली में मिश्रित औषधि प्रकरण के पक्ष में आवाजें उठने लगी थीं। स्वयं सैमुएल हेनिमन भी इसकी आवश्यकता महसूस कर रहे थे। क्योंकि डा. हेनिमन ने अपनी दूरदर्शिता से अनुमान लगा लिया था कि एकल औषधि सिद्धान्त रोग का पूर्ण समाधान नहीं है। कुछ प्रसिद्ध होम्योपैथों जैसे डा. लुटज, डा. अगिद्धी, डा. गोहार्डे आदि परिपक्व चिकित्सकों ने मिश्रित होम्योप्रणाली से आशा से अधिक लाभ प्राप्त किया। जिसका प्रमुख स्तम्भात्मक कार्य किया था। डा. जुलियस, रैजडी ने।

जब सन् 1860 ई. में मैसर्स बोरिक एण्ड टैफल ने "दी मैनुअल आफ होम्योपैथिक एण्ड प्रेक्टिस" नामक अंग्रजी पुस्तक प्रकाशित की। तब उसमें स्पष्ट वर्णन किया है। कि डा. जुलियस रैजडी अपने समय के सफल, शाही होम्यो चिकित्सक थे। उन्होंने सर्वप्रथम होम्योपैथिक की कुछ औषधियां रोगियों को मिलाकर देनी आरम्भ की। इससे तत्काल अच्छे परिणाम प्राप्त हुए। इस सफलता की जानकारी देते हुए डा. जुलियस ने डा. हेनिमन को 1833 में पत्र लिखा "कि मैंने इस नई पद्धति के द्वारा अनेक रोगियों को स्वास्थ्य लाभ कराया है। इसका उत्तर डा. हेनिमन ने 15 मई 1833 को लिखे पत्र में दिया। आपने डा. जुलियस के प्रयासों की सराहना की व खुशी प्रकट की।

इस प्रकार के विचारों से डा. हनिमन ने अपने चिकित्सा शास्त्र में "Instrument of Healing Art" के नवीन संस्करण – में मिश्रित प्रणाली पर विशेष बल दिया। लेकिन इसका कट्टर, रूढ़िवादी होम्योपैथों ने जमकर विरोध किया। तथा यहाँ तक कहना आरम्भ कर दिया कि होम्योपैथी को ऐलोपैथी का रंग दिया जा रहा है। व्यापक विरोध व बृद्धावस्था के कारण डा. हेनिमन ने इस संशोधित अध्याय को पुनः निकाल देना ही उचित समझा।

पर्याप्त विरोध होने के पश्चात भी जर्मन, अमरीका, भारत, आदि देशों के होम्योपैथ

आज मिश्रित होम्योपैथी से समुचित लाभ उठा रहे हैं ।

परन्तु सम्पूर्ण विकास का श्रेय डा. सीजर मैटी को दिया जाना चाहिये । क्योंकि जब डा. हेनिमन ने सोरा, सिफलिस, साइकोसिस दोषों को जीर्ण रोगों का कारण माना इस लिए एक प्रकृति की औषधि तथा दूसरी तीव्र व्याप्त रोग की औषधि देना आवश्यक हो जाता है । इसी का विस्तार होम्योपैथी में नहीं हुआ था ।

डा. मैटी ने सम्पूर्ण सुधार किये । जैसे पैरासेल्सस दार्शनिक के प्रतिपादित नियमों के अनुसार केवल वनस्पतियों को ही औषधि प्रयोग हेतू चुना । तथा उनसे आदि शक्ति को कोहेबेशन विधि द्वारा एकत्रित किया । फिर आवश्यकतानुसार वनस्पति के मूलसत्व को मिलाकर, रोगी की प्रकृति के अनुसार तथा रोग के अनुसार, औषधि सेवन का नियम बनाकर, इस कार्य को आगे बढ़ाया ।

डा. मैटी का मानना था कि रोग के जीर्ण रूप धारण करने में रोगी की प्रकृति महत्वपूर्ण भूमिका निभाती है । अतः उसके प्रकृतिय लक्षणों के सुधार के बाद ही रोग की अवस्था में सुधार सम्भव है । जब सम्पूर्ण शरीर के अंगों, अवयवों का कार्य परस्पर या अप्रत्यक्ष रूप से एक दूसरे पर निर्भर है । इसी से शारीरिक क्रियाएं संचालित होती हैं । तब औषधियाँ भी आवश्यकता के अनुसार प्रत्येक अंग, अवयवों की स्थिति के उचित कार्य विधि हेतू मिश्रित करके देनी चाहिये । ऐसा करने से अगों का सम्पूर्ण कार्य सामान्य रूप से क्रियावित होगा । इसी के द्वारा सम्पूर्ण रोग अवस्था भी शीध्र समाप्त हो जायेगी ।

10. इलैक्ट्रो होम्योपैथिक औषधियों में प्रयुक्त होने वाले घटक

(Ingredient of Electro Homoeopathic Medicine)

प्रत्येक चिकित्सा विज्ञान की औषधियों का निर्माण, उसमें प्रयुक्त होने वाले घटकों के संयोजन होने से ही होता है। इस प्रकार औषधि निर्मित होने में घटक ही आधार शिला का कार्य करते हैं। इलैक्ट्रो होम्योपैथी की औषधियां पूर्ण रूप से वनस्पति घटकों के मिश्रण से बनती है। इसमें अधिकाँश होम्योपैथिक चिकित्सा प्रणाली में प्रयुक्त होने वाली औषधिय वनस्पतियां ही हैं। जिनकों इलैक्ट्रो होम्योपैथिक फार्मेसी के नियमों के अनुसार उनके मूलसत्व प्राप्त किये जाते हैं। फिर आवश्यक मात्रा के अनुपात में मिलाकर औषधि का निर्माण किया जाता है।

इलैक्ट्रो होम्योपैथी में मात्र 114 वनस्पति घटकों का ही प्रयोग किया जाता है। इनमें कुछ घटक प्रत्येक स्थान पर सम्पूर्ण विश्व में उपलब्ध हैं। तो कुछ घटक स्थान विशेष से ही उपलब्ध हो पाते हैं। इस प्रकार इन घटकों के कार्य, गुण, संक्षेप में निम्न लिखित प्रकार से है।

1. एवेना सेटाइवा (Avena Sativa)

इस घटक का प्रमुख गुण स्नायु संस्थान (Nervous System) को सबलता प्रदान करना है। जिससे मस्तिष्क (Brain) स्वयं ही शक्तिशाली हो जाता है। इसका व्यापक प्रभाव स्नायुदुर्बलता, रति दुर्बलता, वीर्य प्रमेह दोष, नपुंन्सक हो जाने, प्रोस्टेट ग्रन्थि के बढ़ने, हृदय दुर्बलता, उदासी इत्यादि स्नायुवीय व्याधियों पर होता है। यह नशा, अफीम खाने की बुरी लत को समाप्त कर देती है। साथ ही मानसिक असन्तुलन को समाप्त करके शान्तिदायक निन्द्रा लाती है। व इसके सेवन से शारीरिक दुर्बलता, हृदय, स्नायु इत्यादि की कमजोरी भी समाप्त हो जाती है।

2. आर्निका मोनटाना (Arnica Montana)

आर्निका का चोट लगने, गिरने आदि से अस्थि बेदना, भारी वजन उठाने से माँसपेशियों में पीड़ा होने में अद्धितीय प्रभाव है। इसका प्रयोग जख्मी की मूर्छा, मस्तिष्क में रक्त दाब से चक्कर गठिया, तथा जीर्ण दर्दों में भी उत्तम है।

3. एन्थिमिस नोबीलिस (Anthemis Nobilis)

इस औषधि के द्वारा श्वांस कष्ठ जैसे-खाँसी, दमा, आपेक्षी दोष जैसे-गठिया, बाई, दौरा पाचन समस्या जिसमें अतिसार, अफारा आदि के साथ ही टान्सिल दाँत निकलने से कष्ठ तथा शामक प्रभाव शरीर पर डालती है।

4. एलियम सेटाइवा (Allium Sativa)

यह औषधि उष्ण गुणी होती है। अतः इसके द्वारा बात, कफ की व्याधियों को समाप्त किया जा सकता है। इसका अन्य लाभ कण्ठ दोष, खाँसी, मासिक विकारों, शुक्रहीनता, गठिया बाई, वायु, शूल, यकृत में कार्य हीनता होना, हृदय में उत्तेजनशीलता की कमी घावों को समाप्त करने में होता है। यह वीर्य तथा स्वेद परिमाण की कमी में भी प्रयोग करने से समुचित लाभ प्राप्त होता है।

5. एलियम सीपा (Allium Cepa)

इस औषधि का प्रभाव व्यापक होता है। इसका गुण, उष्ण वायुनाशक, बाजीकारक, बलकारक, संक्रामण रोग नाशक, पाचन दोष नाशक शोथ नाशक, रक्त शोधक, आर्तव जनक, तथा यकृत प्रणाली सुदढ़ करने वाले हैं। परिणाम स्वरूप सम्पूर्ण सम्बन्धित रोगों जैसे जुकाम, सिरदर्द, स्वरभंग अफारा, खाँसी आँखों से अश्रुधारा गिरना, दिल मितली, कै, आदि को समाप्त कर दिया करती है।

6. एल्थिया ओफिसानेलिस (Althaea Officinalis)

इस औषधि के द्वारा मूत्र संस्थान, पाचन संस्थान, श्वास संस्थान की व्याधियों पर व्यापक लाभ पहुँचता है। अतः इसके प्रयोग से बेदना, कास, श्लेष्मीय मूत्र विरोध, प्रदाह, प्रवाहिका, पित्त दोष, वात विकार, उपदंश, तथा पाचक होने के कारण जख्म के भरने में सहायता करती है। परन्तु आमाशय में यदि सूजन, लाली, पुटि आदि हो जब इसका प्रयोग वर्जित माना जाता है।

7. एलो केपिन्सिस (Aloe Capensis)

ऐलो कैप. से रक्तार्श, आमाशय से रक्तश्राव, मद्यपान से अतिसार लगना, छोटे-बड़े, सन्धिशोथों, जिसमें कटिशोथ, अग्रपाद शोथ प्रोस्टेट पौरूष ग्रन्थि में वृद्धि, सिरोपीड़ा, तथा नेत्रपीड़ा आदि शारीरिक कष्टों को लाभ पहुँचाती है। इसका गुण वायुनिसारक पाचक कृमि नाशक. रक्तशोधक, ज्वरनाशक एंव पौषणात्मक है।

8. एलेन्थस ग्लैन्डयूलोसा (Ailanthus Glandulosa)

यह औषधि त्वक तन्त्र पर तथा श्लेष्मिक कला पर अपना विशेष प्रभाव रखती है। इसीलिए त्वचा रोगों, स्वरयन्त्र गले मे शोध होने, टान्सिल, ज्वर की आरक्तावस्था आँव के दस्त, नाड़ी दुर्बलता, जैसी समस्याओं से बचाती है। यह मानसिक बैचेनी दूर कर निन्द्रा लाने के लिए भी उपयोगी है।

9. एगारिकस मसकेरियस (Agaricus Muscarius)

इस औषधिय घटक की क्रिया सम्पूर्ण स्नायु संस्थान पर होती है। इससे सम्बन्धित अंग जैसे मस्तिष्क, मेरुदण्ड हाथ, पैरों आदि पर भी अपना व्यापक क्षेत्र में प्रभाव डालती है। किसी अंग के कम्पन्न (कोरिया) पलक फड़कना, निकट दृष्टि दोष, खुजली, लड़खड़ाती चाल, ताडव रोग, स्नायुशूल आदि रोगों को सफलता पूर्वक स्वस्थ करती है।

10. एस्क्यूलस हिप्पोकेस्टेनम (Aesculus Hippocastanum)

यह अर्श की अच्छी औषधी मानी जाती है। जबकि रोगी अम्ल, पित्त शीत से भी पीड़ित हो। इसका गुण अर्शनाशक, गले की नलिका सम्बन्धी प्रदाह यकृत रोग नाशक, मलद्वार में तीव्र वेदना व रक्त संचय प्रोस्टेट ग्रन्थि में शुष्कता तथा उष्णता होने से वेदना होने वृक्क दोष आदि को समाप्त करने वाला है। निष्कर्ष यह कि इसका प्रभाव पाचन संस्थान, मूत्र नली तथा धमनी व शिराओं पर तेजी से होता है।

11. एडियनथम केपिलस वेनिरीस (Adianthum Capillus Veneris)

इस औषधी के प्रभाव से लसिका ग्रन्थि व्याधियाँ, श्वास व्याधियाँ तथा नेत्र दोष नियन्त्रित हो जाते हैं। अतः इसका प्रयोग वक्ष रोगों, कफ, दमा, कुष्ठ रोग तथा साँस फूलना आदि रोगों में किया जाता है। नेत्रों की क्षमता, दृष्टि में विकास करती है। राजयक्ष्मा तथा आन्त्र पीड़ा को भी लाभ पहुँचती है।

12. एकोनिटम नपेलस (Aconitum Napellus)

एकोनाइट किसी तीव्र गति वाले रोग की उत्तम औषधि है। जैसे फेफड़ों की प्रदाह, तीव्र खाँसी युक्त न्यूमोनिया, तीव्र सर्दी से ब्रोकाइटिस, ज्वर, हृत्पिण्ड, चेहरे का

स्नायविक दर्द, जलनाभास सहित, पीत ज्चर व रक्तश्राव की आंशका, दन्तशूल यकृत प्रदाह, बबासीर, दमा इत्यादि। ऐसे रोग जिनमें भीषण तेज दर्द हो, जलन, चिन्ता तथा मृत्यु तक का भय रोगी को परेशान करें। वहाँ एकोनाइट लाभ कर माना हाता है। इस औषधि के गुण वेदना नाशक, तथा शामक व उष्ण हैं। मस्तिष्क सम्बन्धी समस्या को भी कम करती है। इसलिए अनैच्छिक कार्यों को भी नियत्रित कर लिया करती है।

13. एब्रोटेनम (Abrotanum)

इस औषधि से त्वचीय दोष जैसे फोड़े, पैर का एक्जिमा मस्से, तथा पाचन दोष अपच, आँतों की क्षय, (मसान) दुर्बलता ओठों में बात विकार, नक्सीर जो मेरूदण्ड में वात दोष से हुई हो, फेफड़ों की प्रदाह, अण्ड कोष की अतिवृद्धि आदि रोग की चिकित्सा की जाती है।

14. एट्रोपा बेलाडोना (Atropa Belladonna)

बेलाडोना-तीव्र रक्त वर्ण ग्रहण करके प्रभावित अंगों के पकने स्नायु संस्थान की विकृति जिसमें रक्तसंचालन अवरूद्ध हो तथा वेदना हो जीर्ण ऐंठन, प्रताप तरुण पागलपन, जोशिला पन परिलक्षित हो सिरदर्द जो झुकने पर वृद्धि करें, चक्कर आना, लेटने पर, क्षीण प्रकाश में अध्ययन करने से नेत्रपीड़ा, विसर्प, कनपेड़, फोड़ा, चेचक की ऐटन तथा दाहिनी ओर की रोग स्थिति में उपयोगी माना जाता है। इसका प्रभाव मस्तिष्क, स्नायु, ग्रन्थियों सम्बन्धी व्याधियों पर उत्तम है।

15. बरबेरिस वल्गेरिस (Berberies Vulgaris)

इस औषधि का प्रमुख कार्य वृक्क, मूत्राशय तथा यकृत पर होता है। इसके प्रयोग करने से वृक्क प्रदाह, वृक्क शूल, अश्मरी, मूत्राशय की रेजिश, मूत्रजलन, अवरूद्धता से मूत्र नली में बेदना, गठिया बात, आदि कष्ट शीघ्र कम हो जाते हैं। यह औषधि वृक्क तथा यकृत मूत्रावरोध के कारण जब दूषित हो जाते हैं।

तब अधिक मात्रा में मूत्र निष्काषित कर उन्हें दोषमुक्त कर देती है। इस कारण शरीरागों की शोथ विषम ज्चर, जुकाम अण्डकोष शूल कटि शूल, आदि सम्बन्धित रोग स्वंतः ही समाप्त हो जाते हैं। मूत्र में तलछट या रेत में विशेष लाभकारी हैं।

16. बिटूला अल्बा (Betula Alba)

इस औषधि के प्रयोग करने से जीर्ण प्रतिश्याय, राजयक्ष्मा, उदरवेदना, त्वक व्याधि, फोड़े, मूत्राशय कष्ठ तथा श्लेष्मिक कार्य बढ़ने से श्वेत, प्रमेह, प्रदर में लाभ होता है । अधिकाँश रूप से त्वचा दोषों में व्यापक प्रभाव डालती है ।

17. केनाबिस सटाईवा (Canabis Sativa)

इस औषधि द्वारा अंग्नि प्रदीपक, तृप्तीकारक, निन्द्रादायक, वेदनाशामक, आपेक्ष हर, मादकता, आन्त्रशूल, शुक्रस्तम्भ, श्वास हर आदि प्रभाव पड़ते हैं । इसके अर्न्तगत अनके व्याधियाँ जिनमें गुनोरिया की प्रथमावस्था में मूत्र जलन, मूत्रनाली में उपमाँस, नेत्रों में धुँधलापन, दमा, खाँसी, शिरपीड़ा, प्रसववेदना अग्निमाँध, पीड़ा, कम्प, नृत्यवात, निन्द्रानाश, मासिक धर्मविकार उन्मादादि रोगों को दूर करती है ।

18. कैपसिल्ला बुर्सा पसटोरिस (Capsella Bursa Pastoris)

इस औषधि का प्रभाव मूत्र संस्थान तथा रक्त संस्थान पर विशेष रूप से होता है । इसका रक्तश्राव, नक्सीर रक्तार्श, मूत्र में रक्त आना, मूत्रावरोध, निरन्तर घर्षण से पुरुषों में शुक्राशय दोषों, आदि दोषों में भी सफलता पूर्वक प्रयोग होता है ।

19. कार्डुअस बेनिडिक्टस (Carduous Benedictus)

कार्डुअस प्रमुख रूप से यकृत शिरा तथा धमनी की कार्य विधि को सुचारू होना बनाती है । इसी कारण इसका प्रयोग यकृत दोष चाहे वह रक्तसंचय होने से उत्पन्न हो अन्यथा सुरासेवन से हुआ हो, शिराओं के बढ़ जाने की व्याधि, नेत्र विकार पाचन दोष, सर्वाग शोथ आदि में होता है ।

20. कालोफाइलम (Caulophyllum)

इस औषधि को स्त्रियों की जरायु सम्बन्धी समस्याओं के लिए प्रयुक्त किया जाता है । बार-२ अनियमित मासिक धर्म कष्ठ से होने जरायु की ऐंटन, गर्भश्राव होना, प्रसवोपरान्त की वेदना, कष्ठ दायक प्रसव नवयौवनाओं के प्रदर में सन्धि वात होना, स्नायु दुर्बलता उदासी भावुक गुणी हो जाने भयावय विचार आना इत्यादि स्त्री रोगों का नियन्त्रित करने का कार्य इस औषधि सेवन से हो जाता है । इस

प्रकार कोलोफाइलम से प्रसव सरल प्राकृतिक विधि से तथा मासिक कष्ट भी स्वतः ही ठीक हो जाया करते हैं ।

21. कैट्रारिया इजलैण्डिका (Cetraria Islandica)

इस औषधि को सर्वव्याधिहारी के रूप में जैसे अतिसार, राजयक्ष्मा, फोड़े जुकाम, जीर्ण खाँसी, दुर्बलता, पेचिश, आव गिरने आदि शरीर शक्ति ह्रास करने वाले रोगों में प्रयोग करते हैं । इसके साथ ही जीर्ण रोग होने से फुफ्फुस, वृक्क, आन्त्र, मस्तिष्क आदि दुर्बल हो जाते है । इनकी भी यह उत्तम औषधि है ।

22. केमोमिला (Chamomilla)

यह औषधि कार्यतन्तुओं तथा मस्तिष्क में क्रोध भरने के कारण होने वाले रोगों पर उत्तम कार्य करती है । इसका प्रभाव बच्चों पर नवयुवक, प्रौढ़ों तथा वृद्धों, व अबला रोगियों सभी पर है । परन्तु शिशु मानसिकता की विशेष औषधि मानी जाती है । शिशुओं में चिड़चिड़ने पन, क्रोध, दाँत निकलना, उत्तेजित रहना सभी शिकायतों को समाप्त कर देती है । इस प्रकार केमोमिला दर्द तथा क्रोधजनित रोगों में प्रधान कार्य करती है ।

23. चिनोपोडियम (Chenopodium)

इस औषधि को प्रयोग करने से कृमि दोष आपेक्ष तथा ज्वरावस्था पर अति शीघ्र लाभ होता है । इसके अतिरिक्त स्कंन्ध अस्थि संधि शूल, टान्सिल, बहरापन-मस्तिष्क रोग से, तथा संन्यास, मिर्गी, तालूमूल का प्रदाह, सूक्ष्म तथा दीर्घाकार के कृमि, रजरोध श्वेत प्रदर अर्धाग पक्षाधात आदि रोगों में प्रयोग करते हैं ।

24. चेलीडोनियम मेजस (Chelidonium Majus)

इस औषधि का यकृत पर विशेष प्रभाव रहता है । इसलिए यकृत सम्बन्धी उपसर्गो मितली, पित्तदोष, कब्ज, अपच सिर चकराना, ताडव, कामला, अर्श, वात रोग, नेत्र में नासूर इत्यादि में उत्तम लाभ प्रदान करती है । इस औषधि का दाहिनी ओर के अंगो पर विशेष प्रभाव पड़ता है । कामला, पित्ताशय के रोग यकृत उष्णता से स्नायु शूल, गठिया आदि कष्टों की भी उत्तम औषधि होती है ।

25. सिमिसिफ्यूगा रेसिमोसा (Cimicifuga Racemosa)

इस औषधि को सम्पूर्ण स्त्री व्याधिओं तथा बात संस्थान के रोगों में प्रयोग किया जाता है। गर्भश्राव की आंशकां स्तन की विकृतियाँ, पीठ कमर में स्नायुविक वेदनाएं, वय सन्धि के रोग, डिम्बीय दोष, ताडव, मिर्गी, अनिन्द्रा, सिर दर्द, गृघ्रसी पीड़ा, गर्दन का आपेक्ष, खाँसी गठिया, मासिक विकार आदि रोगों में इससे लाभ होता है।

26. सिना (Cina)

इस औषधि का प्रमुख कार्य कृमि तथा आन्त्र प्रणाली पर अपनी क्रिया करना है। अतः समस्त कृमियों व उनके कारण उत्पन्न उपद्रवीय कष्ठ जैसे कुकर खाँसी, खाली पेट तीव्र शूल होना, पेट में ऐंठन, वायु संग्रह के साथ शिशुओं में पीड़ा, ज्चर, दाँत बजाना, दौरे, भोजन से अरूचि, या अत्यधिक भोजन ग्रहण करना, गुदामार्ग में कण्डू होना शिशु का रात में भयभीत होना बिस्तर पर मूत्र त्यागना, श्वास नली में कफ अवरद्ध होना, जी मचलाना आदि रोगों में सिना उत्तम कार्य करती है।

27. सिनकोना कैलिसया (Cinchona Calisaya)

यह औषधि स्नायुउत्तेजित कर ज्चर, जिसमें सामान्य व मलेरिया और आपेक्ष को दूर करने वाली तथा शक्ति बढ़ाकर राजयक्ष्मा के रोगी के फेफड़ों को बल प्रदान करती है। वायु दोष से जिन रोगियों को शिरोभाग में वेदना हो, मानसिक परेशानी, नेत्रपीड़ा (स्नायुवीय) कर्णपीड़ा, जीव्या पर खुष्की उत्पन्न हो जाये तब इन दोषों में उचित लाभ मिलता है। यह यकृत तथा आमाशय पर भी प्रभाव रखती है।

28. सिनकोना सूक्कीरूबा (Cinchona Succiruba)

इस औषधि से स्वेद परिमाण बढ़ जाता है। इसके अतिरिक्त ज्चर, दाह, अतिसार, कामला, पित्तदोषों, बैचेनी सिरदर्द, नेत्रों में दुर्बलता, हृदय पीड़ा साँस फूलना आदि रोगों में यह प्रयोग की जाती है। रोगी के शरीर से व्यर्थ स्वेद मलित पदार्थों का निष्काषन कर देती है। शरीर स्वच्छ होकर शीध्र ही रोग मुक्त व कष्ट समाप्त हो जाता है।

29. कलेमेटिस इरेक्टा (Clematis Erecta)

कले. इरेक्टा. कर्कट के जख्म, नेत्र रोग उपंदश आदि संक्रामक रोगों से मूत्र नली का अवरुद्ध होना, अण्ड कोष में प्रदाह, त्वचा रोग, जैसे कण्डू, मुखदूषिकाएं, आमवात सिरदर्द आदि रोगों में प्रयोग की जाती है। ग्रन्थियेां की वृद्धि या सूजन, बाघी रोगों, श्वेत प्रदर, लसिकीय विकार आदि पर इसका व्यापक प्रभाव है। सिफलिस, उपदंश के उपद्रव रोगों जैसे गठिया, त्वचा, गलन आदि में भी लाभ कारी औषधि मानी जाती है।

30. कोक्लेरिया आफिसाइनेसिस (Cochleria officinalis)

यह औषधि प्रमुख रूप से वात व्याधि, वातरक्त विषयज्वर शोफ, कम्प, उदर, कास हिचकी, तिक्तरस, मधुर विपाकी, उष्णवीर्य, जीविनी शक्ति बढ़ाने वाली अस्थि का दर्द नाशक आदि गुणों वाली है। अतः इसके प्रयोग से सम्पूर्ण व्याधियाँ, स्वेद विकार, शोथ, रोमदोष, दमा, फुफ्फुस दाह, लार ग्रन्थि दोष आदि के रोगी स्वस्थ हो जाते हैं।

31. कान्डूरेंगो (Condurango)

इस औषधी के प्रयोग से पाचन रसों का अभाव समाप्त होकर पाचन क्रिया को सुचारु रूप से चलती है। इसके प्रयोग से दुर्बलता समाप्त हो जाती हैं। तथा स्नायु संस्थान शक्तिशाली हो जाने से क्रिया तन्त्रिकाएं सक्षम हो जाती है। इसके साथ ही यह पाकाशय केंसर तथा सुजाक की तीव्रता में भी लाभ कारी मानी जाती है।

32. कोनियम मेकूलेटम (Conium Maculatum)

कोनियम को कैन्सर नाशक जननागों रोगों बहुव्यापक सर्दी तथा खाँसी, ग्रन्थियों में आर्बुद उत्पन्न होना, वृद्धावस्था के रोग इच्छादमन से उत्पन्न नंपुसकता, धातुगंडमाला, जरायु व डिम्बीय ग्रन्थियों का कठोर हो जाना, यकृत में दोष तथा कैंसर वृद्धों में मूत्र बूँद-२ आने, मूत्रविसर्जनोपरान्त वेदना, दुर्बल व्यक्तियों का उदरामय स्मरण शक्तिक्षीणता, रक्त दोष, वीर्य विकार सिर चकराना, चोट का दर्द आदि रोगों में प्रयोग किया जाता है। जीर्ण तथा अवयव कठोर हो जाने पर यह औषधि अत्यन्त उत्तम कार्य करती है।

33. डिक्टेमेनस एल्बस (Dictamnus Albus)

यह औषधि विष नाशक, संक्रमण रोधक तथा आन्त्र कृमि नाशक, कुपच, वायुसंचय प्रदर, मासिक धर्म के बिकारों को समाप्त करती है। कब्ज तथा दूषित वायु का प्रकोप होने से मृगी का सा दौरा तथा रक्त अल्पता (मासिक धर्म की अधिकता) को भी ठीक करने में इस औषधि का महत्वपूर्ण स्थान है। कृमियों के कारण शिशुओं की गुदा में खुजली को भी यहनियन्त्रित कर देती है।

34. ड्रोसेरा रोटंडिफोलिया (Drosera Ratandifolia)

ड्रोसेरा, जिद्दी, हूपिंग खाँसी, शिशुओं में रात्रि में तेज खाँसी उठना तथा कै भी होना, राजयक्ष्मा, श्वास प्रणाली के दोष, अत्यधिक धूमपान से स्वंरभग, व खाँसी टन्डा स्वेद आ जाना, में प्रयोग की जाती है। इसके अतिरिक्त ब्रोकाइटिस चेचक तथा ऐंटनयुक्त, ज्चर, को भी यह औषधि समाप्त कर देती है।

35. डल्कामारा (Dulcamara)

इस औषधि का विशेष प्रभाव चर्म तन्त्र एंव पाचन प्रणाली पर होता है। अतः डल्कामारा द्वारा अनेक चर्म रोग जैसे, अकौता, दद्रू, मस्से आदि के साथ ही मासिक विकारों से त्वचा उदभेद, गर्मी ऋतु के पश्चात शीत ऋतु मे उत्पन्न होने वाले कष्ठ, शिशुओं के बालों में दूषित पदार्थ जमना, पेशियों का जीर्ण वात व्याधियाँ, शीताक्रमण से उत्पन्न वृद्धों में खाँसी ब्रोकाइटिस आदि अवस्थाओं में बहुधा प्रयुक्त होने वाली औषधि है।

36. यूकेलिपटस ग्लोबूलस (Eucalyptus Globulus)

यह औषधि दुर्गन्ध युक्त जीवाणीय संक्रमण नाशक स्वेदकारक, ज्चरनाशक, कफ, वात शामक, आपेक्ष नाशक तथा पूयश्राव को कम करने वाले गुणों से परिपूर्ण है। इस प्रकार इसके द्वारा सड़न गलन सैटिक, स्वेदाभाव मलेरिया, जुकाम सन्निपातिक ज्चर, फ्लु प्लीहा का बढ़ना, तथा कठोरावस्था का हो जाना, तेज शूल जिसे में रोगी स्पर्श से ही चीखे, आमाशय पीड़ा, पाचन शक्ति का ह्रास, आदि रोग नियन्त्रित हो जाते हैं।

37. इचिनेशिया अगस्टिफोलिया (Echinacea Angustifolia)

इस औषधि से सम्पूर्ण प्रकार के विष प्रभाव को निष्क्रय किया जाता है। विषजनित

रोग जैसे सर्पदंश बिच्छू दंश, कीटों का दंश मारना आदि की योग्य औषधि है। इस का प्रभाव रक्त प्रणाली पर अति शीध्र पड़ता है। अतः रक्त अशुद्धि से उत्पन्न रोग जैसे फोड़े, फुन्सी, ज्चर, कष्ठमाला, विसर्प, पूययुक्त जख्म, प्रसूति ज्चर, दुर्बलता, आंखों, सिर दर्द मे उपयोगी मानी जाती है।

38. इरीथ्रीया सेन्टायूरियम (Erythrea Centaurium)

इस औषधि के द्वारा पाचन संस्थान के रोग तथा ज्चर, विषम ज्चर, जैसी बीमारियाँ समाप्त हो जाती है। यदि रोगी जब निरन्तर तरल, द्रव्यों के सम्पर्क का कार्य करता है। और उसका चेहरा, त्वचा गल जाय। तब भी उसे स्वभाविकता प्रदान करती है।

39. इवोनीमस यूरोपियस (Evonymus Europeus)

यह औषधि मूत्रल मदुरेचक गुणी तथा दुर्बलता नाशक है। इसके प्रयोग से समस्त मूत्र कष्ठ जैसे जलन अवरोध, पत्थरी, एल्ब्यूमिन आना तथा पाचन दोष जिसमें दस्त, मितली, सिर में चक्कर व त्वचा पर जलन युक्त उदभेदों तक को नियन्त्रित किया जाता है।

40. यूफ्रेशिया औफिसाइनेलिस (Euphrasia officinalis)

इस औषधि को नेत्रोषधि के नाम से जाना जाता है। अतः इसके प्रयोग से नेत्र सम्बन्धी रोग जैसे तरुण गर्मी या सर्दी से नेत्र प्रदाह, गंडमाला से नेत्र प्रदाह चोट लगने, पलकों का प्रदाह, नेत्राघांव, नेत्र के एकओर धब्बे फुन्सियाँ, जख्म, चेचक प्रभाव, अश्रुधाराएं निकलना नेत्रकण्डू इत्यादि नेत्र रोग समाप्त हो जाते हैं।

41. इक्यूसिटम (Equisetum)

इस औषधि का प्रभाव मूत्र संस्थान पर व्यापक रूप से है। अतः मूत्र प्रणाली के सम्पूर्ण कष्ठ जैसे मूत्र अधिक आना या कम आना, उपंदश, सूजन, वृक्क शोथ, मूत्रावरोध मूत्राशयीय पक्षाघात, उपदंश तथा निन्द्र में मूत्र विसर्जन होने की अनुपम औषधि मानी जाती है।

42. इरवम लैंस (Ervum Lens)

यह औषधि स्वेदवर्धक शोषक रक्त शोषक, स्नायु को शान्ति प्रदान करती है।

अतः इसके प्रयोग करने से स्वेद आता है। रक्त श्राव रुक जाता है। वैसे रक्त थूकने, नक्सीर, हृदय धड़कने, सिर दर्द स्नायुशूल को शान्त कर देती है।

43. इयूफोरबियम ओफिसाइनेल (Euphorbium officinale)

इस औषधि के गुण कैन्सर, धावनाशक विषैले त्वचीय उदभेदव, फोड़े नाशक, गलाव नाशक आदि है। इस औषधि के सेवन से आँन्तों की उत्तेजना, उदरामय, मस्तिष्क विकार, पूयश्रावं युक्त घाव, मस्से अकौंता, त्वचा के कैन्सर आदि के रोगों में लाभदायक सिद्ध हुई है। आपेक्ष दाँत दर्द, विसर्प, पक्षाधात, तीव्र उन्माद पर भी उपर्युक्त क्रिया कर इनको समाप्त करती है।

44. फ्यूकस वेसीकुलोसस (Fucus Vesiculosus)

इस औषधि द्वारा अतिमेद रोग जीर्णकब्ज चुल्लिका ग्रन्थि पर तरल एकत्र होना (घेंघा रोग) सिर दर्द अतिरिक्त चर्बी (वसा) को निष्काषित कर स्वभाविक शरीराकृति निर्मित करती है।

45. गैलियोपसिस ओक्रोलियूका (Galeopsis Ochroleuca)

इस औषधि को वायु रोगों , कफ बनने वक्षस्थल के रोगों तथा ऐटंन इत्यादि रोगों में प्रयोग कर लाभ प्राप्त किया जाता है। यदि रोगी के कनपटी में तीव्र स्नायु वेदना हो त्वचा पर कण्डू या दानें निकलें उकस्तम्भ, गठिया, बाई, बलगमी श्वांस रोग हो तब भी इस का प्रयोग लाभ प्रदान करता है।

46. जैन्टियाना ल्यूटिया (Gentiana Lutea)

यह औषधि दीपक, पाचक, पित्तवर्धक कृमिनाशक, रक्तशोधक, शोथहर, ज्वरनाशक, आर्तजनक, स्वेदक मूत्र तथा पाक स्थल पर विशेष प्रभावी होती है। अतः इन सभी कष्टों में यह शक्तिवर्धक है। जिससे पाचक दोष जैसे भूख की कमी अपचन तथा वायु के कारण नाभि पीड़ा, गले की पीड़ा, ज्वर आदि रोगों पर शीध्र लाभ प्रतीत होता है।

47. ग्लीकोमा हैड्रासिया (Glechoma Hederacea)

यह औषधि रक्तार्श, रक्तश्राव, कण्डू तीव्र अतिसार, स्वरयन्त्र में कफ शोथ इत्यादिपर प्रयोग की जाती है। जब बबासीर के रोगी को मल मे रक्त भाव होता

रहे मलद्वार की त्वचा प्रभावित हो जाय, कब्ज, स्वर यन्त्र में शोथ होकर स्वरभंग हो जाय तब भी इसका परिणाम उत्तम होता है ।

48. गुऐकम ओफिसाइनेल (Guaiacum officinale)

यह औषधि स्वेदवर्धक मूत्रक तीव्र उत्तेजक, अतिसारक, रक्तशोधक, बात नाशक, जैसे तीव्र गुणों को धारण किये है । अतः इसके प्रयोग करने से कब्ज बन्द मासिक धर्म, मूत्रकष्ठ गठिया, बाई, नंपुसकता, गठिया, क्षय, उपदंश पेट दर्द आदि रोग कम हो जाते है । इसकी अत्यधिक मात्रा घातक हो सकती है ।

49. जैनिस्टा स्कोपेरियां (Genista Scoparia)

यह औषधि भी मूत्रक, उत्तेजक, तथा हृदय को सन्तुलित कार्य गति करने वाली रक्तसंचालन उचित कर शोथ को कम करके, तथा जीर्ण धाव, संक्रामण पूययुक्त जख्म पर अपना प्रभाव रखती है । रोगी के वातिक शूल जैसे कर्णशूल, नेत्रपीड़ा तथा वायु निष्काषन या प्रकृतिवंश शीध्र मल त्याग की तीव्र इच्छा को भी नियन्त्रित कर देती है ।

50. हेमामीलिस विरजिनिका (Hamamelis Virginica)

इस औषधि का प्रभाव रक्त धमनी में रक्त की अधिकता से व्यापक सम्पूर्ण शिरा सम्बन्धी रक्तश्रावीय रोगों पर होता है । अतः इसके प्रयोग करने से शिरा में रक्तश्राव होना गर्भाशय से रक्तश्राव होना, रक्तप्रदर, अत्यधिक मात्रा में मासिक धर्म फेफड़ो से रक्तश्राव, नेत्र में रक्तता हो जाना इत्यादि रक्तश्राव सम्बन्धी रोगों में रक्त स्तम्भक का कार्य होने लगता है ।

51. ह्मूलस लुपूलस (Humulus Lupulus)

यह औषधि दर्दनाशक, दौरानाशक स्नांयु को शक्ति देने वाली, निन्द्रा लाने वाली, बाजीकारक, स्वेदकारक क्षुधावर्धक, पाचक, तथा मूत्रक जैसे गुणों वाली है । इस औषधि को अनिन्द्रा, दुर्बलता कामला, स्वेदाभाव, माँसपेशियों का आक्षेप सिरोभाग की पीड़ा तथा दिमाग चकराना आदि रोगों में प्रयोग किया जाता है ।

52. हाइड्रास्टिस कैनाडेन्डसिस (Hydrastis Canadensis)

यह औषधि बहुव्यापक प्रभाव वाली है । अतः इसके प्रमुख गुण मूत्राशय, यकृत,

आन्त्रप्रणाली मस्तिष्क के रोगों को समाप्त करके उनको शक्ति प्रदान करना है। इसके सेवन से क्षय के बाद की दुर्बलता भोजन से अरूचि, बहरापन (वधिरता) कब्ज, कैसर रसौलियाँ अन्तिरिक त्वचा अंगों के छाले कठमाला, गर्भावस्था, आलसी पन, रक्तसंचय इत्यादि रोगों पर उत्तम कार्य करती है। इस प्रकार यह औषधि एक टाँनिक के रूप से दुर्बल रोगियों पर कार्य करती है।

53. हाइसोसियेमस नाइगर (Hyosocyamus Niger)

इस औषधि की क्रियाशीलता मस्तिष्क तथा उससे सम्बन्धित स्नायु संस्थान पर अति उत्तम है। रक्त संचालन, सम्बन्धी सम्पूर्ण हृदय, धमनी, आदि क्षेत्रों पर भी है। अतः इस औषधि के प्रमुख गुण उष्ण वीर्य, आपेक्ष हर, निन्द्रक रक्तस्तम्भक, मादक तथा अवसादक, स्नांयु नियन्त्रक हैं। इसीलिए मिर्गी ऐठन युक्त संयास, मस्तिष्क के उपर्सग, मेरूरज्जा तथा कशेरूकी स्नायु उत्तेजना से अनिन्द्रा, हृदयशूल, नेत्ररोग, दृष्ठिहीनता दोष उन्माद, सन्निपातिक न्यूमोनिया, हकलाना, आदि रोगों में इसकों प्रयोग में लाया जाता है।

54. इम्पीरेटोरिया, ओस्थ्रुटियम (Imperatoria Osthrutium)

इस औषधि का प्रभाव आन्त्र कृमियों तथा आन्त्र में मल अवरुद्धता पर विशेष रूप से होता है। अतः कृमि उपस्थिति से उत्तेजित त्वचा आवरण के उद्भेद, कब्ज पाचन संस्थान की अनेक व्याधियाँ, स्वदोधिकता, आन्त्र में पाचक रसों का अभाव, बैचेनी, खुजली, गुदा वेदना आदि रोगों पर इसके प्रयोग से उत्तम परिणाम मिलते हैं।

55. इपिकुआन्हा, इपिकाक (Ipecacuanha)

इपिकाक का प्रयोग श्वांस रोग, अविराम ज्चर, रक्तश्राव, संक्रामक रक्तामाशय की स्थिति, विसूचिका, नशा हिचकी, कुकुर खाँसी, स्वरभंग, जरायु से रक्तश्राव तेज रक्त चेहरा लाल मुर्छा, निरन्तर मितली त्वचा उद्भेद दब जाना सर्दी, मानसिक आधात से अति मासिक श्राव होना, वात जनित सिर दर्द शीत से छीकें आना, ज्चर युक्त अतिसार जैसे रोगों में किया जाता है। इसके अतिरिक्त सर्दी युक्त श्वांस तथा अन्य रोगों की तीव्रता में इसका अच्छा परिणाम मिलता है।

56. लीडम पैलस्तर (Ledum Palustre)

लीडम, सुरापान के कारण उत्पन्न शरीरिक कष्टों, कीटदंश का शरीर में प्रवेश होना, शरीर की प्रकृति नाजुक, कोमल होने पर, गठिया, बाई, त्वचा रोगों जैसे मुँहासें, दाद तथा इनके दबने पर श्वास समस्या उत्पन्न होने पर, बिच्छू के विष इत्यादि आवश्यकता के अनुसार प्रयोग करने पर लाभ कर होती है। छोटे सन्धि की वेदना पर विशेष प्रभावी है।

57 लोबिला इन्फ्लेटा (Lobelia inflata)

इस औषधि का विशेष प्रभाव फुफ्फुसों तथा आमाशय के स्नायविक जाल पर है। इसलिए इसके कार्य क्षेत्र में समस्त श्वांस अवयवीय व्याधि जैसे खाँसी, दमा, आदि प्रजनन अंगों की दुर्बलता हृदय शूल, हृदय कम्पन, अजीर्ण पाकाशय का शूल, रजावरोध, ऋतु बाधक वेदना, संन्यास, सिर के अग्रमाग में वेदना, मुँह में मितली तथा लार आना नशीली अफीम आदि खानेकी तीव्र इच्छा दस्त त्वचादोष आदि रोग आते हैं। साँस लेने में कष्ठ, डिफ्थीरिया तथा शराब के दुष्परिणामों को भी समाप्त कर देती है।

58. लाइकोपोडियम क्लेवेटम (Lycopodium Clavatum)

लाइकोपोडियम वायु विकार, पाचन दोष, मूत्ररोगों, मस्तिष्क की कार्यक्षमता में कमी तथा बुढ़ापे की नपुंसकता, यकृत प्रदाह आदि रोगों की विशिष्ठ औषधि मानी जाती है। वैसे तो लाइको का प्रभाव जीर्ण रोगों व तेज बुद्धि वाले रोगी वायु संचय व्याधि पर अच्छा होता है इस औषधि का प्रयोग सांयकाल मे उग्ररूप लेने वाले रोगों में यकृत प्रदाह, अपच, वायु एकत्र होना, मूत्र में पथरी यालाल रेत आना, सिर में एक्जीमा, खाँसी जीर्ण होने पर टायफाइड ज्वर, मासिक विकार, युवाओं की कब्ज, रात्री मे मूत्र की अधिकता, सर्दी की अधिकता से नाक से श्राव अधिक निकलने, मानसिक रोगी जो मन्दबुद्धि होता तथा अकारण सिर हिलायें, श्लेष्मिक श्राव की अधिकता आदि में किया जाता है। इसका बारम्बार प्रयोग वर्जित होता है।

59. मालवा सिलवस्टेरिस (Malva Silvestris)

यह औषधि कफ निष्काषन करने वाली मूत्रजनक, जीर्ण दद्रूमण्डल, नाशक, श्वाँस

व्याधि नाशक, स्वर यन्त्र सम्बन्धी दोषों से मुक्ति दिला देती है। इसको रक्तअल्पता, रक्त के जमने से शरीर में उभार उत्पन्न होने, तथा मूत्रावरोध यक्ष्मा या फेफड़ों की निष्क्रियता में भी सहायक रूप से लाभ प्रदान करती है ।

60. मेलिसा ओफिसाइनेलिस (Melissa officinalis)

इस औषधि का प्रभाव स्वरयन्त्र तथा आमाशय पर होता है। अतः इसके प्रयोग करनेसे स्वरलोप, कफ वायुप्रणाली के रेजिश, उल्टी कै, मुँह तथा नाक की जलन शान्त हो जाती है ।

61. मिल्लेफोलियम (Millifolium)

यह औषधि रक्तश्राव, चोट लगना, क्षय रोग में रक्तश्राव सिर में रक्त संचय से चक्कर, आना, अर्थात प्रत्येक प्रकार के रक्तश्राव जिसका वर्ण चमकीला लाल हो, उसको रोक देने का कार्य करती है ।

62. मेजेरियम (Mezerium)

यह औषधि साधारणतः संक्रामण रतिज रोगों अस्थि रोगों, चर्म रोगों स्नायु व्याधियों में सर्वथा प्रयुक्त की जाती है। इसका प्रयोग अस्थिक्षय आर्बुद, बात व्याधि, स्नायु वेदना, दन्तक्षय, उपंदश, खुजली ग्लीट तथा ग्रन्थियों की यक्ष्मा में किया जाता है। टीका लगाने के उपरान्त उत्पन्न हुए उपद्रव में भी इस औषधि का प्रयोग हितकर होता हैं ।

63. माईटस कोमूनस (Myrtus Communus)

इस औषधि में संक्रामक रोगों से सुरक्षित रहने की प्रतिरक्षण क्षमता पायी जाती है। इस लिए सक्रमणं की प्रारम्भिक अवस्था में जैसे यक्ष्मा, ब्रोकाइटिस, फुफ्फुस प्रदाहा, मूत्राशय बृक्कों में प्रदाह उपंदश आदि रोगों की प्रथम अवस्था में उत्तम फल देती है । इसके प्रयोग से सम्पूर्ण शरीर मे उत्तेजना, शक्ति से संचार तथा कृमियेां की उपस्थिति स्वतः ही समाप्त हो जाती है ।

64. मेनियानथिज ट्रिफोलियाटा (Menyanthes Trefoliata]

इस औषधि को प्रयोग करने से कब्ज, त्वचीय विकार, सूजन, मियादी ज्वर मधुमूत्र, जरायु दोष से मूत्र कष्ट, गठिया बाई, पक्षाधात, अर्श कष्टरज आदि रोग सफलता

के साथ शान्त हो जाती है । इसका गुण ज्वर नाशक कृमि नाशक, वातनाशक, पाचन उत्तेजक से युक्त होता है।यह उदरपीड़ा, सिरदर्द, हृदयशूल लकवे में भी अच्छा कार्य करती है ।

65. नेसटूरिटियम आफिसाइनेलिस (Nasturtium officinalis)

यह औषधि कड़वी स्वादा तथा उष्ण वीर्य पौष्टिक, पाचक वात रोगनाशक, त्वचा रोगनाशक शूलशमन करने वाली, कफ नाशक, तेज श्लेष्मा निस्कारक तथा शीत गुण वाली होती हैं । इसको अंग्रेजी औषधियों व शराब पीने के दुष्य परिणाम, कब्ज ज्वर शूल, त्वचा रोग, वेदना, दमा, अर्श, अनिन्द्रा मूत्रकष्ठ आंत उतरना, श्वांस कष्ठ, कृमि यकृत दोष आदि कष्ठों में अवस्था की आवश्यकता के अनुसार प्रयोग किया जाता है ।

66. नक्सवोमिका (Nuxvomica)

यह औषधि कटु स्वादी तथा उष्ण, वीर्य पौष्टिक, पाचक, वात रोग नाशक, त्वचा दोष, शूल, कफ, नाशक, श्लेष्मा निस्सारक तथा शीतगुणी होती है । अतः इस घटक को अंग्रेजी औषधि के दुष्परिणाम, शराब सेवन के परिणाम, ज्वर, शूल, कब्ज, त्वचा पर रोग, वेदना, दमा, अनिन्द्रा, मूत्रकष्ठ, आँत उतरना, कृमि यकृत दोष इत्यादि कष्ठों में आवश्यकता के अनुसार प्रयोग कर लाभ प्राप्त किया जाता है ।

67. आक्जेलिस एसिटोसिला (Oxalis acetosilla)

यह औषधि शीत कारक स्कर्वी त्वचा रोग नाशक है । अतः अधिमांस नक्सीर, में ओठों के फटने तथा गलनें में लाभ प्रदान करती है ।

68. पेट्रोसिलिनम सेटाइवम (Petroselinim Sativum)

इस औषधि का प्रभाव गुदा भाग से अण्डकोष के बीच उपस्थित मूत्रनली में पीड़ा, खुजली, अर्श, मूत्रावरोध मे विशेष रूप से होता है । यह तीव्र जलन युक्त वेदना, प्रमेह, उपदंश का विष श्राव श्रवित होने, अत्यधिक भूख की तृप्ति हीन होना, में भी उपयोगी है ।

69. फैलेनड्रीयम एक्वाटिकम (Phellandrium aquaticum)

इस औषधि के सेवन से श्वास संस्थान के समस्त कष्ठ जैसे शीत, जनित खाँसी जुकाम, फ्लु, फुफ्फुस प्रदाह, क्षय स्वरयन्त्र का दोष, सिरो भाग में तीव्र वेदना, लार मे क्षारीयता, अपचन तथा दुर्बलता आदि रोगों को ठीक करती है ।

70. फाइटोलक्का डीकेन्ड्रा (Phytolacca dicandra)

यह औषधि चर्बी बसीय उपस्थिति से अत्यधिक मोटेपन तथा ग्रन्थियों रोगों पर अति उत्तम कार्य करती है । इनके गुण ग्रन्थि वातरोग, घाव नाशक, अस्थि रोग नाशक, स्तन प्रदाह नाशक आदि हैं । अतः इस औषधि को स्नायुशूल मूँह में घाव डिफ्थीरिया, गले में रेजिश व घाव होना, दाँत विकास के समय शिशु रोग, उदरामयण अस्थि वेदना स्पर्श हीनता वात, मोटापा, फोड़ा, घाव, ग्रन्थियों की सूजन, वृक्क, प्रदाह एल्ब्यूमिन आना, अण्डकोष की सूजन आदि रोगों की समस्यासे मुक्ति हेतू प्रयोग कर लाभ प्राप्त किया जाता है ।

71. पिम्पीनेल्ला सेक्सिफ्रेगा (Pimpinella Saxifraga)

यह औषधि घटक सारक, लघु, हृद्य स्निग्ध, रूचिकर, अग्नि प्रदीपक, मूत्र विवाजनन, शक्तिवर्धक से सम्पूर्ण है । इसलिए इस औषधि को वमन, वृक्क अश्मरी, रेत वात रोग, ज्वर, उदरशूल, दाह, अर्श, नेत्र, कफ, रक्तपित रोग, अतिसार सिर दुर्बलता,कर्ण में विचित्र स्वर, उदरवायुसंचय, त्वचा उदभेदों आदिकष्ठों में लाभ हेतू प्रयुक्त किया जता हैं ।

72. पाइनस मोरिटिमा (Pinus Maritima)

इस औषधि काकार्य श्लेष्मिक कला व श्राव मे श्रावित होने पर है । अतः इसके प्रयोग से श्राव संकोचित हो जाता है ।अतिसार, श्राव मासिक विकार, गर्भपात, कष्ठ वेदना आदिमें अच्छा लाभ करती है ।

73. पाइनस नाइग्रा (Pinus Nigra)

यह औषधि बात रोगों, कब्ज तथा वक्ष स्थल के रोगों की उत्तम प्रभावी गुणों से युक्त होती है । इसकों गठिया सधि शोथ मासिक वेदना रिकेटस, स्नायुवेदनाआदि में प्रयोग किया जाता है ।

74. पोडोफाइलम पेलटेटनम (Podophylum Peltatnum)

इस औषधि का प्रभाव पाचनअंगों यकृत तथा जनेनन्द्रियों पर व्यापक रूप में होता है। अतः इस औषधि का प्रयोग पित्ताधिकता, अम्लता, विशूचिका, उदरामय, ज्वर, अतिसार जो अधिक परिणाम में शीध्रता से आते हों , यकृत निष्क्रियता, आमाशय, मलद्वार का स्थान भ्रंश होना, डिम्बग्रन्थि की वेदना जरायु का हटना, ग्रीष्म काल में उत्पन्न पाचन दोष, दाँत निकलने के कष्ट मितली आदि में होता है ।

75. पोलिगेला अमारा (Polygala amara)

यह औषधि स्त्रियों के कष्टों, उत्तेजना हीनता स्वेद शीतजनित कफ, कष्ठ पर विशेष प्रभावी मानी जाती है। इसको अतिरज कष्ट रज, पेट में जलन, स्वेदाभाव त्वचारोग कष्ठ दायक खाँसी मासिक धर्म के उपरान्त तीव्र पीड़ा आदि रोगों में प्रयोग किया जाता है ।

76. पोपुलस अल्बा (Populus alba)

इस औषधि को स्नायु दुर्बलता आपेक्ष, दौरा, अग्नि से त्वचा झुलसना, गृधसी, दुर्बलता में प्रयुक्त किया जाता है। इसके अतिरिक्त इस औषधि का प्रभाव श्वास कष्ठ यकृतवृद्धि भंग प्रदाह, आतपाधात, कुपच स्वंर दुर्बलता मस्तिष्क उत्तेजना, आंख नाक, गले की कष्ठ, पक्षाधात पर भी उत्तम होता है ।

77. पोपुलस ट्रीमूलेडिन (Populus Tremuladin)

यह घटक समस्त पेट की व्याधियों मूत्र सम्बन्धी कष्टों तथा पौरूष ग्रन्थि पर अपना औषधिय प्रभाव डालता है।इसके सेवन द्वारा पैट में वायु संचय से आफारा, तीव्रशुल अपचन मितली, कै मूत्र में जलन पूयश्राव तथा पीड़ा के साथ-२ प्रोस्टेट ग्रन्थि की अनावश्यक वृद्धि में भी उत्तम लाभ प्राप्त होता है ।

78. पलमोनेरिया आफिसाइनेलिस (Pulmonaria officinalis)

इस औषधि द्वारा फुफ्फुस सम्बन्धी कष्ठ समाप्त हो जाते है। अतः यह औषधि जीर्ण खाँसी फुफ्फुस शोथ दमा तथा जीर्ण जुकाम, नजले में प्रयुक्त की जाती है।

79. पलसेटिला-निग्रेकेस (Pulsatilla-Nigracus)

पलसेटिला का प्रमुख प्रभाव स्त्री पुरूष जननेन्द्रयों शिरा, पाचन तन्त्र, मूत्र, आंख,

नाक, जरायु की श्लेष्मिक कला पर होता है। इसीलिए सम्बन्धित रोग जैसे सिरदर्द, कर्ण पीड़ा पूयश्राव, खांसी, क्षय जीर्ण ब्रोकाइटिस, हत्कम्पन भोजन से घृणा, पाचन शक्ति का ह्रास, उल्टी दस्त, ऋतु वेदना ज्वर, सर्दी वात, शूल आदि में कार्य करती हैं। विशेष कर नाजुक कोमल स्त्रियों के जरायु सम्बन्धी कष्टों की अमूल्य औषधि होती है।

80. रिह्यूम पलमेटम (Rheum palmatum)

इस औषधि का कार्यक्षेत्र आन्त्र प्रणाली की अतिउत्तेजना, तथा स्वेदाधिकता के कारण उत्पन्न शारीरिक दोषों पर है। जिनमें प्रमुख क्षारकता के कारण दुर्गन्ध युक्त स्वेदश्राव, अतिसार, दाँत उदभव में कष्ठ, मलत्याग से पूर्ण गुदा में तीव्र पीड़ा, सांस में दुर्गन्ध, पेट में एठेंनयुक्त शूल आदि रोगों में प्रयोग कर लाभ प्राप्त किया जाता है।

81. रोजा कैनिना (Rosa Canina)

यह औषधि स्नायु तान्त्रिका विशेषतः सिराभाग तथा पेडू भाग पर स्थित को नियन्त्रित कर देती है। अतः इन तन्त्रिका के सम्बन्धित अंगों के शूल जैसे कर्णपीड़ा नेत्र पीड़ा, कष्ठ वेदना तथा दन्तशूल व मूत्र प्रणाली के दोषों को समाप्त करने के लिए प्रयोग कराया जाता है।

82. रोडोडेंड्रोन (Rhododendron)

इस औषधि के गुण घाव नाशक, संधिरोग, वातरोग नाशक, शूल नाशक, चर्म, तथा गठिया बाई आदि जो रोग वर्षा से पूर्णपरिलक्षित हो, इसके उनरोगों में उत्तम कार्य के गुण माने जाते हैं। अतः अस्थि संधिशोथ, वेदना मासिक पीड़ा, जुकाम, अतिसार, ज्वर, गले की शोथ, स्मरण शक्ति का ह्रास, नेत्र कष्ठ, दन्तपीड़ा अण्डकोष वृद्धि, आदि कष्टों में अत्यन्त लाभकारी कार्य करती है। इसके अतिरिक्त इस औषधि के कष्टों की विशेषता होती है। कि इनमें अस्पर्श, असहनीय पीड़ा होती है। जो वर्षा उपरान्त स्वयं ही कम हो जाती हैं।

83. रस टाक्सीडेन्ड्रोन (Rhus Toxicodendron)

रस-टाक्स की कार्य क्षमता स्नायुतन्त्र मॉसपेशियों तथा सर्द वर्षाकाली न, वात व श्लेष्मिक कला पर अधिक होती है। इसके गुण पीड़ा नाशक, पक्षाघात, वातनाशक

ज्वर नाशक है। रस टाक्स को अति वेदना जीर्ण गृधसी, वात पीड़ा चेचक, विसर्प अत्यधिक श्रम व स्वेदावरोध से उत्पन्न कष्ट, सन्निपातिक ज्वर, अधिक भार वहन से उत्पन्न माँसपेशिय पीड़ा, हृदय की धड़कन , प्रसूति ज्वर, ज्वर सहित विशूचिका, रक्ताशय, नेत्र पीड़ा, शोथ आदि कष्ट की समाप्ती हेतू प्रयोग किया जाता है।

84. रस एरोमेटिका (Rhus aromatica)

यह औषधि मूत्रअनियन्त्रण होने पर उत्तम कार्य करती है। मूत्राशय के पक्षाधात में, निष्क्रियता होने, तथा वृद्धावस्था के कारण उत्पन्न मूत्राशय की दुर्बलता में, मूत्र त्याग से पूर्व और उपरान्त में तीव्र तड़फाने वाला शूल आदि में इसे प्रयोग किया जाता है।

85. रोसा मेरिनस आफिसाइनेलिस (Rosa marinus officinalis)

इस औषधि को व्रणरोपण, शोथ नाशक आवश्यक अंग जैसे मस्तिष्क को शक्ति देने वाली, हृदय को बलप्रद पित्त की अधिकता को सामान्य करने वाली माना जाता है। अतः इस औषधि को मासिक धर्म को स्वाभाविक करने, स्मृति क्षीणता, सिर के रोमाभाव को समाप्त करने के लिए, जरायु शूल तथा रक्तश्राव को रोकने के लिए सेवन कराया जाता है।

86. रुटा ग्रेवियोलियस (Ruta-Graveoleus)

यह औषधि दीपक, वायु नाशक, वात नाशक, स्नायु मस्तिष्क की कोषाओं को बल प्रदान करने वाली, स्वेदकारक, आपेक्ष नाशक मूत्रक तथा कब्जनाशक कही जाती है। परन्तु आयुर्वेद के चिकित्सकों के मतानुसार वृह्मी स्मृति वर्धक, उन्मादनाशक, आयुवर्धक, जीवन शक्ति को बढ़ाने वाली आदि गुणों से युक्त वर्णित है। होम्यो निघण्टु के अनुसार रूटा को अस्थि भंग नेत्रों से अतिश्रम के कारण उत्पन्न दोष गरिष्ठ खाद्यों से अग्निमाध, अजीर्ण, वात रोग ज्वर, कामला, वायुशूल मूत्राशय में वेदना, आदि रोगों में लाभ कर माना जाता है।

87. सेलिक्स अल्बा (Salix-alba)

इस औषधि का प्रभाव स्त्री पुरूष जनन अंगों व स्नायु जाल पर होता है। इसकों उपदंश, आप्राकृतिक मैथुन से उत्पन्न नपुंसकता, शुक्रमेह, कामोत्तेजना की कमी अण्डकोषों की शोथ, मधुमेह, गठिया, वातज पीड़ा तथा उदर पीड़ा में प्रयोग किया

जाता है । यह स्नायु दुर्बलता, ग्रधसी में भी हितकर होती है ।

88. साल्विया औफिसाइनेलिस (Salvia officinalis)

यह औषधीय घटक शक्तिवर्धक, श्रावरोधक, यक्ष्मानाशक, वात, मृगी रोग नाशक तथा स्नायु पक्षाघात, को समाप्त करने वाली गुणों से परिपूर्ण है । इस औषधि को ज्वर यक्ष्मा, रात्रि में स्वेद अधिक परिमाण में आने, त्वचा रोग, रक्त संचालन का ह्रास, दुर्बलता आदि रोगों में प्रयोग किया जाता है ।

89. साल्विया स्कैलरिया (Salvia Sclarea)

इस औषधि के गुण संकोच करने, तथा शारीरिक उत्तेजना में वृद्धि करने वाले होते हैं । इसलिए इस घटक को संस्थान में कार्य हीनता, क्षयी खाँसी आदि रोगों के साथ उत्तेजेना हेतू प्रयुक्त किया जाता है ।

90. सम्बुकस नाइग्रा (Sambucus Nigra)

यह औषधि शीत से उत्पन्न, गले के रोग, खाँसी, श्वास प्रक्रिया में कफ से अवरुद्धता होना, दमा, प्रतिश्याय, गले में प्रदाह, कण्डू, स्वरयन्त्र की शोथ व वेदना, सूखी खाँसी, कष्टरज, कुकुर कफीय खाँसी आदि रोग शान्त होते हैं । इस प्रकार इस औषधि का प्रभाव श्वास प्रणाली व उसके प्रमुख अंगों पर होता है ।

91. सेंन्गयुसोरबी ओफिसाइनेलिस (Sanguisorbe officinalis)

इस औषधि की कार्य शीलता गुदाद्वारा व अन्यत्र स्थान से रक्तश्राव पर होती है । अतः इस औषधि के द्वारा रक्ताधिकता, शिराओं रक्तश्राव, पेचिश (रक्तीय) अति आर्तवश्राक्ति बबासीर, रक्त के अतिसार, इत्यादि रोगों का शमन होता है ।

92. सेंगूनेरिया केनाडेन्सिस (Sanguinaria Canadensis)

इस औषधि का श्वाँस सम्बन्धी कष्टों पर उत्तम प्रभाव पड़ता हैं । तथा यह दाहिने अंगों की व्याधियों पर शीध्र प्रभावी मानी जाती है । इसके प्रयोग करने से क्षय, जीर्ण खाँसी, दमा, श्वांस कष्ट, चिपचिपा श्लेष्मा युक्त बलगम, स्नायुशूल, वक्ष में ऐंटन सिरदर्द, तथा बधिरतापन, रक्तअल्पता, बात रोग, रजोवरोध आदि रोगों में लाभ प्राप्त होता है । इस औषधि का प्रभाव श्लेष्मिक कला पर होता है ।

93. स्क्रोफुलेरिया नोडोसा (Scrofularia nodosa)

यह औषधि दीर्धाकार की शारीरिक ग्रन्थियों पर अपना कार्य प्रभाव रखती है। स्नायु, त्वचा तन्त्र पर भी क्रिया कर उनके कष्ट दूर करती है। इस औषधि को अधिकतर टान्सिल बढ़ने, ग्रन्थि बढ़ने, कर्णीय एक्जीमा, गण्डमाला शोथ जीर्ण अण्डकोषीय शोथ, नाभि केन्द्र पर वायु शूल, स्तन रोग, खुजली रक्तार्श की पीड़ा, मस्तिष्कीय दुर्बलता, नेत्ररोग आदि रोगों में प्रयोग किया जाता है।

94. स्कोलोपेनड्रीयम वल्गेयर (Scolopeindrium Vulgare)

इस औषधि से कफ जन्य व्याधि तथा वक्षीय कष्ठ, अस्थि वेदना, आदि रोगों का शमन होता है। इसकें अतिरिक्त इस औषधि के द्वारा हृदयक पीड़ा जीर्ण आवले, छाले तथा शोथ, कटिशूल प्रदाह आदि रोगों में भी उत्तम लाभ प्राप्त होता है।

95. सिमारुबा अमारा (Simaruba Amara)

यह औषधि ज्वर नाशक, विषनाशक ज्वर नाशक, रूचिकर, मूत्रनिसारक, पाचक गुणों वाली है। इसके प्रयोग करने से ज्वर (विष) दंश कीटीय प्रभाव, अतिसार अजीर्ण, प्रवाहिका, आदि रोग समाप्त हो जाया करते हैं।

96. स्मीलेक्स मेडिका (Smilax Medica)

इस औषधि का प्रभाव सुजाक नाशक, त्वचा रोग नाशक, तथा जीव, द्रव्य, कोषारस, को शुद्ध करने का है। अतः इसीलिए इसकों रजित रोगों, अकौता, मूत्र, कष्टों, हाथ पैरों में तीव्र असहनीय वेदना, अस्थि दुर्बलता, सूखा (मसान) रोग, अल्पावधि में निरन्तर लद्युशंका की इच्छा होने पर प्रयोग किया जाता है।

97. सालीडागों विरग्यूरिया (Solidago Virgaurea)

इस औषधि के सेवन द्वारा मूत्र सम्बन्धी समस्त कष्ट नियन्त्रित हो जाते हैं। जिसमें मूत्रावरोध, मूत्र में अम्लता से जलन, पौरुष ग्रन्थि वृद्धि से मूत्र निष्काषन में असर्मथता, वृक्क, प्रदाह, वृक्क में अश्मरी, क्षय रोगी का प्रतिश्याय, दुर्बलता, रक्त मय मूत्र, व एल्ब्यूमिन जाता है। फीवर, वृक्क व्याधि से कटि शूल आदि रोग प्रमुख हैं। इस प्रकार सालीडागों का प्रभाव वृक्क, तथा मूत्र प्रणाली पर विशेष रुप से होता है।

98. स्पीजिलिया एन्थिलमिया (Spigelia anthelmia)

यह औषधि रक्त परिसंचरण तन्त्र व उसके अवयवों पर उत्तम प्रभाव कारी होती है। साथ ही पाचक व कृमिनाश करने वाली है। अतः इस औषधि को हृदय दुर्बलता, रक्त-अल्पता, वात रोग, रक्तदोष से उपसर्ग होने, शिशु के पेट में कृमियों की उपस्थिति उग्र अपचन, गुदा सम्बन्धी त्वचीय कष्ट, लघु संधियों में पीड़ा जैसे जबड़े में दर्द आदि रोगों में प्रयोग किया जाता है।

99. स्टिफैनसिया इलोंगेटा (Steffensia elongata)

इस औषधि का बिशेष प्रभाव जनन अंगों फुफ्फुस अवयवों की रक्त की शिराओं पर, तथा पाचन तन्त्र में शूल पर होता है। अतः औषधि को उपदंश रोग, जरायु दुर्बलता, मूत्र कष्ठ, आन्त्रों में वायुशूल, उल्टी, दस्त, तथा काली, खाँसी व फुफ्फुसों से रक्तश्राव आदि रोगों में प्रयुक्त किया जाता है। इस घटक के सम्बोधन व कार्यों में कुछ विद्वान चिकित्सकों के विचारों में मतभेद है। अतः यह सभी सम्भावित लाभ हैं।

100. सिम्फाइटम ऑफिसाइनेल (Symphytum officinale)

सिम्फाइटम अस्थि भंग, आन्त्रों में जख्म होने पर विशेष गुणकारी औषधि मानी जाती है। लेकिन यह औषधि पाकाशय तथा आँत्रों में घाव होने पर अति शीघ्र लाभ दायक सिद्ध होती है। किसी दुर्घटना से अस्थि भंग होने, आघात, आवरणीय, प्रदाह, संधिरोग अस्थि व्रण, नेत्र में चोट लगने, कटिशूल, और स्नायु दुर्बलता, आदि कष्ठों में इस औषधि का प्रयोग आवश्यक होता है। विष, कीट दंश तथा घाव के ऊपर त्वचा पर निर्माण में विशेष भूमिका का कार्य करती है।

101. टेन्टासीटम वलगेयर (Tantacetum Vulgare)

इस औषधि को स्नायुविक व्याधि, स्त्रियों के जननागों की समस्याओं, कमजोरी में उपयोगी पाया गया है। इसी लिए इस औषधि को दुर्बलता, ताडण्व रोग, आलास्य, थकावट, गर्भपात होने, कष्ठरज, मासिक धर्म का अनियमित होना, पक्षाधात, आदि रोगों में सफलता के साथ प्रयोग किया जाता हैं।

102. टेराक्सिकम ओफिसाइनेल (Taraxcum officinalis)

यह औषधि तीव्र गुण युक्त, उत्तेजक, पित्तवर्धक कृमिनाशक, शोधक, शोथनाशक, स्वेदकारक मूत्रक ज्वरनाशक आदि गुणों से युक्त मानी जाती है। इसीलिए इस औषधि को ज्वर पित्ताभाव, अवयवों की शोथ, कामला, (यकृत दोष) सिरो वदेना आर्बुद रक्तअल्पता, दुर्बलता, कृमि दोष आदि में प्रयोग करते है।

103. टक्सस बाक्काटा (Taxus Baccata)

इस औषधि द्वारा रक्तसचालन का असामान्य होना, वातरोग, कफ वृद्धि, वेदनाएं, गठिया, बाई की पीडाएं श्वास कष्ट वलाभाव, मूत्रावरोध आदि कष्ट नियन्त्रित हो जाते हैं। अतः इसको जीर्ण गठिया वाई, रक्तदोष से उत्पन्न चर्मरोग सिरपीड़ा, नाभि प्रदेश में चुभन व शूलावस्था, हृदय विकार, वृक्क दुर्बलता, खुजली तथा मूत्र की जलन, खाँसी आदि रोगों में प्रयोग किया जाता है।

104. टयूक्रियम स्कारोडोनिया (Teucrium Scorodonia)

यह औषधि घटक अस्थि गलन तथा श्वास अवयवों की प्रमुख क्रियात्मक औषधि होती है। अतः इस औषधि को राजयक्ष्मा जबकि कफ में पूयश्राव भी उपस्थित हो। अस्थि क्षय तथा गर्माशय के विकार सर्दी, जुकाम, साँस में दुर्गन्ध नाक की झिल्ली में शोथ, जीर्ण अवस्था में प्रयुक्त किया जाता है।

105. थूजा आक्सीडेन्टेलिस (Thuja Occidentalis)

इस औषधि का मुख्य प्रभाव त्वचा दोषों, जननेन्द्रियों की व्याधियों, तथा दुष्परिणाम जन्य रोगों पर होता है। अतः इस औषधि को मानसिक भ्रान्ति, नाक कान के कष्ठ प्रमेह, श्लेष्मा युक्त आर्वुद, वातरोग, टीके के खराब परिणाम उदरव्याधि, दन्त पीड़ा, कब्ज आदि रोगों में अच्छा परिणाम देती है। यह गण्डमाला, दुर्बलता, दमा, मस्तिष्क में मिथ्या धारणाएं उत्पन्न होना, मसूढ़ों का गलना, आदि के अलावा त्वचा पर मस्सों की उत्कृष्ठ दवा होती है।

106. थाइमस सर्पी-लीयम (Thymus Serpilium)

थाइमस सर्पी नामक औषधि घटक अपना प्रभाव कोमल स्त्रियों तथा नवजात शिशुओं की श्वास नलिकाओं पर रखता है। इसीलिए इस घटक को संक्रामक

कफ व्याधि, कुकुरखाँसी तथा निरन्तर उठने वाली खाँसी, साँस फूलने, कर्णीय अवयवयन्त्र में विचित्र आवाजों का आभास होना, गले में सरसराहट, आदि रोगों में समुचित लाभ प्राप्त किया जाता है ।

107. टिलिया यूरोपिया (Tilia Europaea)

यह औषधि प्रसव कष्ठ तथा जरायु दोष व अस्थि रोगों, स्नायु दुर्बलता पर उत्तम प्रभाव डालती है। अतः इस औषधि को नेत्र पीड़ा, पेशीवेदना, रक्तश्राव, दन्तपीड़ा, सिरोभाग की वेदना, मासिक धर्म का श्राव व रक्त हल्का व पतला होने पर श्वेतप्रदर, गर्भाशय में तीव्र शूल, अस्थि रोग आदि में प्रयोग किया जाता है ।

108. टूसिलागों फरफेरा (Tussilago Farefara)

इस औषधि के गुण कासनाशक क्षयनाशक, (संक्रामक रोग) कोमलता प्रदान करने वाली, तथा शक्तिवर्धक हैं । अतः इस औषधि को खाँसी, तपेदिक, कन्ठमाला, उपदंश आदि संक्रामक रोगों की चिकित्सा हेतू प्रयोग में लाया जाता है ।

109. वरोनिका आफिसाइनेलिस (Veronica Officinalis)

यह औषधि पीड़ा नाशक, कब्ज हर, मूत्रल फुफ्फुस व अन्य वक्षरोग नाशक घाव शोषक तथा ऐंठन नाशक मानी जाती है। अतः इस औषधि को फुफ्फुस रोगों, बलगमी खाँसी, माँस-पेशियों में तीव्र ऐंठन होना, बिजली का झटका लगने से उत्पन्न आपेक्ष, कब्ज, तथा मूत्र में पथरी होने पर प्रयोग में लाया जाता है। इसके अतिरक्त वे शरीर की माँस-पेशियों की वेदनाएं जो अकस्मात तथा तीव्र गति से हों, उनमें इसका विशेष कार्य माना जाता है ।

110. विबूरनम ओपूलस (Viburnum Opulus)

इस औषधि द्वारा गर्भ स्तम्भन, तथा बस्तिपीड़ा स्त्रियों के जनेनन्द्रिय रोग जैसे मिथ्या प्रमुख पीड़ाएं, गर्भाशय में शोथ, ऐंठन, तथा उसका स्थानभ्रंश होना आदि कष्ठ समाप्त हो जाते हैं । इसके साथ ही सम्बन्धित उपसर्ग जैसे मितली मुँह में लार आना, उदर में वायपीड़ा, प्रदर का अनियमित होना, गर्भपात होना आदि में व्यापक लाभ प्रदान किया करती है ।

111. विनका माइनोर (Vinca Minor)

यह औषधि चर्म रोग नाशक रक्तश्राव नाशक, स्वरयन्त्र व गले की श्लेष्मकीय कला पर प्रभावी होती है। इसकों अकौंता, खुजली, गले में जख्म, रक्तश्राव डिफ्थीरिया (रोहिणी) तथा मासिक धर्म की अधिकता में प्रयोग किया जाता है।

112. विन्सीटोक्सी कम ओफ्सिाइनेल (Vincetoxicum officinale)

इस औषधि द्वारा शारीरिक शोथ, मूत्राधिकता जलाभाव से प्यास, तथा मधुमेह जैसी भंयकर दोषों को समाप्त या कम किया जाता है। इसके साथ ही यह औषधि बहूमूत्र से दुर्बलता प्यास लगना, मूत्र का सामान्य परिमाण में निष्काषित न होना पेट में-विकार आँतों में अतिसार, दर्द, आदि कष्टों की भी उत्तम औषधि मानी जाती है।

113. विसकम अल्बम (Viscum Album)

यह औषधि ग्रधसी, गठिया वात दौरा, नाशक, नर जननांगों की दुर्बलता धड़का, हृदय रोग आदि रोगों में प्रयुक्त की जाती हैं। अतः इसके अतिरिक्त ग्रधसी तथा गठियाकी वेदना, जुकाम, वधिरता, खाँसी, रक्तश्राव, दिल घबराना, मासिक कष्ठ में इस औषधि से उत्तम लाभ मिलते हैं।

114. विटिस विनिफेरा (Vitis Vinifara)

यह औषधि वात पित, वृहण, दाह नाशक, ज्वरनाशक, मूत्राशय रोग नाशक, रक्तवर्धक, श्वाँस अवयवों की दुर्बलता नाशक बाजी कारक, उत्तेजना, यकृत दोष नाशक, स्वेद वर्धक होती है। अतः इस औषधि को मुख्य रूप से मूत्राशय से रक्तश्राव, मूत्र के साथ निकलना, तथा ग्रन्थि की सूजन; रक्तअल्पता, वात पीड़ा आदि रोगों की चिकित्सा हेतू प्रयोग की जाती है।

भाग-2

1. मैटेरिया मेडिका (Materia Medica)

भेषज निघन्टु किसी भी चिकित्सा विज्ञानकी एक महत्वपूर्ण शाखा होती है। जिसमें उस चिकित्सा विज्ञान में उपयोग में आने वाले भेषजों के बारे में सम्पूर्ण जानकारी प्रदान की जाती हैं।

इसमें औषधियों का सम्बोधन उनकी प्रयुक्त होने वाली मात्रा की विस्तृत जानकारी, तथा उक्त औषधि के प्राकृतिक गुणधर्मो व उसकी उपयोगिता या लाभ पर वर्णनात्मक दृष्ठि से प्रकाश डाला जाता है।

अर्थात "The Science dealing with the origin, action and the dosage of the drugs."

इलैक्ट्रो होम्योपैथिक चिकित्सा में भी भेषजनिघन्टु का प्रर्याप्त महत्वपूर्ण स्थान है। इस पैथी में कुल ६० औषधियों का उपयोग किया जाता है। तथा इन्हीं को अकेले या मिश्रित करके उपयोग में लाने का सिद्धान्त प्रचलित है। इनका निम्नलिखित खण्डों में (औषधियों का) वर्णन किया जाता है

औषधियों के नाम

इलैक्ट्रो होम्योपैथी की औषधियों का नामकरण या इलैक्ट्रो होम्योपैथी की औषधियों का नामकरण या सम्बोधन प्रत्येक को पृथक-२ नहीं अर्थात् उनके समहु के अनुसार क्रम संख्या के आधार पर किया जाता है। जैसे "C" ग्रुप की प्रथम औषधि C_1 दूसरी औषधी C_2 तीसरी C_3 इसी प्रकार दसवीं C_{10}------- C_{17} सत्रहवीं औषधी होती है।

भेषज उत्पत्ति (Origin)

इलैक्ट्रो होम्यो पैथिक चिकित्सा पद्धति में औषधियों की उत्पत्ति एक सरल प्रक्रिया के अन्तर्गत होती है। जिसे मिश्रितता की संज्ञा दे सकते हैं। जैसे सर्वप्रथम उचित समय पर पादप का चुनाव किया जाता है। फिर उसका कोहोबेशन विधि द्वारा

मूलसत्व (Spageric Essence) प्राप्त किया जाता है। उसके पश्चात इन औषधि शक्ति के तरल मूलसत्व को अन्य घटकीय मूलसत्व के साथ मिश्रित किया जाता है। तब एक औषधि की उत्पत्ति होती है। और मिश्रित औषधियों में पुनः औषधि को अन्य औषधि के साथ मिलाते है। जैसे S_4, S_7, C_7, P_5, Ven_2, इत्यादि औषधियों में ।

इस प्रकार पादप से पहले मूलसत्व फिर मूलसत्वों का मिश्रण औषधि की उत्पत्ति करता है ।

गुण - (Action)

इस खण्ड में औषधियों के कार्यों, व गुणधर्मों पर विस्तृत रुप से दर्शाया जाता है। इसी को औषधि की क्रियाशीलता का आधार माना जाता है। प्रत्येक औषधि व उनके समहू अपने-२ गुणों के अनुसार शरीर पर कार्य करते है। जैसे S समूह प्रत्येक इस लासिका जनित व्याधि A समहू रक्त तथा हृदय सम्बन्धी रोगों पर उत्तम कार्य करता हैं। इसी प्रकार "P" समहू - फुफ्फुसीय संस्थान "C" समहू शरीर के कोषाओं एंव उत्तक तक को अपने प्रभाव द्वारा स्वस्थता प्रदान करता है ।

इसके अतिरिक्त प्रत्येक औषधि में गुण धर्म प्राकृतिक रूप से ग्रहणित किये हुए होते हैं। इनके उन प्राकृतिक गुणों के आधार पर विशेष व मुख्य क्रियाकारी माना जाता हैं। जैसे P- समहू की औषधियां कफनिसारक Ver समहू की औषधियों में कृमिनाशक, ऐठंननाशक तथा पाचन संस्थान को उचित करने के प्राकृतिक गुणों का समावेश होता है ।

इन सभी पहलुओं पर औषधि निघन्टु में उल्लेख किया जाता है ।

मात्रा (Dose)

चिकित्सा विज्ञान की भेषज निधन्टू में औषधियों संम्बोधन गुण, धर्म या कार्य के साथ उनकी "मात्रा" पर गोलियों की अमुक रोग में कितनी मात्रा का प्राविधान होना चाहिये। या जीर्ण प्रकार के धनात्मक रोग में ऋणात्मक (डायलुशन) मात्रा

में किस शक्ति का विलयन उचित प्रकार से कार्य करेगा। इन सभी पर विस्तार प्रत्येक शक्ति के अनुसार विवरण दिया जाता है इसके अलावा औषधि के बाह्य प्रयोग विलेपन, लोशन, कम्प्रैस, स्नान, पट्टी में भी कौन औषधि किस मात्रा में मिश्रित करनी चाहिये। इन पर भी विचार किया जाता है। इस प्रकार इस शाखा (मेटेरिया मेडिका) में औषधि के प्रत्येक पहलू पर गम्भीरता पूर्वक उल्लेख दर्शाया जाता है।

2. इलैक्ट्रो होम्योपैथिक औषधियों की विवेचना

(Details of E.H. Medicines)

औषधियों का वर्गीकरण (Classification of Medicine)

इलैक्ट्रो होम्यापैथिक औषधियाँ 114 वनस्पतियों के मूल सत्व (Spagiric Essence) को आवश्यकता के अनुसार उचित अनुपात में मिलाकर बनायी जाती है। आज ई. हो. औषधियों की संख्या ६० है। जिनमें ३८ औषधियां घटकों के संयोजन से बनी हैं। तथा शेष २२ इन्हीं औषधियों को पुनः मिश्रित करके बनी है। अतः इन मिश्रित औषधियों का कार्य क्षेत्र विस्तृत है। क्योंकि इन्हें निर्मित करने का प्रयोजन ही सम्बन्धित औषधियों के स्थान पर केवल एक ही औषधि से उन मिश्रित औषधियों जैसा लाभ प्राप्त हो जाता है।

इलैक्ट्रो ह्लोम्यो-पैथिक औषधियों के ग्रुप उनके कार्य व गुणों के सहयोगी प्रकृति के अनुसार विभाजित है। इसके अतिरिक्त समहू के आगे ही उनकी क्रमशः नम्बर अगली औषधि का सम्बोधन है। औषधियों का वर्ग के अनुसार वर्गकिरण निम्नवत है।

Scrofoloso Group

S_1 S_2 S_3 S_4 S_5 S_6 S_7 S_8 S_9 S_{10} S_{11} S_{12} S_L S_{Ly}

Angiotico Group

A_1 A_2 A_3

Febrifugo Group

F_1 F_2

Linfatico Group

L_1 L_2

Pettorale Group

P_1 P_2 P_3 P_4 P_5 P_6 P_7 P_8 P_9

Vermifugo Group

Ver_1 Ver_2

Scrofoloso Group

C_1 C_2 C_3 C_4 C_5 C_6 C_7 C_8 C_9 C_{10} C_{11} C_{12} C_{13} C_{14} C_{15} C_{16} C_{17}

Electricities

B.E. R.E. G.E. Y.E. W.E. A.P.P.

Venereo Group

Ver_1 Ver_2 Ver_3 Ver_4 Ver_5

3. A. लिम्फैटिकोज (Lymphiticos) (वर्गीकरण)

रस प्रकृति वाले रोगी की मुख्य औषधि, है। इसकों निम्न समहू में विभाजित किया गया है।

(1) स्क्रोफोलोसो ग्रुप (Scrofoloso Group)

इन औषधि के कार्य का प्रभाव तत्काल रस (Lymph) लसिका पर होता है। जिसमें निम्न औषधियाँ हैं।

SCrofoso No1 S_2, S_3, S_4, S_5, S_6, S_7, S_8, S_9, S_{10}, S_{11}, S_{12}, SL, Sy,

(2) लिम्फैटिकों ग्रुप (Lymphatico Group)

इस औषधियों का प्रभाव भोजन से निर्मित रस, (Juices) तथा ग्रन्थियों व रक्त की श्वेत रक्त कणिकाओं पर होता है।

Lymphitco No_1, L_2, (इनमें दो औषधियाँ ही होती है।)

B. एन्जियाटिकोज (Angioticos)

यह रक्त प्रकृति पर लाभकारी औषधियां मानी जाती है। इस महासमहू को चार समूहों में विभाजित किया गया है।

(1) एन्जियाटिको समहू (Angiotico Group)

Angiotico group में केवल तीन औषधियों पाई जाती है। जिनसें रक्त सम्बन्धी कार्यों को शीध्र नियमित किया जाता है।

Angiotico No.1 A_2, A_3

(2) फेब्रीफ्युगों ग्रुप (Febrifugo Group)

इस समूह का प्रभाव समस्त शरीर के स्नायु संस्थान (Nervous System) तथा आन्तरिक अवयवों पर है। अतः इसकों ज्वर, अनिन्द्रा तथा स्नायु दोषों में प्रयुक्त किया जाता है। इस ग्रुप में दो औषधियाँ पाई जाती है।

Febriefugo No-1, F_2

(3) पेटोरेल ग्रुप (Pettorales Gruop)

इस समहू में मात्र नौ औषधियाँ पाई जाती है। इन सभी का विशेष प्रभाव, श्वांस

सम्बन्धी कष्ठ तथा फुफ्फुसों (Lungs) पर होता है ।

Pettorales No.1 P_2, P_3, P_4, P_5, P_6, P_7, P_8, P_9,

(4) वर्मीफ्युगो समहू (Vermifugo Group)

इस समहू को कृमियों तथा कृमि दोषों पर अत्यन्त प्रभावी पाया गया है । इस समहू में केवल दो औषधियाँ ही पाई जाती हैं ।

Vermifugo No.1 Ver_2

C. केन्सोरोसोज (Cancerosos)

इस महासमहू की औषधियाँ मिश्रित प्रकृति के रोगियों पर लाभ कारी होती है । तथा जीर्ण, पैतृक रोगों पर भी यही ग्रुप रोग निवारण करता है । इस महासमहू को फिर दो समहूओं में विभक्त किया गया है ।

(1) केन्सोरोसो समहू (Canceroso Group)

इस समहू में 17 औषधियाँ सम्मिलित की गयी है । इनका प्रभाव जीर्णावस्था तथा कैसर जैसे भंयकर रोग पर अच्छा है ।

Cancroso No.1 C_2, C_3, C_4, C_5,C_6, C_7, C_8, C_9, C_{10}, C_{11}, C_{12}, C_{13}, C_{14}, C_{15}, C_{16}, C_{17},

(2) बेनिरियों समहू (Venereo Group)

इस समहू की औषधि परम्परागत, बंशज दोषों तथा रोगों की गइराई से कोषाओं तक से जड़ काट देती है । इसके साथ ही रतिज रोगों का जिनमें, सिफिलिस, उपदंश, प्रमेह को भी नियन्त्रित करती है । इस समहू में पांच औषधियाँ पायी जाती हैं ।

Venero No-1, Ver_2, Ver_3, Ver_4, Ver_5

D. तरल औषधियाँ (Electricity-Liquid Medicines)

इलैक्ट्रो होम्यो पैथिक औषधियों में एक प्रमुख स्थान तरल औषधियों का है । जिनकों बाह्य रुप से प्रयक्त किया जाता था । लेकिन इन औषधियों का अब अन्तिरिक प्रयोग भी अति गुण कारी सिद्ध हुआ है । व इनको रोगी की प्रकृति के अनुसार औषधियों के साथ उपयोग में लाया जाता है । पाँच तरल बिजलीयों

के अतिरिक्त छठ बी औषधि त्वचाजल नाम से प्रचलित है। जिसको बाह्य रुप से त्वचा दोषों के निर्वारण हेतू प्रयोग में लाया जाता है। इन तरल बिजलियों का नामकरण सौर्य उर्जा से प्राप्त वर्ण उर्जा के आधार पर गुणोंनुसार किया है।

हरी बिजली, Green Elect. -	G.E.
लाल बिजली Red Elect. -	R.E.
पीली बिजली Yellow Elect. -	Y.E.
नीली बिजली Blue Elect -	B.E.
सफेद बिजली White Elect -	W.E.
त्वचा जल Skin Water -	S.W. Or A.P.P. (Aqua Perla palli)

4. स्क्रोफोलोसो समहू (Stottmittel)
(Scrofoloso Group)

परिचय :- स्क्रोफोलोसो समहू की औषधियाँ मनुष्य के शरीर में लसिकीय तन्त्र पर अपना प्रभाव डालती हैं। अतः लसीका सम्बन्धी कष्ट अर्थात रस प्रकृति वाले रोगियों को यह अत्यन्त लाभ प्रदान करने वाली सिद्ध होता है। क्योंकि इस समहू की औषधि शरीर की लसीका संस्थान का दूषितपन समाप्त कर उसमें नवीन चेतना भर देती है। जिससे लसीका बलवान व शक्तिशाली रुप धारण कर लेती है। इन औषधियों को यदि Lymph Remedies श्रेणी में रखा जाये तथा टानिक कहें तो कोई अतिश्योक्ति नहीं होगी।

इसके अतिरिक्त यह मिश्रित व वायु प्रकृति या अन्य कष्ठ जिसमें लसीका संस्थानभी दुर्बल हो तब अन्य औषधियों के साथ सेवन कराने से उत्तम परिणाम मिलता है।

डायलुशन व उनके प्रभाव

I to IIrd यह डायलुशन समस्त नवीन, उग्र लसिकीय रोग में उपयुक्त माने जाते है। जैसे उदर पीड़ा, अजीर्ण, लसिका अवरूद्धता हृदय गति की असन्तुलन स्थिति त्वचा के उदभेदों का न उभरना आदि में लाभदायक होते है।

V to Xth Dilution :- इस शक्ति के घोल को जीर्ण रोग तथा नेत्र पीड़ा, कण्डू, पीड़ा तथा पाचन दोंषों में प्रयुक्त किया जाता है।

X to 200, ... etc :- इन उच्च शक्ति के डायलुशन को प्रयोग करने से स्नायुदोष, मस्तिष्क आदि दोषों में अच्छा प्रभाव दिखाते हैं। तथा 200 वी शक्ति के डायलुशन को उन्माद, अनिन्द्रा, बहम, स्नायु दोष वायु गोला तथा पागलपन, मानसिक अस्थिरता , खुजली आदि जीर्ण रोगों में प्रयोग किया जाता है।

स्क्रोफोलोसो न० 1,

(Scrofoloso No. 1) "S_1"

परिचय :- यह स्क्रोफोलोसो समहू की प्रथम औषधि है। जिसका प्रभाव सम्पूर्ण (सजीव) शरीर के लसिका तन्त्र, रक्त संस्थान, स्नांयुसस्थान, पाचन तन्त्र, तथा उत्सर्जन इत्यादि सभी अवयवों, तन्त्रों तथा प्राकृतिक शारीरिक शक्ति पर है। इसीलिए इस औषधि को बहुप्रयुक्त (Polycrest) तथा सर्वरोग हारी (Universal Remedy) जैसी महत्वपूर्ण सम्बोधनों से सम्बोधित किया जाता है।

S_1 के निर्माण के लिए कुछ प्रमुख घटकों (Components) की आदि शक्ति को उचित अनुपात में मिलाकर प्रयुक्त किया जाता हैं। संक्षेप में जिनकी सारणी निम्न वत हैं।

क्रमांक (S.No.)	औषधिय घटक (Components)	भाग (Parts)
1.	Cochleria Officinalis	10
2.	Hydrastis Canadensis	10
3.	Matricaria Chamomilla	10
4.	Nasturtium Officinale	10
5.	Scrofularia Nodosa	10
6.	Smilex Medica	10
7.	Strychnos Nuxvomica	10
8.	Tussilage Farfera	10
9.	Veronica Officinals	10

विशेष गुण :- यह औषधि रोगी के प्रत्येक अवस्था व मनुष्यों के समस्त रोगों मे उपयोग की जाती है।

गुणधर्म एवं उपयोग :- (S_1) एस वन औषधि के प्रमुख प्राकृतिक गुण शक्तिवर्धक आमाशय, (उदर) पर क्रिया कारी, मितली, कै, को रोकनेवाली, विशूचिका, आदि सक्रांमक व्याधि नाशक, क्षयनाशक रक्त वर्धक तथा जख्म में उत्तम त्वक

शल्क निर्मित करने वाली, त्वक रोग नाशक, शारीरिक सजीव क्रिया कारी जैसे पाचक उत्सर्जन क्रिया स्वेद, मल मूत्र को निष्काषन करने वाली, उत्तेजक, हृदय को बलप्रदान करने वाली, प्रदाह नाशक, रक्ताभाव, प्रतिरोधक, शक्ति, वायु, पीड़ा, ऐंठन, कुपच आदि पर शीध्र गुण प्रदर्शित करती है ।

इस औषधि के द्वारा शरीर से प्रत्येक प्रकार का विष बाहर निष्काषित हो जाता है । S_1 शरीर से विष को यदि आमाशय में एकत्र हो तो कै, उल्टी द्वारा व यदि विष यकृत यदि आन्त प्रणाली पर प्रभावी हो गया हो । तब यह औषधि अपने प्रभाव से उसको, मल, मूत्र द्वारा उत्सर्जित कराने में सहायक सिद्ध होती है । लेकिन यदि विष का प्रभाव सम्पूर्ण रक्त संस्थान, व स्नायु सस्थान, लसिका पर व्याप्त हो तब भी इसके सेवन से विष, स्वेद फोंड़े, फुन्सी, पित्ती द्वारा त्वचा से होकर शरीर से बाहर निकालने के लिए शरीर को शक्ति प्रदान करती है। तथा सामान्य सेवन विधि द्वारा इस औषधि से शरीर की रोग प्रतिरोधक क्षमता बढ़ जाती है। जिससे बाह्य संक्रामक रोगाणुओं का आक्रमण निष्फल होने की सम्भावना तो अवश्य ही बढ़ जाती हैं ।

विष चाहे खाद्य में मिलकर सेवन किया हो या । नशीले पदार्थों की अत्यन्त लत के कारण शरीर में पहुँचा हो, सभी के दुष्प्रभाव से शरीर को S_1 ही मुक्त कराती है । यह औषधि प्रत्येक प्रकार के जहरीले, पेय जैसे सुरा, मध, स्प्रीट तथा तम्बाकू, गाँजा, भाँग, अफीम तथा अन्य पदार्थों से उत्पन्न नशे को समाप्त कर देती है। व S_1 को निरन्तर सेवन करने से उन रोगी की खराब स्वभाव समाप्त होकर उसका स्वास्थ्य भी अच्छा हो जाता है ।

किसी भी शराबी की चाल को केवल S_1 की **20-40** गोलियां तुरन्त सामान्य करने की क्षमता रखती हैं ।

दुर्बल रोगियों, या वृद्धों की दुर्बलता S_1 को सेवन करने से धीरे-२ समाप्त हो जाती है ।

ऐसा करने से रोगी या वृद्ध की आयु अवश्य ही प्रभावित हो सकती है ।

इलैक्ट्रो होम्योपैथिक चिकित्सा पद्धति की औषधियों में S_1 को ही अन्य औषधियों के अनुंषगी प्रभाव (Side effect) को समाप्त करने के लिए आवश्यक औषधिं

का दर्जा प्राप्त है इसकी एक मात्रा ही अतिरेक को समाप्त कर देती है। रोगी को अधिकांश रोग पाचन क्रिया बिगड़ने से ही विकृत रूप धारण किया करते हैं। इन सभी दोषों में S_1 और W.E. के सेवन से उदरपीड़ा ऐंठनण बदहज्मी आन्त्रपीड़ा हृदयदुर्बलता, वाय पीड़ा आदि कष्ठ शीघ्र समाप्त या क्षीण पड़ जाते है।

चेतावनी :- S_1 रस (Lymphatic) प्रकृति के रोगी को ही अनुकूल है। जबकि पित्त व रक्त प्रकृति के रोगियों को प्रतिकूल होती है। अतः उन्हें सेवन कराने से चक्कर, मलअवरुद्धता (कब्ज) तथा अन्य शारीरिक दोष क्षणिक रूप से हो सकते हैं। जो औषधि सेवन बन्द कराने पर स्वतः ही समाप्त हो जाते हैं। ऐसे रोगियों को S_1 के स्थान पर रक्त प्रकृति वाले रोगियों को S_2 तथा पित्त प्रकृति वाले रोगियों को S_5 का सेवन कराकर उपरोक्त लाभ प्राप्त किये जा सकते हैं। अतः प्रकृति पहचान कर ही S_1 का सेवन उचित रहता है।

S_1 से लाभ :- S_1 औषधि का कार्य क्षेत्र इतना विस्तृत है। कि इसकी उपयोगिता या महत्वों की बिस्तार पूर्वक व्याख्या अत्यन्तवृहद होगीं। इसीलिए संक्षेप में कृछ रोगों में लाभ निम्न लिखित हैं।

नशा (Intoxication), बेहोशी (Fainting), वायु शूल (Colicpain), गठिया बाय (Gout), उदर पीड़ा (Abdomen pain), सर्दी तथा कफ (Cold & Cough), मधुमेह (Diabaties), नामर्दी, नपुंसकता (Impotency), नवीन मोतिया बिन्दु (Acute Cartaract), स्वर भंग (Aphonis, Loss of Voice), हृदय वेदना (Angina), जलोदर (Dropsy), भोजन की अनिष्छा, भूख का अभाव होना (Appetite), सक्ता (Apoplexy), रक्तअल्पता (Anaemia), जोड़ों की तीव्र प्रदाह (Arthritis), दमा (Asthma), मूत्राशय का पक्षाघात (Paralysis of Bladder), फोड़े (Boil), सुजाक (Syphilis), हड्डी क्षय (Caries of Bones), मस्तिष्क रोग (disease of Brain), दुगन्धयुक्त साँस (Tetid Breath), जीर्ण खाँसी (Bronchites), वृक्क व्याधि (Bright disease), दिमागी दर्द (Cephalalgia), सर्दी (Chill) जिददी कब्ज (Chronic Constipation in Lymphaticten), दुर्बलंता (Weakness), स्नायु रोग (Neuralgia), ऐंठन विभिन्न अंगों में (Spasm in Various orgain), दन्त विकास कष्ठ (Difficult Dentition), कै, मितली (Vomiting), अतिसार (Diarrhoea), यकृत रोग (Liver-disease),

मद्य, सुरासार सेवन की लत, (Desire for drinking Wine), बहरापन (Deafness), कर्णश्राव (Catarrh of Ear), दद्रूमण्डल व छाजन (Eczema & Tinea), फीलपाव (Filaria), अपस्मार, मिर्गी के दौरे, (Epilepsy, Sitsfeets), ज्वर (Fever) नेत्राँरोग (Disease of eyes) आमाशय पीड़ा (Gastralgia), धातु दुर्बलता (Debility) ग्रन्थियों की सूजन (Swelling of Glands), जिव्या प्रदाह (Glossitis) अर्श (Piles), वृक्क अश्मरी (Renal Stone), रक्तार्श (Haemorrhoids), आँत उतरना (Hernia), अहमकपन (Odiocy), उन्माद (Insanity), अनिन्द्रा (Insomnia), कण्डू (Iching), स्वप्न दोष (Night discharge), कुष्ठ (Leprosy), हकलाना (Stammering), चेचक (Chicken pox), आँख फड़कना (Eye trouble), सूजन, शोथ (Swelling), दन्त पीड़ा (Toothache), मूत्रावरोध (Retention of Urine), हिचकी (Hiccough), स्वाद बिगड़ना (Bad Taste), मुँह आना (Stomatihs), दमधुटना (Suffocation), आत्रों की यक्ष्मा (Tuberculosis of Intestive), दन्त कृमि (Tooth Caries), कान में मैल (Wax in ear), टान्सिल शोथ (Tonsils its Inflammation), जीर्ण घाव (Chronic Wounds), नाकड़ा (Polypus) त्वचा कष्ठ (Dermis problem), मोटापा (Obesity), गन्धाभाव (Loss of Smell) इत्यादि रोगों में S_1 से लाभ प्राप्त होता है ।

S_1 के विभिन्न डायलुशन व उनके कार्य :- एस वन के तनु व उच्च शक्ति के डायलुशन विभिन्न रोगों की उग्र व जीर्णावस्थाओं में प्रयुक्त किये जाते हैं।

प्रथम शक्ति का डायुलशन :- प्रथम शक्ति अर्थात धनात्मक मात्रा द्वारा रोगी की लसिकीय संरचना में प्रबलता उत्पन्न होती है । तथा इसके सेवन से शक्तिवर्धन (Digestive) आदि शारिरिक क्रियाएं शीघ्रता से प्रारम्भ होने लगती हैं । इसके साथ ही तीव्र रोग, दुर्बलता, कै, अतिसार, बेहोशी, सन्यास, मुखाकृति का अर्धभागीय पक्षाघात, रक्त की अल्पता, या सन्चालन में क्षीणता, प्रवाहिका, वातज उष्णता को शान्त करता है ।

द्वितीय शक्ति का डायलुशन :- इस शक्ति के बिलयन द्वारा उग्र रोगों का शमन किया जाता है । इसके अतिरिक्त नेत्राभिष्यन्द (Conjunctive) या नेत्र प्रदाह, नासूर, त्वक व्याधियाँ जैसे उदभेद, पित्ती उभरना, तथा त्वक दानों का दबना, ज्वर,

आदि में लाभकर है ।

तृतीय शक्ति का डायलुशन :- इस विलयन का प्रभाव उत्तम होता है । इसको भयंकर लक्षण रहित पुराने रोगों, नेत्र कला के उपर रक्त संचय के चिन्ह, ज्वर, अतिसार, श्लेष्मिक कला की उत्तेजना आदि कष्टों पर है ।

पंचम शक्ति का डायलुशन :- इस के द्वारा त्वक व्याधि, नेत्र में बिन्दु माँस पेशियों की वेदना, हिस्टीरिया, उन्माद, आदि रोग ठीक हो सकते हैं ।

ऊँचे शक्तिशाली डायलुशन :- इस श्रेणी में 10 वीं शक्ति से लेकर 1000 वीं, लाखवी इत्यादि शक्तियों के घोल आते हैं । इनकों आवश्यकता के अनुसार जैसे जीर्ण त्वचा रोग, मस्तिष्कीय विकार अनिन्द्रा, मानसिक उत्तेजना, बहम, हिस्टीरिया आदि में उपयोगी पाया गया हैं ।

सूखी गोलियाँ :- एस वन की सूखी गोंलियाँ जैसे सामान्यतः 10-15 गोलियों के सेवन से सर्दी, पीड़ा, बेहोशी, चक्कर, दुर्बलता, सक्रंमणता आमाशय की पीड़ा, वायु शूल, ग्रधसी, आदि में उत्तम लाभ होता है । तथा गम्भीर अवस्था में 4 औसं जल में 40-50 गोलियाँ मिलाकर जल्दी-२ सेवन करने से जहर, सर्पदशं, बेहोशी, नशा दूर हो जाता हैं ।

स्क्रोफोलोसो न०-2 (Scrofoloso No-2)

औषधि परिचय :- यह औषधि उन रोगियों को अत्यन्त अनुकूल आती है । जिनकी प्रकृति रक्त हो अथवा S_1 के सेवन से प्रतिकूलता उत्पन्न हो जाती है । इसका कार्य भी S_1 की भाँति प्रर्याप्त विस्तृत है । इस औषधि के निर्माण हेतू निम्नलिखित औषधियों घटकों की आदि शक्तीय सत्व का संयोजन किया जाता हैं ।

क्रमाँक S.No.	औषधिय घटक Components	भाग Parts
1.	Cochleria Officinalis	5
2.	Hydrastis Canadensis	15
3.	Lycopodium Clavatum	5
4.	Matricaria Chamomilla	10
5.	Nasturtium Officinale	25
6.	Scrofularia Nodosa	25

7.	Smilex medica	15
8.	Tussilage farfera	20
9.	Veronica officinalis	5

विशेष प्रयोग :- S_2 औषधि मूत्राशय व पित्ताशय पर उत्तम कार्य करती है। तथा कब्ज समाप्त कर मल विसर्जन क्रिया सामान्य कर देती है।

गुणधर्म एंव उपयोग :- इस औषधि के प्रमुख मूत्राशय रोग, पित्ताशय यकृत दोष नाशक, पाचन क्रिया सामान्य करने वाली आँत तथा आमाशय को स्वच्छ अर्थात दूषित मल को निष्काषित कराने वाली वायु संचय कन्ठमाला नाशक आदि गुण माने जाते हैं।

S_2 की क्रियात्मक शक्ति पित्त को भी सन्तुलित कर देती है। तथापि सम्बन्ध दोष जैसे मितली, अम्लता तथा अर्जीण जैसे रोग शीघ्र कम हो जाते हैं।

इस औषधि का प्रभाव आमाशियिक ग्रन्थियों पर भी शीघ्र पड़ता है। अतः इन ग्रन्थियों से रस, उत्तेजित होकर पित्ताशय, आतों से श्लेष्मिक कला द्वारा आवश्यक रस क्रिया प्रारम्भ करा देती है। जिससे कब्ज, व अपच शीघ्र समाप्त हो जाते हैं।

स्नायु संस्थान, उत्तेजित होने, यकृतदोष, आदि में "F" ग्रुप की औषधि के साथ अच्छा परिणाम मिलता है। S_2 को मुख्यतः निम्नलिखित व्याधियों में भी समुचित मात्रा में प्रयोग किया जाता है। पेट में वायु संचय से अफारा या वायुशूल (Flatulence or Colicpain) यकृत रोग (disease of liver) कब्ज (Constipation), मूत्राशय की जलन (Catarrh of Bladder) C क्षुर्धाभाव या क्षुधाधिकता (Bulimia) नेत्र पपोटों की सूजनं व दर्द (Blepharitis), अम्लियता (Acidity), जीर्ण खाँसी (Chronic-Caugh), मस्तिष्क की पीड़ा (Cephalalgia), अजीर्णता (Dyspepsia), आमाशियक ताप (Gastric Fever), ग्रन्थियों की शोथ (Inflammation of Glands), वृक्क की अश्मरी (Gravel), जीर्ण सुजाक (Chronic Gonorrhoea), आँत उतरना (Hernia), रोग मुक्ति के उपरान्त के केशाभाव (Falling of hair after disease), कण्डू (Iching), आधे सिर की पीड़ा (Migraine), कुष्ठ व्याधि (Leprosy), पित्ती उछलनी (Urticaria), स्नायु पीड़ा (Neuralgia), वातर्ज उत्तेजना (Nerous Excitement), दन्तवेदना (Toothache), अग्रपाद की पक्षाघात (Paralysis of hands), आमवात तथा पीड़ा (Rheumatic fever & Rheumatic pain), गीली कण्डू (Scabies), स्त्रियों के स्तनों में दूध का अभाव होना (Suppression of Milk), अधिमाँस (Warts), घाव तथा जख्म (Sores & ulcer) इत्यादि ।

S_2 के विभिन्न डायलुशन व उनके कार्य :- S_2 के विभिन्न घोल अनेक प्रकार की व्याधि में लाभदायक सिद्ध होते हैं । जिनका क्रमशः व्यौरा निम्न लिखित हैं ।

प्रथम शक्ति का डायलुशन :- इस शक्ति के बिलयन का उपयोग पेट के उपरी भाग में अम्लता, कब्ज, बाई ज्वर तथा गृधसी पीड़ा में लाभ कर पाया जाता है ।

द्वितीय शक्ति का डायलुशन :- द्वितीय शक्ति के घोल को अधिकतर मूत्राशय तथा पित्ताशय की पीड़ा व अश्मरी पक्षाघात निचले धड़ तथा नर जननेन्द्रयों की दुर्बलता, अपच आदि रोगों में प्रयुक्त किया जाता है ।

तृतीय एवं पंचम शक्ति का डायलुशन :- कुष्ठ रोग, हिस्टीरिया, अंगों की थिरकन, मस्तिष्कीय वेदना एंव ऐंठन अगों का सकुंचन का आभास होना आदि में प्रयोग किये जाते हैं ।

उच्च शक्ति के डायलुशन :- उच्च शक्ति के डायलुशन तभी प्रयोग किये जाते हैं । जबकि निचले निष्फल सिद्ध हुए हों । तब 100, 200, 500 आदि विलयन मस्तिष्कीय स्नायु पीड़ा, स्तनों में दूध की अधिकता, जीर्ण सुजाक, अण्डकोषों में जल उतरना, गृधसी पीड़ा, वातज उष्णता, नेत्र की स्नायुवीय पीड़ा आदि में उत्तम कार्य करते हैं ।

धनात्मक मात्रा (गोलियाँ) :- S_2 की 5 से 10 गोलियाँ आमाशय दोष, फाइलेरिया, हस्त मैथुन, अपच, स्तनों में दूध का अभाव, बाई की पीड़ा आदि में सुबह शाम को देते हैं । जबकि मूत्राशय की अश्मरी तथा मासिक विकार में इसी को जल्दी-२ दिन में तीन चार बार दे सकते हैं ।

स्क्रोफोलोसो न०-3 (Scrofoloso No. 3)

"S_3"

परिचय :- यह औषधि एक अत्यन्त महत्वपूर्ण व प्रमुख स्थान की दवा मानी जाती है। जिसके द्वारा त्वक व्याधि तथा श्लेष्मिक दोष नियन्त्रित कर लिये जा सकते हैं। S_3 के निर्माण में कुछ निम्नलिखित औषधियों घटकों को मिलाया जाता है।

क्रमाँक S. No.	औषधिय घटक Components	प्रयुक्त भाग Parts
1.	Chochlaria officinalis	25
2.	Hydrastis Canadensis	25
3.	Matricaria Chamomilla	10
4.	Nasturtium officinale	5
5.	Rheum officinale	5
6.	Scrofularia Nodosa	20
7.	Tussilago farfara	5
8.	Smilex medica	15
9.	Veronica officinalis	5

विशेष प्रयोग :- S_3 औषधि मलावशोषक होती है। अतः इसको दस्त तथा स्नायु शक्ति वर्धक होने के कारण नपुंसकता स्नायु दुर्बलता में प्रयोग किया जाता है।

गुणधर्म एवं उपयोग :- S_3 का प्रभाव त्वचा की अन्तः परत पर अधिक होने के कारण त्वचा रोगों की विशेष औषधि मानी जाती है। विशेष रूप से वे त्वचा रोग जिनको S_5 के सेवन से समाप्त न किया जा सका हो। अर्थात जीर्ण रूप धारणकिये त्वक विकारों को S_3 सम्पूर्णता के साथ समाप्त कर सकने में सक्षम पायी जाती है। रक्त विकार की शंका होने पर A_3 का प्रयोग आवश्यक रूप से करना चाहिये।

इस औषधि के गुण धर्म वातज उष्णता कों शान्त करने वाली, त्वचा रोग नाशक, स्नायु को शक्ति प्रदान करने वाली क्षयित ग्रन्थियों जिसमें कन्डमाला को नाश करने वाली तथा अतिसार नाशक आदि होते हैं। यह औषधि संग्रहणी दस्त, आदि रोगों

में । भी उत्तम हैं । क्योंकि S_3 का प्रयोग करने से आन्त्र प्रणाली की श्लेष्मिक कला का कार्य घट जाता है । इसीलिए यह आंतों में मल का अवशोषण कर देती है । इसी गुण को मलशोषक (Abstergent) कहा जाता है । इसी प्रकार का कार्य यह वात नाड़ी संस्थान पर करती है । जिससे त्वचा पर स्पर्श शक्ति की उत्तेजना में वृद्धि हो जाती है । जो प्रत्यक्ष रूप से नपुंसकता के लिए लाभदायक है । अतः S_3 से लैगिंक निर्बलता समाप्त हो जाती है । यह चाहे अति मैथुन या अप्राकृतिक कुकृत्य से ही क्यों न उत्पन्न हुई हो । इस प्रकार S_3 स्पर्श तन्त्रिका (Sensory Nerve पर शीघ्र प्रभावी होती है । इन गुणों के अलावा कुछ अन्य रोगों पर भी S_3 का उत्तम प्रभाव पड़ता है । जो निम्नलिखित हैं ।

धातु दुर्बलता (Debility), प्रवाहिका (Dysentry), घाव (Wound), जल जाना (Burns), शिशुओं का तशन्नुज (Cramp), ऐंठन (Spasm), दुर्बलता (Weakness), स्नायु दुर्बलता (Neuralgia), बच्चों में अपस्मार (Epilopsy in children) जननेन्द्रियों की दुर्बलता (Genital Weakness), सिरोपीड़ा (Headache), हर्निया (Hernia), अधंरगी (Herpes zoster), जोड़ों मे सूजन (Arthritis), अण्ड कोष में रक्त संचय (Blood Congestion in Testicles), कोमल अंगों की कठोरता जैसे जिव्या (Induration of Tongue), & यंकृत (Liver), सूखा (Atrophy) इत्यादि

S_3 के विभिन्न शक्तियों के डायलुशन व उनके प्रयोगः-

S_3 के विभिन्न शक्तियों के डायलुशन विभिन्न रोगों में आवश्यकता के अनुसार प्रयोग किये जाते है । जैसे

प्रथम शक्ति का डायलुशन :- S_3 का प्रथम शक्ति का विलयन पाचन शक्ति को बढ़ाता है । स्पर्श शक्ति को बढ़ाता है । दस्त, स्रु को रोकता है । लसिकीय संचालन तीव्र करता है । निर्बलता में लाभदायक होता है ।

द्वितीय शक्ति का डायलुशन :- इस शक्ति का विलयन कफ प्रकृति के शिशुओं की आन्तक्षय, जमोगा, तथा मस्तिष्कीय दुर्बलता में लाभ प्रदान करता है ।

पंचम व तृतीय शक्ति का डायलुशन :- इस लाइटर डायलुशन के द्वारा टाँग की माँसपेशियों में वात वेदना व दुर्बलता मस्तिष्क में पीड़ा तथा लसिका ग्रन्थियों की

शोथ में लाभ प्राप्त किया जाता है ।

उच्च शक्ति के डायलुशन :- S_3 के उच्च शक्ति के डायलुशन को मस्तिष्कीय विकार जैसे अपस्मार आन्तरिक अंगों का कड़ा हो जाना व कफीय दोष नियन्त्रित होने लगते हैं ।

सूखी गोलियाँ :- जननेन्द्रिय त्वचा की स्पर्श शक्ति वर्धन हेतू नामार्दी में 10 गोलियाँ सुबह शाम देनी चाहिये । जबकि त्वचा पर चोट लगने से उभार बनने पर 5-5 गोलियाँ सेवन करानी चाहिये ।

कम्प्रैस (बाह्य प्रयोग) :- S_3 का कम्प्रेस त्वचा की छिलने कुचलने की अवस्था में, जलने, फोड़े, तथा शरीर की ग्रन्थियों में सूजन चोट से गूमड़ आदि में लाभदायक माना जाता है ।

स्क्रोफोलोसो न०-4 (Scrofoloso No. 4)

"S_4"

यह औषधियों को पुनः मिश्रण करने पर निर्मित होती है। जिससे इस प्रकार की औषधि की कार्य सीमा अत्यन्त विस्तृत हो जाती है। क्योंकि इसमें मिश्रित की गयी सभी औषधियों के गुण समाहित हो जाते हैं।

क्रमाँक S.No.	औषधियाँ Medicine	भाग Part
1.	Scrofoloso No- 2	20
2.	Venereo No-1	10

विशेष प्रयोग :- S_4 सुजाक तथा उत्पन्न होने वाले मूत्राशय के प्रदाह में प्रयोग में लायी जाती है।

कार्य :- S_4 को रस प्रकृति वाले रोगियों में सुजाक, उपदंश तथा जीर्ण मूत्राशय कष्ट, पित्ताशय के रोग, यकृत रोग तथा वृक्क की व्याधि पर उत्तम कार्य करती हैं। जिसमें प्रमुखतः पित्ताशय की प्रदाह, आन्त्र में कब्ज, पित्त से उत्पन्न पाचन दोष वृक्क की शोथ, मूत्र प्रणाली की रेजिश, तथा यकृत में दोष से पाचन क्षीणता और उपदंश के समस्त कुप्रभाव जिनसे मूत्राशय व पित्त संस्थान के कार्य प्रभावित हो। उन सभी कष्ठों में S_4 सफलता से प्रयुक्त की जाती है।

इस प्रकार संक्षेप में यह निष्कर्ष निकलता है। कि S_4 से वे सभी रोग सफलता पूर्वक नियन्त्रित हो सकते हैं। जो S_2 और Ven_1 की परिधि में आते हैं। साथ ही S_4 को अकेले ही उपयोग में लाकर इन दोनों औषधियों जैसा कार्य ही किया जा सकता है।

स्क्रोफोलोसो न०-5 (Scrofoloso No-5)

"S_5"

परिचय :- S_5 नामक औषधि एक अति महत्वपूर्ण औषधि होती है। क्योंकि इसका जितना आन्तरिक उपयोग हित कर है। उतना ही बाह्य उपयोग । जिन पित्त प्रकृति वाले रोगियों को S_1 प्रतिकूल लगें। उनको S_5 ही S_1 जैसा लाभ प्रदान करती है। कभी-२ मिश्रित प्रकृति में पित्ताधिकीय लक्षणों में भी S_5 को अच्छा लाभकारी

है । इस औषधि के निर्माण मे निम्नलिखित घटकों का स्पैजेंरिक एसेंस मिलाया जाता है ।

क्रमाँक S.No.	औषधिय घटक Components	भाग Part
1.	Berberis Vulgaris	20
2.	Cochleria officinalis	25
3.	Hydrastis Canadensis	20
4.	Matricaria Chamomilla	10
5.	Narsturtium officinale	5
6.	Scrofularia nodosa	20
7.	Smilex Medica	5
8.	Tussilago farefara	5
9.	Veronica officinalis	20

विशेष प्रयोग :- S_5 औषधि त्वचा रोग, गठिया, फीलपाँव, मूत्र के रोगों में प्रयुक्त की जाती है ।

गुणधर्म एवं उपयोग :- इस औषधि के प्रमुख प्राकृतिक गुणधर्मो में क्षय, गठिया बाई नाशक, मूत्र कष्ठ नाशक, त्वचा व्याधिनाशक, पाचक (बाह्य रूप) जख्म घाव को शीघ्र भरने वाली, त्वचा को कोमलता प्रदान करने वाली, सूजन, वेदना नाशक तथा रोमों को पुष्ठ व शारीरिक पोषणता प्रदान करती है ।

S_5 का प्रभाव अत्यन्त शीघ्र पड़ता है । क्योंकि यह (Motor Nerve) क्रियावाहक तन्त्रिका पर प्रभावी मानी जाती है । इसीलिए इसको माँसपेशियों के कष्टों में भी उपयोगी पाया गया है ।

S_5 का उपयोग करने से शरीर के गठिया वाई का एकत्रित विष यूरिक एसिड शीघ्र मूत्र के साथ बाहर निष्काषित हो जाता है । जिसके परिणाम स्वरूप उदर में अम्लता गठिया, बाई, तथा वृक्क, मूत्राशय की अश्मरी भी घुलकर निकल जाया करती है ।

इसके अतिरिक्त S_5 का प्रयोग समस्त त्वचा कष्टों में बाह्य रूप से मरहम, लोशन स्नान, के रूप में बहुतायत के साथ किया जाता है।

वात नाड़ी संस्थान, सुषुम्नानाड़ी तथा स्नायु जाल को इस औषधि द्वारा प्रभावित किया जाता है। क्योंकि इस औषधि का प्रभाव Motor Nerves पर होता है। यकृत दोषों, आमाशय की अम्लता, उत्तेजना वायुशूल तथा बाल (Hair) के रोगों मे अत्यन्त अचूक मानी जाती है। इन रोगों के साथ ही कुछ अन्य रोगों में भी इस औषधि से व्यापक लाभ प्राप्त किया जा सकता है। जिनमें मुख्यतः

पेट फूलने से वायु शूल होना (Colicpain), नेत्र वेदना (Granular), फोड़ा (Boil), बालतोड़, फुर्रा (Carbuncle), शीत से पैरो, हाथों में बिबाई होना, (Chillblanis), कब्ज (Constipation), जीर्ण पीनस (Coryza), वृक्क अश्मरी (Renal Calculue), अतिसार (Diarrhoea), त्वचा रोग (Skin disease, as Pruritis, Ring worm, Urticaria, Eczema etc.) मद्यपान के दुष्परिणाम (Bad effects of drinkness), अजीर्ण (Dyspepsia), कष्ट रज (Dysmenorrhoea), घेघों (Goiter), गठिया (Gout), वादी अर्श (Blind piles), आत्रक्षय (Intestrnal Tuberculosis), गन्थियों के रोग (disease of Glands), कीट दंश (Insects stings), टाइफाइड ज्वर (Typhoid Fever), मितली (Vomitting), हृदय शूल (Angina Pectoris), जीर्ण खाँसी (Chronic Cough), स्वर भंग (Loss of Voice), बहरापन (Deafness), गंजापन (Alopecia), दांग (Spot), रोम गिरना (Hair falling), कमर वेदना (Backache), श्वेत दाग (Leucoderma) इत्यदि रोगों में लाभदायक होती है।

S_5 के विभिन्न डायलुशन व उनके कार्य :-

S_5 के धनात्मक शक्ति के विलयन लसिका त्वचा वृक्क आदि के कार्यों में वृद्धि कर देते हैं। जबकि ऋणात्मक शक्ति के डायलुशन इन सभी अति क्रियात्मक क्षमता को सामान्य कर देते हैं। इन्हीं कार्यों का क्रमबद्ध ब्यौरा निम्नाँकित हैं।

प्रथम शक्ति का डायलुशन :- S_5 का प्रथम डायलुशन अधिकतर त्वचा में उदभेदों का दबना, पथरी, पाचन ह्रास, अम्लता आदि में प्रयोग किया जाता है। इससे त्वचा पर दाने उभर जाते हैं।

द्वितीय शक्ति का डायलुशन :- इस डायलुशन के द्वारा अर्द्धसिरो भाग की वेदना, कटिशूल, कर्ण शक्ति में ह्रासता, केशाभाव, पाचन दोष, सिर से बाल गिरना, या गन्जापन आदि रोंग ठीक हो सकते हैं ।

तृतीय शक्ति का डायलुशन :- यह विलयन त्वचा में खुजली, दाद छाजन, पित्ती, उभरना तथा शिशुओं में पीले फेनयुक्त अतिसार में उत्तम कार्य किया करता है ।

पंचम शक्ति का डायलुशन :- इस शक्ति को लाइटर डायलुशन की संज्ञा भी दी जाती है । इस डायलुशन को पित्त के विकार से कब्ज, अपच, कटिवेदना, त्वचा पर कण्डूयुक्त दाने निकलना आदि में उत्तम लाभ मिलता है ।

उच्च शक्ति का डायलुशन :- S_5 के उच्च शक्ति के डायलुशन को आवश्यकता के अनुसार, सफेद दाग, बाल गिरना, कटि वेदना, जीर्ण खुजली, दद्रूमण्डल, पित्ती उभरना, चेचक, इत्यादि जीर्ण शीर्ण रोगों में प्रयोग किया जाता है ।

सूखी गोलियाँ :- पेट फूलना, पथरी, अपच, अम्लता में भोजना के उपरान्त 5-10 गोलियाँ मूत्राधिकता में 1-2 गोली, कैंसर तथा गठिया बाई के विष निष्काषन हेतू 5-10 गोलियाँ सुबह शाम व वृक्क प्रदाह, पथरी, फीलपाँव, त्वचा विकारों में 10-15 गोलियाँ देना भी काफी है । इससे बल भी प्राप्त होता है ।

मरहम :- S_5 का मरहम घाव, सूजन, त्वचा मर मुँहासे, कीट दंश, अकौता, गन्जेपन, फीलपाव, अधंरगी, फोड़े, खुजली, ग्रन्थियों की प्रदाह वाई वेदना आदि में उत्तम होता है ।

कम्प्रेस :- S_5 का कम्प्रेस फोड़े, त्वचा की प्रदाह, सूजन, दन्त, मसूढ़ों की प्रदाह में उत्तम है ।

लोशन :- विशूचिका, त्वचा में उत्पन्न उदभेदों, सिर पर रोमाभाव, कोमा सूजन में उपयोगी होता है ।

स्क्रोफोलोसो न०-6 (Scrofoloso No. 6)

परिचय :- इस औषधि का प्रभाव मूत्र संस्थान तथा वृक्कों व उनकी कार्य प्रणाली पर मुख्य रूप से होता है । S_6 के द्वारा वृक्क प्रदाह व पत्थरी शीघ्र अति शीघ्र निष्काषित हो जाया करती है । इस औषधि को निर्मित करने में निम्नलिखित

घटकों की औषधि शक्ति को संगठित किया जाता है।

क्रमाँक S.No.	औषधीय घटक Components	प्रयुक्त भाग Parts
1.	Cochleria officinalis	5
2.	Hydrastis Canadensis	15
3.	Matricaria chamomilla	10
4.	Nasturtium officinale	25
5.	Scrofularia Nodosa	20
6.	Smilex Medica	20
7.	Salidago Virgaurea	20
8.	Tussilago Farfara	5
9.	Veronica officinalis	10

विशेष प्रयोग :- यह औषधि समस्त मूत्र प्रणाली के रोग, मूत्रअवरुद्धता तथा पथरी रोग में उत्तम कार्य करती है।

गुणधर्म एंव उपयोग :- इस औषधि के गुणधर्मों में मूत्र निष्काषित कराने वाली, बलप्रदान कर शारीरिक व अवयवों की दुर्बलता व प्रदाह समाप्त करने वाली, शरीर से विजातीय पदार्थों को निकालने वाली, कंण्डमाला दूर करने वाली रक्त तथा रस को शोधक करने वाली, तथा अश्मरी को घोलने वाली होती है।

S_6 का कार्य क्षेत्र अत्यन्त दीर्घाकार का है। क्योंकि S_2 के द्वारा पित्ताशय-मूत्राशय, S_5 वृक्कों से यूरिक एसिड को बाहर धकेलती है। जबकि S_6 समस्त विजातीय खनिज पदार्थ जिनसे अवयवों में कठोरता व्याप्त हो सकती है। उन सभी को बाहर निकाल दिया करती है। जिससे धमनियों व हृदय पर पड़ने वाले कुप्रभाव भी नियन्त्रित हो सकते हैं।

यदि मूत्र का परिमाण घट गया हो, अथवा आन्तरिक अंगों में सूजन, जलन उत्पन्न हो गयी हो। तब S_6 मूत्र के द्वारा समस्त विष, जलन को बाहर निकालकर अवस्था सामान्य बना देती है। आन्तरिक अवयवों में जल एकत्र होने, जलोदर आदि में भी उत्तम कार्य करती है।

इसके अतिरिक्त जो सूजन, लाली, प्रदाह में $S_5 L_1$ से लाभ प्रर्याप्त मात्रा में न हो सका हो । तब S_6 उनको परस्पर सहयोग प्रदान करती हैं ।

S_6 मूत्र प्रणाली सम्बन्धी औषधि होने के कारण तत्सम्बन्धी सभी कष्ठ जैसे मूत्र अवरोधन (Retention of Urine), वृक्क पथरी, (Renal Calculus) मूत्र में एल्ब्यूमिन जाना (Albuminorrhoea) मधुमेह (Diabetes) अण्डकोष में पानी या सूजन (Varicocele) बहूमूत्र (Diabetes Insipidus) मूत्राशय प्रदाह (Cystitis) आदि को ठीक करती हैं । जैसे तेज तेजाब या बर्फ से आन्तरिक अगों का प्रभावित होना (Disease of Internal digestive orgains Caused by coldor Acid drinking) अपचन (Indigestion) बहम, रोग भ्रम (Molancholia) अंग कम्पन्न (Corea) पीड़ा (Pain) कष्ठमाला क घाव (Scrofulous Sores) वृक्क की रेत (Sand in Kidney), वृक्क प्रदाह (Bright disease) रात्रि में शिशु या रोगी का बिस्तर पर मूत्र त्यागना (Bed wetting) निर्बलता (Weakness) इत्यादि ।

इन सभी तथ्यों के अतिरिक्त S_6 का प्रयोग सावधानी पूर्वक ही करना चाहिये । क्योंकि इस औषधि से पूर्व S_5, S_2, S_1 का प्रयोग जरूरी होता है । इनके पश्चात ही S_6 का क्रम आता है । फिर भी "S" समहू की औषधियाँ लसिका संस्थान को पुर्नजीवन प्रदान कर उसे शक्तिशाली व रोगरोधकता से सम्पूर्ण कर देने में अद्धितीय मानी जाती हैं ।

S_6 के विभिन्न शक्ति के डायलुशन व उनके कार्य

S_6 के प्रथम द्वितीय शक्ति के विलयन पेशाब बढ़ाते हैं । तथा पथरी को गलाते हैं । जबकि अन्य उच्च डायलुशन अतिमूत्र को सामान्य तथा मधूमूत्र को नियन्त्रित करते हैं ।

प्रथम शक्ति का डायलुशन :- प्रथम शक्ति के डायलुशन को मूत्रावरोध, वक्ष की अम्लता, जलन, अपचन, मूत्राशय की प्रदाह, तीव्र वेदना आदि कष्टों में प्रयुक्त किया जाता है ।

द्वितीय शक्ति का डायलुशन :- इस डायलुशन को प्रयोग करने से मूत्र में एल्ब्यूमिन

जाना, मूत्र का निरन्तर निकलते रहना, मूत्र में रेत या सिल्केन जाना, मूत्र में कृमि की उपस्थिति, मूत्राशय में तीव्र पीड़ा आदि रोगों में दशा सुधर जाती है।

तृतीय शक्ति का विलयन :- S_6 का तृतीय शक्ति का डायलुशन अधिकतर बहुमूत्र, मधूमूत्र वृक्क प्रदाह या ब्राइटस डिसीज बिस्तर पर मूत्र त्यागना, मूत्राशय की दुर्बलता आदि रोगों में प्रयोग की जाती है।

उच्च शक्ति का डायलुशन :- मूत्रावरोध, मूत्र में रेत तथा खनिज विजातीय पदार्थों की आशंका में 5-10 गोलियाँ दे सकते हैं। मधुमूत्र में 10 गोलियां भोजनोपरान्त वृक्क की सूजन, मूत्राशय की प्रदाह छाती की जलन में 5-5 गोलियाँ लाभ प्रद मानी जाती हैं।

सम्बन्ध तुलनीय औषधि :- S_6 की क्रिया के समान ही C_6, C_{17} भी मूत्र प्रणाली पर विशेष प्रभाव कारी औषधि मानी जाती हैं। इसमें C_6 ही सहयोग प्रदान करती है। क्योंकि S_6 का प्रभाव लसिकीय होता है। जबकि C_6 का प्रभाव मूत्र प्रणाली के अंगों के वात, मास सूत्रों पर व्यापक रूप से होता है। परन्तु C_{17} मूत्र संस्थान में गति प्रदान कर देती हैं। जो कि दुर्बल रोगियों हो हानि कारक सिद्ध हो सकती है। अतः पथरी तथा वृक्क व्याधि में C_6, S_6 का ही प्रयोग हित कर होता है।

स्क्रोफोलोसो न०-7 (Scrofoloso No-7)

"S_7"

इस औषधि को भी दो औषधियों को आपस में संयोजित करके निर्मित किया गया है। इसका कार्य क्षेत्र उन दोनों औषधियों के प्रभावों के बराबर होता है।

S. NO.	Medicines	Parts
1.	Scrofoloso No-1	20
2.	Angiotico No-1	40

उपयोग :- S_7 का महत्वपूर्ण कार्य इसी से स्पष्ट होता है। क्योंकि S_1 की सीमा में सम्पूर्ण (रस) लसिकीय व्याधियाँ आती है। तथा A_1 के कार्य क्षेत्र में समस्त रक्त संचालन जैसा आवश्यक तन्त्र आता है। अतः यह औषधि उन रोगियों पर रामबाण कार्य करती है। जिनमें लसिका व रक्त सम्बन्धी लक्षण या दोष उत्पन्न हों। संक्षेप में इसको लसिका संस्थान की ग्रन्थियों की विकार, उदर, आन्त्र, रक्त

अल्पता, रक्त विकार, तीव्र प्रदाह युक्त कष्ट, समस्त अवयवों पर तथा उनके सूत्रों श्लेष्मिक कला के दोषों पर सफलता के साथ प्रयोग किया जाता हैं ।

स्क्रोफोलोसो न०-8 (Scrofoloso No-8)

"S_8"

इस औषधि में S_1 तथा A_3 को उचित अनुपात में मिलाया जाता है । A_3 के कारण इसका प्रभाव S_7 से थोड़ा अलग प्रकार का होता है ।

क्रमांक S. No	औषधि Medicines	प्रयुक्त भाग Parts
1.	Scrofoloso No-1	10
2.	Angiotico No-3	10

कार्य :- इस औषधि का प्रभाव लसिका संस्थान, चयापचय क्रिया से सम्बन्धित ग्रन्थियों, आमाशय, आन्त्र प्रणाली तथा रक्त पर होता है । अतः इस औषधि के प्रयोग से समस्त वे रोग जो A_3 तथा S_1 की सीमा में आते हैं । वे समाप्त हो जाते हैं । संक्षेप में वे व्यक्ति जिनको लाल रक्त कणों की कमी होने से दुबलापन, निर्बल आलसी हो । तथा रक्त पतला पड़ने, रक्त के अधिक तथा पित्त प्रकृति के कम लक्षण स्पष्ठ हों । जीर्ण रोगों के बाद की दुर्बलता रोग प्रतिरोधक क्षमता का ह्रास आदि अवस्थाओं में प्रयोग किया जाता है ।

स्क्रोफोलोसो न०-9 (Scrofoloso No-9)

"S_9"

इस औषधि को निम्नलिखित औषधियों को आपस में मिश्रित कर तैयार किया जाता है ।

क्रमाँक S.No.	प्रयुक्त औषधियाँ Medicines	भाग Parts
1.	Scrofoloso No-5	10
2.	Febrifugo No-1	10

गुणधर्म व उपयोग :- इस औषधि में S_5 तथा F_1 के गुण संयुक्त रूपं से सम्मिलित

हैं । जिनमें प्रमुखतः इनके पुनः मिश्रण से तीव्रता व्याप्त हो जाती है । अतः S_9 के गुणों में इस का विशेष गुण मेरूदण्ड पीड़ा, चयापचय, स्नायु संस्थान, आन्त्र, त्वक संस्थान, यकृत, लसिका, श्लेष्मिक कला के दोषों के नाशक के रूप में जाना जाता है ।

इस औषधि का प्रयोग उस रोगी पर अतिशीघ्र होता है । जिनमें पित्तज तथा वातज लक्षण अधिक दिखाई दें ।

प्रमुख रूप से कटिशूल, त्वचा रोग, यकृत रोग, सुषुम्ना की मज्जा, उदर में अम्लता, शीतता आदि कष्टों में प्रयोग किया जाता है ।

इस प्रकार रोगी की वह अवस्था जिसमें S_5 तथा F_1 देने की आवश्यकता महसूस हो । वहाँ S_9 से ही उचित लाभ प्राप्त करना चाहिये ।

स्क्रोफोलोसो न०-10 (Scrofoloso-10)

"S_{10}" [एस. जियापून]

परिचय :- इस औषधि का S_1 के गुण से अधिक गुणकारी कार्य माना है । क्योंकि इसमें F_1 के घटक भी सम्मिलित होते हैं । अतः इस औषधि को लसिकीय ही नही अपितु स्नायु संस्थान (Nervous System) की भी प्रमुख औषधि माना जाता है । इलैक्ट्रों होम्यो पैथी में इस औषधि को अत्यन्त विश्वास के साथ उपयोग में लाया जाता है । यह शक्तिवर्धक के रूप भी उत्तम कार्य करती है । S_{10} में S_1 तथा F_1 के निम्नलिखित औषधिय घटकों को सम्मिलित किया जाता है ।

क्रम संख्या S.No.	औषधिय घटक Components	प्रयुक्त भाग Parts
1.	Aesculus Hippocastaman	10
2.	Berberis Vulgaris	10
3.	Cetraria islandica	10
4.	Cinchona Succiruba	10
5.	Cochleria officinalis	10
6.	Hydrastis Canadensis	10
7.	Nasturtium officinalis	10

8.	Sambucus Nigra	10
9.	Smilax medica	10
10.	Tussilago farfara	10
11.	Veronica officinalis	10
12.	Cinchona calisaya	20
13.	Erythraea Centaurium	20
14.	Salix alba	20
15.	Scrofularia Nodose	20

विशेष प्रयोग :- यह औषधी संक्रामक रोगों, पशुओं का काटना (Rabies) पेचिश, विशूचिका, अतिसार आदि रोगों में प्रयोग की जाती है। सामान्यतः इसके सेवन से संक्रामक रोग स्वस्थ व्यक्ति को रोगित नहीं करते है।

गुणधर्म व उपयोग :- इस औषधि के प्राकृतिक गुणधर्म संक्रामक रोग नाशक, बलवर्धक, मितली नाशक, पाचक, तथा अनेक बबाई रोगों से सुरक्षित रखने का कार्य करती है।

S_{10} का प्रभाव मस्तिष्क की निर्बलता एंव उससे उत्पन्न रोगों पर व्यापक रूप से पड़ता है। जैसे अर्द्ध शिरोभाग की वेदना (आंधासीसी) ज्वर, मानसिक दुर्बलता, बहम इत्यादि औषधि का प्रयोग, उल्टी दस्त, अर्थात हैजा पर उत्तम लाभ देता है। एक बार डा. मैटी के समय में पूर्वी देशों (जापान) में भयावह विसूचिका से सुरक्षित रखने तथा पीड़ितों को रोगमुक्त करने में इस औषधि ने अन्यन्त सफल परिणाम दिया तभी से इस औषधि को "जियापून" नामक सम्बोधन भी प्राप्त हो गया। जो आज तक प्रचलित है। सम्पूर्ण संक्रामक व्याधि जैसे प्लेग इन्फ्लुएन्जा, जुकाम, अतिसार आदि को भी शीघ्र नियन्त्रित करती है।

S_{10} पाचन संस्थान में आन्त्र प्रणाली की औषधि है। अतः आन्त्रों में रूकावट, दर्द, कुपच को यह तीव्र धनात्मक मात्रा द्वारा ठीक करती है। इसमें 25-30 गोली 4 औंस साधारण पीने योंग्य जल में घोलकर इसको जल्दी-२ पिलाते हैं। ऐसा करने से S_{10} आमाशय से शीघ्र आँतों व यकृत पर अपनी प्रक्रिया आरम्भ कर उनका संकुचन बढ़ा देती है। जिससे उत्तेजित होकर आन्त्र की ग्रन्थियों से पाचक रस श्रावित होता है। जो कुपच व रूकावट को शीघ्र दूर कर देता है। कभी-२

पीड़ा से व्यघित रोगी के प्राण ही संकट में पड़ जाते हैं । तब केवल S_{10} व WE उपयोगी सिद्ध होते हैं ।

S_{10} को "P Group" के साथ प्रयोग करने पर श्वाँस प्रणाली की व्याधियाँ भी शीघ्र नियन्त्रित हो जाती है। समस्त ज्वरों, चेचक खसरा, त्वक रोगों मं यह तीव्र मात्रा में स्वेद कारक तथा हल्की मात्रा मे स्वेदरोधक का कार्य करती है। अतः आवश्यकतानुसार प्रयोग करना चाहिये ।

इसके अतिरिक्त अनेक रोगों में भी S_{10} अत्यन्त लाभ दायक सिद्ध होती है। जिनमें मुख्यतः हिस्टीरिया (Hystirea), कुपच से अम्लता (Acidity), मितली तथा अतिसार (Vomitting & Diarrhoea), अपस्मार (Epilepsy), बबाई ज्वर (Infectous Fever), as (Typhoid, Typhus Hay Fever) जिगर की पीड़ा (Hepaticolic), फ्लु (Flue), छाती में अम्लीय जैसी जलन (Heart burn as Acidity), आधासीसी (Migrain), दुर्बलता (Weakness), स्नायु द्रुर्बलता (Neuralgia), आपेक्ष (Spasm), प्रवाहिका (Dysentry) ऐंठन (Convulsions), आन्त्र दोष (Iffect of Intestine), बेहोशी (Syncope), ज्ञानहीनता (Senseless), अर्कुलना सा (Sciatica), पेट फूलना (Ructus), वायु शूल (Colicpain) इत्यादि ।

S_{10} के विभिन्न शक्ति के डायलुशन व उनके प्रयोग :-

S_{10} के प्रथम से लेकर तृतीय तक डायलुशन विशूचिका की अवस्था में प्रयोग किया जाता है । जबकि उच्च शक्ति के डायलुशन मानसिक रोगों में तथा स्नायुं संस्थान की व्याधियों में सफलता प्राप्ती हेतू प्रयुक्त किये जाते हैं । जिनका क्रम बद्ध ब्यौरा निम्नांकित है ।

प्रथम शक्ति का डायलुशन :- S_{10} का प्रथम शक्तीय विलयन स्वेदाभाव से ज्वर पीड़ा, पेट फूलना, दस्त विशूचिका की मितली, प्रवाहिका, तथा पाचन क्रिया की क्षीणता में किया जाता है ।

द्वितीय शक्ति का डायलुशन :- इस शक्ति के डायलुशन का प्रयोग उदर में क्षारीयता से डकारों का आना, स्वर यन्त्र, की प्रदाह ज्वर की अवस्था, थकावट, अतिसार, रक्तसहित त्वचा पर सूर्खी, कण्डू रहित, वाई का ज्वर आदि में किया जाता है।

तृतीय शक्ति का डायलुशन :- S_{10} की IIIrd शक्ति के डायलुशन का प्रयोग अधिकाशतः अपस्मार, स्नायु ऐंठन, आन्त्रिक ज्वर, वात व्याधि, जीर्ण अतिसार, तथा ग्रन्थियों की सूजन, आदि रोगों में किया जाता हैं ।

पंचम या (लाइटर) शक्ति का डायलुशन :- इस विलयन को पागल जन्तुओं के काटने पर, आपेक्ष, बच्चों में उल्टी दस्त, खट्टी मितली या डकारें आना, मानसिक भ्रम में प्रयोग किया जाता है ।

उच्च शक्ति का डायलुशन :- उच्च शक्ति जैसे 30, 100, 200, ...1000 Pot, आदि के डायलुशनों को आवश्यकता के अनुसार प्रयोग किया जाता है । जिससे ग्रधसी पीड़ा, स्नायु वेदना बहम, कभी कब्ज, कभी पेचिश, पागलपन, तथा मस्तिष्कीय रोग जो जीर्णावस्था लिये हो जैसे उन्मादता, बहमी शंकित रहना, आदि रोगों में उचित समय अन्तराल से प्रयोग करना चाहिये ।

सूखी गोलियाँ :- किसी भी संक्रामक रोग से सुरक्षित रहने के लिए व पाचक, व शक्तिवर्धन हेतू 10-10 गोली भोजन के उपरान्त, जबकि, दस्त, पेट फूलना, पेट में पीड़ा, पागल जानवरों के काटने पर 5-5 गोलियाँ मिला लेनी चाहिये । हैजा, दस्तों में 20-20 गोलियाँ हर दस्त के बाद खानी चाहिये । आन्त्र पीड़ा या यकृत शूल में 20 गोलियाँ, 4 औंस पानी मे मिलाकर जल्दी-२ चम्मच से पिलानी चाहिये ।

क्म्प्रेस :- S_{10} का कम्प्रैस हैजा, उपरान्त पीड़ा पेचिश, आदि के लिए शीतल जल में बनाकर पेट पर रखना चाहिये ।

स्क्रोफोंलोसो न०-11 (Scrofoloso No-11)

S_{11} (A.M.M.) OR. (Anti MAL DEMER)

परिचय :- S_{11} औषधि को प्रमुख आँगिक औषधि की ही श्रेणी में रखा जाता है। क्योंकि अन्य S ग्रुप की औषधियों सम्पूर्ण लसिका संस्थान पर प्रभावी है । जबकि (A.M.M.) S_{11} केवल मितली पर अधिक कारगर सिद्ध हुई है । कुछ रोग जिनमें अन्य S समहू की औषधियाँ जब लाभ न प्रदान कर सकी हो तब S_{11} से अच्छा लाभ प्राप्त होता है । इस औषधि को निम्न औषधिय घटकों के संयोग से तैयार किया जाता है ।

क्रमाँक S.No.	औषधिक घटक Components	प्रयुक्त भाग Parts
1.	Cochleria officinalis	10
2.	Hydrastis Canadensis	30
3.	Lobelia inflata	5
4.	Matricaria Cammilla	30
5.	Melissa officinalis	30
6.	Nasturtium officinale	5
7.	Scrofularia Nodosa	5
8.	Smilex Medica	10
9.	Tussilage Farfara	5
10.	Veronica offininalis	5

विशेष प्रयोग :- इस औषधि को समस्त प्रकार की उल्टी, कै, या मितली आने पर प्रयोग किया जाता है ।

गुण धर्म एंव उपयोग :- S_{11} का प्रभाव वेगस तन्त्रिका (Vagus Nerve) तथा आमाशय व स्नायु जाल पर होता है ।अतः इस औषधि में कैमितली नाशक, स्नायु शक्ति वर्धन, वातज दस्त, मस्तिष्क में वेदना नाशक, आदि गुण हैं । S_{11} को वात प्रकृति के रोगियों की ज्यादा मिचली और कै, सवेरे कै होना, गर्भावस्था की मितली, कै के समय ठन्डा स्वेद श्रावित होना, बहुत अधिक अवसन्नता, पुरानी कै की बीमारी, आमाशयक दोष से , स्नायु तन्त्रिका की दुर्बलता, किसी वाहन में यात्रा से चक्कर आना या मितली होना, साथ ही आधा सिर दर्द, (Migrain) मूत्र मे विषाधिक्य को भी शान्त करती है ।

डायलुशन :- कभी-२ डायलूट करके औषधि आवश्यकता अनुसार कार्य करती हैं

सूखी गोलियाँ :- चक्कर, उल्टी, कै, हो तब 10-15 गोलियाँ हितकर होती है । झूला व यात्रा में भी इनका प्रयोग उत्तम रहता है ।

स्क्रोफोलोसो न०-12 (Scrofoloso No-12)

"S_{12}" मैरीना (Marina)

परिचय :- मरीना नेत्र सम्बन्धी कष्टों की उत्कृष्ठ औषधि मानी जाती है। इसकों अकेले या लक्षणों के अनुसार अन्य सहयोगी औषधि के साथ प्रयोग करने से आशातीत सफलता मिलती है।

S_{12} के निर्माण में निम्न लिखित घटक प्रयुक्त होते हैं।

क्रमाँक S.No.	औषधिय घटक Components	प्रयुक्त भाग Parts
1.	Atropa Belladone	10
2.	Cocheria officinalis	20
3.	Euphrasia officinalis	20
4.	Hydrastis Canadensis	5
5.	Matricaria Chamomilk	10
6.	Nasturtium offininals	20
7.	Scrofularia nodosa	20
8.	Smilax mdeica	5

विशेष प्रयोग :- S_{12} का प्रयोग नेत्र सम्बन्धी समस्त व्याधियों में प्रयोग उत्तम रहता है। इसके सामान्य सेवन से नेत्रज्योति तेज रह सकती है। तथा दोष भी नहीं उत्पन्न होतें हैं।

गुण व उपयोग :- इस औषधि के प्रमुख गुण नेत्र दुर्बलता तथा अन्य स्नायु की दुर्बलता नाशक है। S_{12} का प्रभाव तत्काल नेत्र तन्त्रिका (Optic Nerve) पर पड़ता है। जिसके फलस्वरूप नेत्र पीड़ा, तथा नेत्रआवरण व कोर्निया को दोषों से मुक्ति मिल जाती है। इसके अतिरिक्त प्रदाह (Inflammation), नेत्र लाली (Redness of eye), अन्धापन (Blindness), मोतिया बिन्दु (Cata-ract), घाव (Ulcer), वरोनी की व्याधि (Eyelash disease), भौं की पीड़ा (Pain in eye brow), पलकों के रोग (Eye lid disease), आँख आना (Eye Sore), या आँख के व्रण बाम्हनी, वर्त्म पलकों की शोथ (Blepharitis), इत्यादि सभी नेत्र रोगों मे लाभ कारी है। इसी कारण इस औषधि को नेत्रोषधि (Eye Remedy) भी कहा जाता है। तथा इसका प्रभाव नाक, गले व श्लेष्मिक कला

पर उत्तम रूप से पड़ता है ।

S_{12} को अन्य प्रकृति अथवा उत्पन्न लक्षणों के अनुसार उचित औषधियों के साथ प्रयोग करना हितकर रहता है । जिसमें उदाहरणतः

यदि मोतिया बिन्द दुर्बलता, पाचन दोषों मूत्राशय दोषों के उपरान्त उत्पन्न हो तो S_1, S_2, S_{10} का प्रयोग करते है । यदि जीर्ण रोगों या वृद्धावस्था के उपरान्त मोतिया बिन्द हो तो "C" ग्रुप की औषधियाँ जैसे C_5, C_3 or C_2 उत्तम रहती हैं । यह उपाय मिश्रित प्रकृति के रोगी में करना चाहिये ।

लेकिन गठिया बाई कारण लगे तो S_5, C_3, S_2 का प्रयोग करना ही उत्तम रहता है । जबकि शरीर में अस्थि क्षय या विजातीय पदार्थ कठोरता ला रहे हों तो C_4, C_6 से चिकित्सा करते हैं । इसमें C_6 वृक्क सम्बन्धी सूत्रों को भी रोग हितकर लाभ प्रदान करता है । यदि वृक्कों की अन्य व्याधि हो तो S_6, C_6 तथा रक्त अल्पता में A_3 का प्रयोग आवश्यकता के अनुसार हुआ करता है । उसमें S_{12}, A ग्रुप की औषधियाँ लाभ प्रदान करती है । गर्मी या सुजाक का इतिहास होने पर Ven, कृमि रोगों में Ver_1 तथा संक्रामकता में S_{10} दुर्बलता में S_1, आदि का प्रयोग करना हित कर रहता है ।

लोशन :- नेत्र प्रदाह, नेत्र लाली में लोशन बनाकर नेत्र पर पट्टी रखना अत्यन्त हित कर होता है ।

डायलुशन :- प्रथम शक्ति से तीसरी शक्ति का विलयन नेत्र पीड़ा नेत्र दुर्बलता, मोतिया बिन्द, आदि रोगों में लाभ दायक सिद्ध होते हैं ।

स्क्रोफोलोसो-लासाटिवो (स्लास) (Scrofoloso Lassativo) (S.Lass)

परिचय :- यह औषधि इस समहू की एक विशेष प्रकार की औषधि होती है । जिसका स्वाद कुछ कड़वा होता है । इसीलिए इसे शिशु या दुर्बलों को शक्कर अथवा शहद में मिलाकर सेवन कराते है । आन्त्र में मल अवरूद्धता की अचूक औषधि का स्थान रखती है । SL को केवल दो घटकों को ही उचित अनुपात में मिलाकर तैयार किया जाता है ।

क्रमाँक S.No.	औषधिय घटक Components	प्रयुक्त भाग Parts
1.	Gentiana Lutea	1
2.	Aloe Capensis	2

विशेष प्रयोग :- SL का प्रयोग समस्त आन्त्र दोष व जीर्ण कब्ज में सफलता के साथ प्रयोग की जाती है ।

गुणधर्म एंव उपयोग :- इस औषधि के प्राकृतिक गुणधर्म मल विसर्जक, कब्ज नाशक, तथा वातज उष्णता व आन्त्र संकुचन रस को उत्तेजित करने वाली कन्ठमाला को समाप्त करने वाले पाये जाते हैं ।

SL आन्त्रों की एक विशेष औषधि है । इसके द्वारा रस में उत्तेजना होकर वृद्धि हो जाती है । इसके अतिरिक्त वृक्कों व ग्रन्थियों, तथा स्नायुजाल के कार्यों को भी ठीक करती है ।

SL के प्रयोग से कब्ज के कुप्रभाव से उत्पन्न आन्त्र पीड़ा, गुदावेदना, अफारा, मस्तिष्कयी पीड़ा व चक्कर आदि सम्बन्धित रोग स्वतः ही समाप्त हो जाते हैं । जब मल खुष्क हो जाय तब उस समय, रूकावट को यह शीघ्र बाहर कर देती है ।

SL के प्रयोग से पूर्व S_2, C_{10}, C_2 का प्रयोग करना उत्तम रहता है । इनसे भी कब्ज सुधर जाती है । प्रकृति के अनुसार भी औषधि जैसे रक्त में A_3, रस प्रकृति में S_1, S_2 मिश्रित में C_{10}, C_8 का प्रयोग करना चाहिये ।

सूखी गोलियाँ :- कब्ज निवारण के लिए 20 गोली SL की रात्रि में गर्म पानी से देनी चाहिये ।

सावधानी, व्यायाम :- SL प्रयोग करते समय कब्ज कारक खाद्य से बचना चाहिये । तथा सामार्थ्य अनुसार शारीरिक व्यायाम करें । समय पर भोजन करना चाहिये ।

सिन्थेसिस (Synthesis or S.Y.)

परिचय :- यह औषधि कोई नयी नहीं अपितु अनेक औषधियों का समहू है । इस मिश्रणता के कारण इसके कार्यक्षेत्र को सीमित करना कठिन है । इलैक्ट्रो होम्यो पैथिक औषधियों का पहले ही विस्तार कार्य क्षेत्र है । तो फिर इस पुनः मिश्रित क्रिया से इसमें सर्वगुण सम्पन्नता का आभास होता है । सिद्धान्तानुसार हम व्याख्या कर सकते हैं । कि यह औषधि तत्काल रस और रक्त को शुद्ध कर सम्पूर्ण शरीर के चयापचयात्मक क्रिया को नवजीवन प्रदान करके रोगी के शरीर के सूत्रों व सभी अंगों पर प्रभावी हैं । जिससे शिथिल संस्थान जटिल रोग, वृद्धावस्था, के दुर्बल अंगों, को शीघ्र रोग मुक्त कर उनमें नवीन चेतना डाल देती है ।

मिश्रित औषधियाँ :- SY में निम्नाँकित औषधियों को मिलाया गया है ।

क्र.	**नाम**	**भाग**	**कार्य क्षमता**
1.	S_1	10÷	यह औषधि रस व रक्त (चयापचय) संस्थान को उत्तम रखती है ।
2.	L_1	10÷	यह औषधि लसिका (Lymph) को बनाती है ।
3.	A1	10÷	इस औषधि से रक्त (Blood) में शक्ति संचार होता है ।
4.	P_1	10÷	यह औषधि श्वाँस संस्थान को स्वस्थ रखती है ।
5.	C_1	10÷	इस औषधि का प्रयोग माँस सूत्रों (M. Tissue) की शुद्धता के लिए किया है ।
6.	Ver_1	10÷	इस औषधि से कृमि दोष, तथा आन्त्रों का, आपेक्ष समाप्त हो जाता है ।
7.	Ven_1	10÷	यह औषधि वंशागत तथा संक्रामक रतिज रोग से सुरक्षित करती है ।
8.	Feb_1	10÷	इस औषधि द्वारा ज्वर, तथा स्नायुजाल उत्तम रहता है ।

उपयोग :- जब कोई रोगी ऐसी अवस्था में हो कि उसके सम्पूर्ण अवयव निष्क्रिय हो रहे हों । तब Sy का प्रयोग लाभ कर होता हैं । तथा वृद्धावस्था में भी इस औषधि को सेवन करने से लाभ होता है। उस समय भी प्रयोग किया जाता है।जब कोई संशयात्मक स्थिति का रोगी हो । या औषधियाँ Sy के मिश्रिण जैसे ही देनी पड़ रही हो ।

लिन्फैटिको न०-1 (Linfatico No-1)

(Lymphmittel No-1) "L_1"

परिचय :- यह औषधि लिम्फेटिक सम्बन्धी औषधि है । जबकि स्क्रोफोलोसो भी लसिका प्रभावी औषधियाँ है। इनके कार्यों की तुलनात्मक अध्ययन करने पर ज्ञात होता है। कि "S" ग्रुप की औषधि पाचन संस्थान से लेकर लसिका निर्माण होने वाली क्रियाओं पर अत्यधिक लाभकारी सिद्ध होती है। जबकि लिम्फ-1 औषधि का कार्य वहाँ से आरम्भ होता है । जहाँ $S_1$1&10 का कार्य समाप्त होता है । दूसरे शब्दों में L_1 लसिका निर्माण के पश्चात निर्मित श्वेत रक्त कणों, पर अत्यन्त उत्तम प्रभाव डालती है । जिसके पश्चात L_1 रक्त पर भी कार्यकारी सिद्ध होती है। परन्तु यहीं हम यह सोच सकते हैं। कि S समहू में रस अवयवों की महौषधियाँ होती है । और L_1, A_3 रस और रक्त की सूक्ष्म संरचना तक पर प्रभावी हैं।

इसलिए L_1 रक्त हल्का पड़ने, ग्रन्थियों की शोथ, रक्त संचय से बतौड़ी, पीड़ा आदि कष्टों में भी लाभ प्रदान करती है। L_1 के निर्माण में निम्नलिखित औषधिय घटकों के मूल सत्व को प्रयोग में लाया जाता है ।

क्रमाँक S.N0.	औषधिय घटक Components	प्रयुक्त भाग Parts
1.	Echinacea Angustifolia	10
2.	Erythraea Contarium	10
3.	Fucus Vesiculosis	20
4.	Humulus Lupulus	20
5.	Menyanthes trifoliata	20
6.	Oxalis acetosella	10
7.	Pulmonaria officinalis	10
8.	Simaruba Amara	20

विशेष प्रयोग :- L_1 के प्रयोग से गठिया, बाई, अम्लता, तथा वात व्याधियाँ जैसे रोग ठीक हो जाते है। तथा लसिका सम्बन्धी कार्यों को भी उचित प्रकार से सन्तुलित करने में सहायता करती है।

गुण धर्म एंव उपयोग :- इलैक्ट्रो होम्योपैथी की पुरानी पुस्तकों के अनुसार काउण्ट सीजर मैटी इस औषधि को आरम्भ में केवल बाह्य उपयोग में लाया करते थें। जैसे स्नान, कम्प्रेस, लोशन लेकिन एक बार L_1 का आन्तिरिक सेवन अतिगुण कारी सिद्ध हुआ। तभी से इस औषधि के गुणानुसार इसका उपयोग रक्त, लसिका सम्बन्धी व्याधियों पर किया जाने लगा। L_1 के प्राकृतिक गुण उत्तम परिणाम वाले हैं। जैसे कि यह औषधि गठिया, बाई नाशक, अम्ल नाशक, प्रदाह नाशक तथा रक्त को शुद्धता प्रदान करने वाली है। यदि अम्लता से पाचन संस्थान पर कुप्रभाव हो या रक्त अशुद्धता से शरीर में रोगों की मिश्रित परिस्थिति व्याप्त हो तब S_3, L_1 तथा S_{10}, S_5 का प्रयोग अत्यन्त सन्तोष जनक परिणाम देता है।

L_1 का प्रमुख प्रभाव पहले लसिका पर तथा श्वेत रक्त कणों लाल रक्त कणों पर अति शीघ्रता से होता है। इसीलिए इनसे सम्बन्धित दोषों तथा शरीर में हानिकारक पदार्थ के बाहर निष्काषन क्षमता में क्षीणता से जब गठिया, बाई सूजन, स्वेदाभाव, खुजली, स्कर्बी, श्वेत प्रदर, इत्यादि रोगों की शंका हो या शरीर में व्याप्त हो जायें तो L_1 का प्रयोग करने से रोगी के शरीर से यह सब अनावश्यक पदार्थ, मूत्र तथा स्वेद ग्रन्थियों से श्रावित होकर उत्सर्जित हो जाते हैं। जिससे रोगी का शरीर मल, दोष मुक्त हो जाता है। इसी शुद्धी करण से वातज संस्थान भी स्वच्छ होकर नवचेतना ग्रहण कर लेता है। अतः L_1 स्नायु दोष, मस्तिष्क दोष जैसे अपस्मार, वायुगोला पर भी कार्य करती है।

परन्तु वंशागत रोग या रतिज विष की उपस्थिति में Ven समहू तथा व्याधि की जीणता में C समहू का प्रयोग अवश्य आवश्यकता के अनुसार करना उपयोगी रहता है।

इस के अतिरिक्त L_1 का उपयोग निम्नलिखित रोगों में उत्तम परिणाम प्रदान करता है। ग्रन्थियों का कठोरता ग्रहण करना, (Hardening of Glands) पाचन दोष, जननेन्द्रयों की दुर्बलता (Weakness of Genital organs), अर्श (Piles), उन्माद (Madness), वृक्क व्याधि (Kidney disease), प्रदर (Leucorrhoea),

स्मृति नाश (Memory-loss), आमशयिक ताप (Gastric Fever), छाती में अम्लता से जलन (Acidity in Chest), हृदय शूल (Angina pectoiris) शीत टयूमर (Cold tumour), दमा (Asthma), रक्त संचय (Conguction), दाँतों का क्षय (Caries of teeth), सिर पीड़ा (Headach), माँस पेशियों की दुर्बलता (Weakness of Muscles), पैर के पश्चतल पर स्वेदाधिकता (Perspiration of the feet), कब्ज (Constipation), पौरुष ग्रन्थि से श्राव गिरना (Prostatorrhoea), बाई, आम वात (Rheumatism), गठिया (Gout), त्वक व्याधि (Skin dieases), मितली व सिर चकराना (Vomitting & Vertigo), वायु शूल (Colicpain), कटिशूल (Lumbacho), इत्यादि ।

L_1 के विभिन्न शक्ति के डायलुशन :- लिम्फ-1 के धनात्मक डायलुशन मूत्र तथा स्वेद द्वारा यूरिक एसिड निकाल कर तथा बाई की पीड़ा को कम करते हैं । जब कि उच्च शक्ति के विलयन स्वेद, प्रदर, उत्तेजना को शान्त करते है ।

प्रथम शक्ति का विलयन :- L_1 का प्रथम शक्ति का विलयन बाई माँसपेशियों की कमजोरी, वायुशूल, अतिसार, स्वेदाभाव, में लाभकर है ।

द्वितीय शक्ति का विलयन :- यह डायलुशन कटि शूल, गठिया, जनेनद्रियों की दुर्बलता, स्मरण शक्ति का ह्रास, बसीय बतौड़ी आदि में प्रयोग किया जाता है ।

तृतीय शक्ति का डायलुशन :- इस शक्ति के घोल को अपस्मार, प्रोस्टेट रस के श्रावित होने, मासिक धर्म की वेदना, जैसे जीर्णावस्था के रोगों में दिया जाता है।

सूखी गोलियाँ : अम्लता, गठिया, बाई, का शूल, अर्श, में 4 से 10 गोली भोजन के बाद देनी चाहिये ।

मरहम :- गठिया बाई, सन्धि शोध, कटिशूल, बृक्क व्याधि, लैगिंय दुर्बलता में प्रयोग करते हैं ।

स्नान :- गठिया, स्नायु का आपेक्ष, कटि शूल त्वचा दोष, सुषुम्ना रोग में कराते हैं ।

लोशन :- केशाभाव, विषैले कीट के काटने पर, आदि में रखते ही शीघ्र लाभ प्राप्त होता है ।

लिन्फैटिको न०-2 (Linphatico No-2)

"L_2"

परिचय :- L_2 अनेक औषधियों को मिला कर निर्मित की जाती है । इसी लिए इस औषधि का कार्य क्षेत्र L_1 की अपेक्षा अधिक हो जाता है । L_2 में केवलघटक औषधि उचित अनुपात में मिली होती हैं । जबकि

L_2 में निम्नलिखित औषधि उचित अनुपात में मिली होती हैं ।

क्रमाँक S. No.	प्रयुक्त औषधियाँ Medicine	भाग Parts
1.	Linphatico No-1	20
2.	Scrofoloso No-1	20
3.	Angiotico No-3	10

विशेष प्रयोग :- यह औषधि प्लीहा, तथा फुफ्फुसों व हृदय के रोगों में आवश्यकता के अनुसार प्रयोग की जाती है ।

गुणधर्म एंव उपयोग :- L_2 का प्रभाव समस्त लसिका संस्थान तथा लसिका ग्रन्थियों तथा रक्त संचालन व रक्त कणों पर उत्तम पड़ता है । इसी लिए इस औषधि को हृदय, प्लीहा, फुफ्फुस, यकृत, अगन्याशय तथा आमाशय की सम्बन्धित व्याधियों में प्रयुक्त किया जा सकता है । क्योंकि L_1 के कारण समस्त बाई, गठिया, ग्रन्थि तथा A_3 रक्त परिसंचरण तन्त्र के अवयवों को स्वस्थ रखने में सहायता प्रदान करती है । जबकि S_1 समस्त अवयव जैसे आमाशय, आन्त्रों यकृत, स्नायुओं, दुर्बलता आदि व्याधियों की टीक करने के लिए प्रर्याप्त प्रभाव डालती है ।

L_2 का प्रयोग उस स्थिति में भी लाभदायक होता है । जबकि L_1 से सम्पूर्ण कार्य सन्तुलित न हो सकें । और L_1 के साथ S_1, A_3 को मिश्रित करने की आवश्यकता हो । L_2 का उपयोग बाह्य रूप से भी अति लाभकारी होता है । इस औषधि को शारीरिक दुर्बलता, सूखा, वात व्याधि, प्रर्याप्त क्रम से अतिसार व कब्ज, पाकाशय में अम्ल रोग, उदरामय, वात रोगों से हृदय रोग हो जाने, दुर्बलता के कारण रोगी का शीत की सहन न करपाना आदि कष्टों में भी लाभदायक पाया गया है ।

6. ''एन्जियाटिकों समहू (Angioticos)

(Ader. Oder Blutmittel) (A. Group)

परिचय :- इस समहू की औषधियाँ रक्त प्रकृति के रोगी पर उसी प्रकार लाभकारी होती है । जिस प्रकार से रस प्रकृति रोगियों पर ''एस'' समहू की औषधियाँ। क्योंकि रक्त प्रकृति वाले रोगियों में रक्त सम्बन्धी कष्ठ या व्याधि अधिक देखने को मिलते हैं । इसीलिए उन लक्षणों का निवारण "A" समहू द्वारा रक्त सम्बन्धी कार्य विधि सन्तुलित कर देने से स्वतः ही उत्पन्न कष्ठों के लक्षण समाप्त हो जाते हैं । इस ग्रुप में A_1, A_2, A_3 केवल तीन औषधियाँ होती है ।

इस समहू की औषधियाँ अन्य लक्षणों में निर्देशित औषधियों के साथ भी उत्तम सहयोग प्रदान करती है । क्योंकि प्रकृति के अतिरिक्त भी रक्त सम्बन्धी दोषों से इन औषधियों द्वारा शीघ्र लक्षणों में P समहू, स्नायु, ज्वर सम्बन्धी कष्ठों में F_1 तथा मिश्रित प्रकृति वाले रोगियों की व्याधियों में C ग्रुप के साथ देना चाहिये । रक्तअल्पता को भी इनसे शीघ्र समाप्त किया जा सकता है । परन्तु दौरे, आपेक्षों में इन औषधियों का प्रयोग सावधानियों के साथ करना ही उचित रहता है । और कई बार पूर्व रोग भी वर्तमान में पुनः तीव्रता के साथ उत्पन्न हो जाते हैं । जैसे मलेरिया, ग्रन्थियों की क्षय, उपदंश रक्तश्राव, मस्तिष्क में चक्कर आदि ।

एन्जियाटिकों समहू की औषधि बाह्य रूप से प्रयोग करने पर भी विशेष लाभकारी परिणाम प्रदान करती है । अतः इन औषधियों को सहयोग प्रदान करने वाली तरल बिजली (B.E.) नीली बिजली होती है । इनके मिश्रण से निर्मित मरहम, कम्प्रेस, लोशन आदि रूपों में बाह्य प्रयोग किया जाता है ।

रक्त संचालन में तीव्रता लाने के लिए A समहू की औषधियों को धनात्मक मात्रा में देना चाहिये । जबकि रक्त संचालन में ह्रासता (कमी) लाने के लिए इसके विपरीत ऋणात्मक डायलुशन के रूप में औषधि को प्रयोग करना चाहिये।

एन्जियाटिको न०-1 (Angiotico No-1)

"A_1"

परिचय :- यह औषधि रक्त सम्बन्धी रोगों की महौषधि होती है । इसका कार्य

हृदय की बायें भाग की सम्पूर्ण महाधमनी तथा सम्बन्धित धमनियों Arteries तथा कोशिकाओं (Cappilaries) पर उत्तम होता है । उनके दोषों असन्तुलित कार्यो पर A_1 अच्छा प्रभाव रखती है । जैसे फुफ्फुसीय, यकृत में रक्त अशुद्ध पहुँचने से दोष उत्पन्न हो जाय तब, उस को प्राकृतिक रूप से कार्य संचालित कराती है । A_1 के निर्माण हेतू निम्नलिखित औषधियों की शक्ति प्राप्त कर उनको परस्पर मिश्रित किया जाता है ।

क्रमाँक S.No.	औषधिय घटक Components	प्रयुक्त भाग Parts
1.	Arnica Montana	20
2.	Avena Sativa	30
3.	Capsella Bursa pastoris	20
4.	Hydrastis Canadensis	10
5.	Malva Silvestris	5
6.	Sanguinaria Canadensis	10

विशेष प्रयोग :- यह औषधि तीव्र मात्रा में रक्त संचालन को तेज तथा हल्के विलयन के रूप में देने से रक्त संचय, अर्थात रक्त सचांलन को कम कर देती है। अतः रक्त अल्पता, मासिक विकारों, रक्तश्राव, रक्त सचंय में आवश्यकता के अनुसार प्रयोग करते हैं ।

गुणधर्म एंव उपयोग :- इस औषधि के प्रमुख गुण रक्तश्राव नाशक, पित्त व अम्ल नाशक, आपेक्ष नाशक, वातज उत्तेजना नाशक, मल विसर्जक यक्ष्मा नाशक तथा रक्त संचालक होते हैं ।

A_1 का प्रभाव रक्त धमनियों पर होता है । अतः समस्त रक्तीय व्याधियाँ तथा रक्त सम्बन्धी शारीरिक क्रियाओं पर धनात्मक मात्रा अति शीघ्रता से कार्य कर मासिक श्राव को नियमित कर देती है । और मासिक धर्म की अधिकता पर (हल्के डायलुशन की) उच्च शक्ति की मात्रा उसको नियमित कर देती है।

इसके अतिरिक्त यदि अवयव में रक्ताभाव व्याप्त होने से अवयव में पीड़ा या दुर्बलता होने लगे । तब इस रक्ताभाव की स्थिति को A_1 शीघ्र नियमित कर सकती

है । तथा किसी स्थान पर "रक्त संचय" (Blood conguction) होने से जब शोथ, रक्तवर्ण का सा पीड़ित स्थान होना, तीव्र वेदना हो । तब उच्च शक्ति के डायलुशन धमनी व कोशिकाओं क़ा सिकुड़ ने का कार्य करते हैं । जिससे रक्त से उत्पन्न प्रदाह लाली धीरे-२ समाप्त होने लगती है । A_1 मूर्छा किसी भी शारीरिक अंग की प्रदाह गठिया बाई, संधिशोध रक्तश्राव, फोड़े, ज्चर आदि पर तत्काल प्रभावी होती है । इसके अलावा A रक्त प्रकृति के निम्न लिखित रोगों पर अच्छा कार्य करती है । रक्त अल्पता (Aneamia), मस्तिष्क गत रक्तश्राव (Apoplexy), रक्त संचय (Congestion of Blood), रक्त संचालन में क्षीणता (Slow circulation of Blood), मूत्राशय की प्रदाह (Cystitis), आपेक्षीय कफ (Convulsive Caugh), प्रवाहिका (Dysentry), जलोदर (Dropsy), मस्तिष्कीय पीड़ा (Encephelitis), नेत्रीय पेशीगत ऐंठन (Spasm of the muscle in the eyes), सन्यासी (Coma), ज्चर (Fevers), प्रदाहिक गठियाँ (Inflammatery Gout), रक्तीय कै (Haematemasis), रक्तार्श (Haemorrhoid), शिरोभाग की पीड़ा (Headach), हृदयक व्याधियाँ (Heart disease), आलस्य (Lethargy), गुदा से रक्तश्राव (Malaena), मासिक धर्म का अभाव (Amenorrhoea), अति रज (Metorrhagia), रक्तार्बुद (Haomtoma), रक्तमेह (Haematuria), रक्त थूँकना (Spitting of Blood), आतपघात (Sunstroke), टान्सिलप्रदाह (Quinsy), बाई की व्याधि (Rheumatic disease), घाव (Wounds) नक्सीर (Epistaxis) इत्यादि ।

A_1 के विभिन्न शक्ति के डायलुशन व उनके कार्य :-

A_1 की धनात्मक मात्रा अन्य औषधियों की अपेक्षा कुछ अधिक तीव्र प्रकार की क्रिया उत्पन्न करती है । इसीलिए इस औषधि को डायलुशन में परिवर्तित करके उपयोग में लाना चाहिये । इसके अतिरिक्त विलयन भी शीघ्र प्रभाव दिखाते हैं ।

A_1 प्रथम शक्ति का डायलुशन :- A_1 की औषधि प्रथम शक्ति के डायलुशन के रूप में प्रयोग करने से रक्त संचालन तीव्र गति होने लगता हे । इस लिए रक्तश्राव को बढ़ता है । मासिक धर्म शीघ्र प्रारम्भ करता है । रक्त अवरूद्धता को समाप्त करता है । अतः रक्तश्राव होना, तीव्र ज्वर, गर्भावस्था, आदि स्थिति में A_1 की धनात्मक मात्रा का प्रयोग वर्जित माना जाता है ।

A_1 का द्वितीय शक्ति का डायलुशन :- यह डायलुशन प्रथम की अपेक्षा तनु होता है। इसीलिए रक्त संचालन को थोड़ा धीमा करता है। नाड़ी दर, ज्वरावस्था, हृदय की घड़कन तथा प्रदाह में शक्ति प्रदान करता है।

तृतीय शक्ति का डायलुशन :- A_1 के तृतीय शक्ति का डायलुशन ज्वर में F_1 के साथ शीघ्र ताप में कमी करता है। अपस्मार, रक्त बहने, वातज उष्णता को भी ठीक करता है।

उच्च शक्ति के डायलुशन :- जब तृतीय शक्ति का डायलुशन कार्य हीनता प्रदर्शित करें। तब उच्च शक्ति के विलयन अतिशीघ्र प्रभाव करते हैं। जिनमें आवश्यकता के अनुसार 30, 100, 200 ....जीर्ण रोगों जिनमें प्रमुख तेज गति से रक्तश्राव, नक्सीर रक्तीय बबासीर, वात रोग, जिनमें तीव्र उत्तेजना हों। इत्यादि में प्रयोग किया जाता हैं।

सूखी गोलियाँ :- रक्त संचालन की तीव्रता के लिए 5-10 गोली पानी में घोलकर भोजन के साथ लेते हैं। इनसे हृदय बलशाली रहता है। परन्तु गर्भावस्था, आन्तरिक घाव कैन्सर की, श्रेणी, रक्तश्रावी प्रकृति जैसे क्षय में रक्तश्राव होने वाले व्यक्ति को प्रयोग नहीं कराना चाहिये।

सावधानी :- A_1 की सूखी गोलियाँ अधिक खाने में चक्कर, कानों में आवाजें, नक्सीर, गर्भश्राव हो जाते हैं। अतः चिकित्सक के परामर्श से ही प्रयोग करना चाहिये।

लोशन :- A_1 का लोशन मस्तिष्क वेदना, रक्तसचंय में बहुधा प्रयोग करते हैं।

एन्जियाटिको न०-2 (Angiotico No-2)

"A_2"

परिचय :- A_2 औषधि मुख्यतः हृदय के दाहिनी तथा शरीर की समस्त शिराओं पर अपना प्रभाव रखती है। इस प्रकार A_2 का गुण A_1 की अपेक्षा कुछ कोमल तथा अधिक आन्तरिक है। शिरा कोशिकाओं तथा दाहिने भाग के दूषित रूधिर पर भी यह औषधि अच्छा कार्य करती है। इस औषधि में निम्नलिखित औषधिय घटकों को मिश्रित किया जाता है।

क्रमाँक S. No.	औषधित घटक Components	प्रयुक्त भाग Parts
1.	Achillea Milifolium	10
2.	Aesculus Hippocastanum	10
3.	Avena Sativa	30
4.	Hamamalis Virginica	10
5.	Hydrastis Canadensis	10
6.	Sanguinaria Canadensis	20

विशेष प्रयोग :- इस औषधि को रक्तीय अर्श, शिराओं से रक्त श्राव तथा रक्त संचय में आन्तरिक व बाह्य रूप से प्रयोग किया जाता है ।

गुणधर्म एंव उपयोग :- A_2 क्योंकि समस्त वृहदाकार शिराओं के कार्यों पर नियन्त्रण रखने में सक्षम है । इस लिए शिरा सम्बन्धी सभी कष्टों की अचूक औषधि है । इसके गुण रक्त स्तम्भक, बाई नाशक हृदय पर प्रभावी, वातनाशक तथा श्वास अवयवों से कफ विर्सजक हैं ।

A_2 शिराओं से रक्तश्राव की सर्वप्रधान औषधि होती है । अतः नाक (Nose), फुफ्फुस (Lungs), जरायु (Utrus), मूत्राशय (Urinary Bladder) तथा मलद्वार (Anus) इत्यादि अवयवों से रक्तश्राव होना, जो जमा हुआ, काले रंग हो, उसमें उत्तम प्रभाव डाल सकती है ।

चोट लगने या कुचलने वाले दर्द में भी अति प्रभावी होती है । इसके अतिरिक्त दुर्बलता जो रक्तश्राव के पश्चात उत्पन्न हुई हैं । उसकों भी दूर कर सकने में सक्षम मानी जाती है ।

A_2 अपने गुण के अनुसार दाहिने भाग में यकृत सम्बन्धी हृदय की शिराओं द्वारा भी कार्य करती है । अतः इस का प्रभाव कामला (पीलिया) पर भी होता है । इसके साथ "S" समहू की औषधि S_1, F_1 अच्छा कार्य करती है । जिससे रक्तअल्पता स्नायुदोष, वात व्याधि पर नियन्त्रण होता है । इसी प्रकार चर्बी वृद्धि (मोटापे) में S_1 तथा Ven_1 औषधि, अपस्मार या वायुगोला में C_2 जबकि मूत्र कष्ट में S_6

का प्रयोग साथ में उपकारी होता है ।

A_2 जीर्ण प्रदाह व रेजिश पर लाभदायक है । जो रक्तसंचय से उत्पन्न हुए हों । इसीलिए नाक से श्राव बहना, कर्णश्राव कफश्राव आदि में भी प्रयोग की जाती है । इसके अतिरिक्त निम्नलिखित शिरा विकार रोगों में भी A_2 लाभ प्रदान करती है ।

शरीर रक्त की कमी (Anaemia) सक्ता (Apoplexy), धमनी फूलना (Aneurism), कफ में रक्तश्राव (Bleeding in Cough) सूखा (Rickets), कम्पन आपेक्ष (Convulsions in Females), खाँसी (Cough), गूंगापन (Dumbness), कष्ठ रज (Dysmenorrhoea), मूत्र कष्ठ (Dysuria), कर्ण व्याधि (Earproblem), नेत्र में रक्त बिदूं (Ecchymosis), मस्तिष्क वेदना (Encephalites), अपस्मार (Epilepsy), नाक से रक्त आना (Epistaxis), मसूढ़ों का नासूर (Fistula of Gums), पदशोथ (Swelling of feet), गठिया (Gout), वृक्क अश्मरी (Kidney stone), हृदय व्याधि (Heart disease), रक्तार्श (Haemorrhoids), पागलपन (Insanity), खुजली (Iching), कुष्ठ (Leprosy), जरायु प्रदाह (Metritis), वात पीड़ा (Neuralgia), सूजन (Oedema), चकत्ते (Patches), मलद्वार से रक्तश्राव (Bleeding from Rection), ग्रघसी (Sciatica) इत्यादि रक्त सम्बन्धी रोगों में लाभ कर है ।

A_2 का प्रयोग बाह्य रूप से अत्यन्त प्रभावी होता है । अतः हृदय सम्बन्धी विकार जैसे आकार वृद्धि या धड़कन इत्यादि कष्टों A_1 का आन्तरिक प्रयोग तथा A_2 का वाह्य प्रयोग करना ही लाभदायक हुआ करता है ।

A_2 के विभिन्न शक्ति के डायलुशन व उनके कार्य :- A_2 के प्रथम द्वितीय तथा लाइटर डायलुशन ही प्रयोग में लाये जाते हैं । जिनका लाभ शिरा सम्बन्धी व्याधियों पर अति शीघ्र होता है ।

प्रथम शक्ति का डायलुशन :- इस शक्ति का विलयन शिराओं में रक्त संचालन को तीव्र कर देता है । जिसके फलस्वरूप रक्त अल्पता, मासिक धर्म अवरूद्धता समाप्त हो जाती है । तथा रक्तश्राव को बढ़ा कर अधिक रक्त संचय को कम देता है ।

द्वितीय शक्ति का डायलुशन :- यह डायलुशन रक्त संचालन को कम तीव्र करता है । लेकिन रेजिश, कान से पूयश्राव बहने, पक्षाघात तथा शीत, पाले से शरीर की त्वचा व रक्त पर पड़े कुप्रभाव में उत्तम कार्य करता है ।

तृतीय शक्ति का डायलुशन :- A_2 की IIIrd डायलुशन से शिराएं व स्नायु प्रभावित होते हैं । अतः इसको बबासीर स्नायु आपेक्ष, हिस्टीरिया में प्रयुक्त किया जाता है ।

पंचम शक्ति का डायलुशन :-इस डायलुशन को विभिन्न अंगों से रक्तश्राव होने पर प्रयुक्त किया जाता है । जैसे बबासीर, या मलविसर्जन उपरान्त रक्तश्राव होना

उच्च शक्ति का डायलुशन :- जब निम्न शक्ति के विलयन उचित सफलता न प्रदान करें । तब रक्त बात प्रकृति के रोगियों में रक्तश्राव होने पर उच्चशक्ति को प्रयोग में लाया जाता है ।

मरहम :- A_2 का मरहम रक्तसंचय, वेदना, हृदय कष्ट, अर्श की सूजन बाई, गठिया में रूग्ण स्थान पर लगाया जाता हैं ।

कम्प्रैस :- रक्तश्राव, जख्म से श्राव बहने पर त्वचा छिलने, माँसपेशियों की पीड़ा, सधिशोध मस्तिष्क पीड़ा हृदय रोग में कम्प्रैस रखते है ।

लोशन :- सिर में रक्त जमने से उत्पन्न तीव्र वेदना में मस्तिष्क पर रखा जाता है ।

सूखी गोलियाँ :- A_2 की सूखी गोलियाँ रक्तअल्पता में 5-5 गोली दिन में दो बार तथा बादी अर्श में 1-1 गोली प्रति 5 घंटे के पश्चात खिलाते हैं ।

एन्जियाटिको न०-3 (Angiatico No-3)

"A_3"

परिचय :- यह औषधि A समहू की सर्वाधिक उपयोगी मानी जाती है। क्योंकि A_1 को रक्त धमनी A_2 के द्वारा शिराएं नियन्त्रित होती हैं। परन्तु A_3 का कार्य इन दोनों जैसा तथा रक्त की संरचना और हृदय प्रणाली पर होता है। अतः A_3 सर्वगुण सम्पन्न रक्तीय औषधि के जैसा अचूक प्रभाव डालती हैं। A_3 को बनाने में निम्नांकित वनस्पति घटकों की औषधीय शक्ति को मिलाकर प्रयोग किया जाता है।

क्रमाँक S. No.	औषधीय घटक Components	प्रयुक्त भाग Parts
1.	Arnica Montana	30
2.	Artimisia Abrotanum	10
3.	Avena Sativa	20
4.	Hydrastis Canadensis	20
5.	Malva Silvestris	10
6.	Pulsatilla Vulgaris	10
7.	Sanguinaria	20

विशेष प्रयोग :- यह औषधि हृदय रोग, रक्त में लाल रक्त कणिकाओं का अभाव तथा रोगोपरान्त की दुर्बलता में प्रयोग की जाती है।

गुणधर्म एंव उपयोग :- A_3 का प्रभाव समस्त शरीर के रक्त तथा उसमें पाये जाने वाली लाल कणिकाओं (R.B.C.) पर उत्तम होने के कारण प्रत्येक अवयव की औषधि की श्रेणी में आ जाती है। इसीलिए A_3 को अवयव के दोषों जिनमें रक्त की बरबादी अर्थात अल्पता व्याप्त हो जैसे यकृत दोष, आन्त्र दोष, रक्तश्राव क्षय, तथा प्लीहा रोगों में इनमें A_3 का प्रयोग उत्तम रहता है। लेकिन इससे पूर्व S_1, L_1 का प्रयोग भी कर लेना चाहिये। क्योंकि इनसे चयापचय शुद्ध होता है। शेष कार्य A_3 कर देती है।

A_3 को उसकी कार्य क्षमता के कारण रक्त प्रकृति की कोमल दुर्बल रोगिणी के रोगों में अति उत्तम माना जाता है ।

पक्षाघात व बात सूत्रों के दोषों में S_{10}, F_1 के साथ तथा सुषुम्ना दोष में S_5, F_1, S_{10} के साथ प्रयोग करने से आशाजनक लाभ होता है ।

फोड़े पकने, रक्तअल्पता, विषम ज्वर, यकृत रोग तथा दुर्बलता में अच्छा फल देती हैं । परन्तु A_3 किसी जीर्ण रोग से मुक्ति मिलने के बाद शेष बची दुर्बलता को शीघ्र दूर करने से प्रत्येक रसीय व रक्तीय व्याधि की अवस्था में अच्छा लाभ प्रदान करती है । इसके अतिरिक्त निम्नलिखित रोगों में भी A_3 से अच्छा लाभ मिलने की आशा रहती है ।

दुर्बलता (Weakness), फोड़ा (Abcess), धमनी में संचय (Artenescagus), छाती या आमाशय प्रदाह (Angine pactoris), धमनी का फूलना (Aneurism), पेट या आमाशय प्रदाह (Inflammation of Abdomen), दंमा (Asthama), मूत्राशय व्याधि (Bladder disease), शीतजनित विवाई (Chillblain), रक्ताभाव (Clorosis), क्षय रोग (T.B.), बधिरता (Deafness), प्रवाहिका (Dysentry), मूत्र कष्ट (Dysuria), कवक (Fungus), दान्तों से रक्तश्राव (Malaena), भ्रम (Menia), दुर्बलता क्षय के बाद (Weakness after chronic disease), मस्तिष्क प्रदाह (Headache), अवयंव का कमजोर हो जाना (Atrophy), दिल की धड़कन (Pilpatation), अण्डकोष में जल भरना (Hydrocele), फुफ्फुस में रक्त संचय (Lungs Conguction) त्वचा व्याधि (Skin disease), हृदय रोग (Heart disease), पित्ती-उभरना (Urticaria), घाव (Sores) या जख्म (Ulcers), विषहरी (Whitlow), नसों की आपेक्ष (Spasmis Veins), पक्षाघात (Paralysis), मूर्छा (Coma), राजयक्ष्मा (Tuberculosis), न्यूमोनिया (Pneumonia), चक्कर (Vertigo), आतपघात (Sun stroke), टान्सिल (Tonsilitis), कन्ठमाला (Scrofula), पाडूसहित यकृत प्रदाह (Icter-Hepatitis), निस्तेज रहना (Indolent), अति वृद्धि (Hypertophy) इत्यादि रोगों में आवश्यकता के अनुसार अन्य औषधियों के साथ लाभ प्रदान कर सकती है ।

A_3 के विभिन्न शक्ति के डायलुशन व उनके कार्य :- इस औषध के हल्की व उच्च

शक्ति के डायलुशनों का लाभ निम्नलिखित होते हैं ।

प्रथम शक्ति का विलयन :- A_3 का प्रथम शक्ति का डायलुशन हृदय व रक्त को उत्तेजित करता है । रक्त अल्पता समाप्त करता हैं । हृदय रक्त को तीव्रता के साथ संचालित करने लगता है ।

द्वितीय शक्ति का डायलुशन :- इस शक्ति के डायलुशन को अधिक ज्वर की अवस्था, प्रदाह, मसूढ़ों से रक्तश्राव, हृदयकष्ट, जरायु दोष मूत्राशय की शोध व वेदना, गठिया वाई से तीव्र पीड़ा आमाशय में रक्तदोष से नवीन सूजन इत्यादि कष्टों में प्रयोग करते हैं । तथा धमनी शोथ, श्वास में कष्ठ तथा रक्तज खाँसी जिससे क्षय होने का भय हो, पक्षाघात में भी A_3 के IInd डायलुशन प्रभावी होता है ।

तृतीय शक्ति का डायलुशन :- इस विलयन के द्वारा धमनी का फूलना, जलोदर का दोष, ज्वर पक्षाघात, फेफड़ों में प्रदाह प्रसूति ज्वर हड्डी तोड़ बुखार तथा हृदय कष्ठ में कभी-२ अच्छा लाभ होता है ।

उच्च शक्ति का डायलुशन :- जब प्रथम या तृतीय शक्ति के डायलुशन आशा के अनुरूप परिणाम न दें तो उच्च शक्ति के डायलुशन सावधानी पूर्वक प्रयोग किये जाते है ।

मरहम :- A_3 का मरहम शीतय फोड़ा, हृदय सम्बन्धी प्रदाह रक्तीय अर्श, धड़कन चोट जिसमें दर्द व शोथ हो तो प्रयोग करते हैं ।

कम्प्रैस :- गर्म करके कम्प्रैस को फोड़ा, पर रखने से वह शीघ्र दर्दहीन हो जाता है । तथा मस्तिष्क में वेदना, शिरा का शूल में ठन्डा कम्प्रैस ही रखते हैं ।

सूखी गोलियाँ :- A_3 की सूखी 5-5 गोली बलवर्धक होती है । जो दुर्बलता, पाचन दोष जैसे कब्ज दूर करती हैं । स्वरयन्त्र प्रदाह मे जल्दी-२ व जलोदर आमाशय में घाव में 3 से 8 गोलियाँ भोजन के साथ त्वचा रोगों में 8-10 गोलियाँ देनी चाहिये । परन्तु जीर्ण रोग के समाप्ती के बाद की दुर्बलता के लिए 10-12 गोलियाँ भोजन में जल में मिलाकर लेने से लाभ प्राप्त हुआ करता है ।

7. फेब्रीफ्युगो समहू (Febrifugos Group or Fieber-Und Neruenmittel)

"F"

परिचय :- फेब्रीफ्युगो समहू की औषधियाँ रक्त महा समहू की सहायक औषधियाँ होती है । क्योंकि इन औघधि का प्रभाव सम्पूर्ण स्नायु संस्थान (Nervous System) पर होता है । अतः रक्त परिसंचरण तन्त्र तथा स्थायु तन्त्र एक दूसरे के समपूरक होते है । तथा एक तन्त्र में प्रभाविता को दूसरा तन्त्र प्राकृतिक रूप से ग्रहण करता है । इस प्रकार हम कह सकते हैं । कि जब एन्जियाटिको रक्त नलिकाओं द्वारा सारे शारीरिक अवयवों पर कार्य कारी सिद्ध होती है ।तब फेब्रीफ्युगों ग्रुप की औषधियों स्नायु जाल द्वारा शरीर के प्रत्येक अवयव पर प्रभाव डालने में पूर्ण सक्षम होती है ।

फेब्रीफ्युगों औषधियों का प्रमुख प्रभाव सौर्य तन्त्रिक जाल (Solar plexus) तथा अनुकम्पी तन्त्रिका (Symphatic Nerve) पर है । जो लघु मस्तिष्क से निकलती है । साथ ही ये स्नायु केन्द्रों (Nerver Centers) पर नियन्त्रणात्मक कार्य करती है । अतः इनकी धनात्मक मात्रा स्नायु तन्त्रों में तीव्रता व उत्तेजना उत्पन्न कर देती हैं । तथा विपरीत ऋणात्मक और्षाधयी मात्रा, स्नायु व अवयवों की उत्तेजना शाँत कर देती है । इस औषधि समुदाय से इलैक्ट्रो होम्यो पैथी में ज्वरान्तक, स्नायु शान्त प्रदायक के रूप में ही अधिक कार्य किया जाता है । F समहू यकृत मस्तिष्क, प्लीहा, पित्ताशय आन्त्रों, त्वचा ग्रन्थियों आदि के कष्टों में प्रयुक्त की जाती है ।

स्नायु संस्थान पर कार्य करने के कारण इन औषधियों को पारी से आने वाले रोगों और यह वातज दोषों में S_{10} के सामान कार्य करती है । तथा मस्तिष्क दोष जैसे पागलपन, बहम, मानसिक चिन्ता, आदि में सफल परिणाम प्रदान करती है ।

F ग्रुप औषधियाँ पाचन संस्थान को भी स्वस्थ बना देती है ।तथा उत्सर्जन क्रिया में भी सहायता करती है । जिससे शरीर की शुद्धी हो जाती है । और स्वेद, मल मूत्र प्राकृतिक रूप से विसर्जित होने लगते हैं ।

फेब्रीफ्युगो न० - 1 (Febrifugo No-1)

"F_1"

परिचय :- फेब्रीफ्युगो जिसका अर्थ होता है, ज्वर नाशक, तापनाशक या तापहर अर्थात F समूह की औषधियाँ शरीर में उत्पन्न प्रत्येक प्रकार के ज्वर का नाश करती है । इसकी उचित विधि के अनुसार प्रयोग से शरीर का ताप सामान्य हो जाता है । F_1 भी प्रत्येक ज्वर अवस्था में अत्यन्त गुणकारी सिद्ध हुई है । इस औषधि का प्रभाव स्नायु तन्त्र व उससे सम्बन्धित समस्त शारीरिक अवयवों पर अति लाभकर होता है । F_1 के निर्माण में औषधियों घटकों की संगठनात्मक स्थिति निम्नांकित प्रकार की होती है ।

क्रमाँक S. No.	औषधिय घटक Components	प्रयुक्त भाग Parts
1.	एस्कूलस हिप्पकेटेनम	10
2.	एकोनिटम नेपैलस	20
3.	बरबेरिस वलगेरिस	10
4.	कोन्ट्रेरिया इसलेंडिका	5
5.	सिनकोना केलीसाया	25
6.	सिनकोना सक्कसीरूब्रा	20
7.	इरीध्रेरिया कोनटेरियम	15
8.	सेलिक्सेल्बा	10
9.	सेम्बुकस नाइग्रा	5

विशेष प्रयोग :- इस औषधि को प्रत्येक प्रकार के ज्वर, यकृत प्रदाह, वृक्क दोष तथा पाचन व्याधि व वातव्याधि में प्रयोग करते हैं ।

गुणधर्म एवं उपयोग :- इस औषधि के प्राकृतिक गुणधर्म निम्न होते हैं । जिनमें मुख्यतः स्वेदकारक, शक्तिवर्धक, पीड़ानाशक, निन्द्रादायक दौरानाशक, पित्ताधिकीय नाशक, मूत्र विर्सजक, ज्वर नाशक, उत्तेजक, शीतनाशक इत्यादि पाये जाते हैं ।

F_1 प्रमुख रूप से स्नावयिक संस्थान पर प्रभावी होती है । इसलिए वात प्रकृति

के रोगी में उत्पन्न लक्षणों पर भी शीघ्र लाभ प्रदान करती है । स्नायु का मुख्य नियन्त्रक केन्द्र मस्तिष्क होता है । मस्तिष्क के विभिन्न प्रभागों से नाड़ियां शरीर के अन्य सभी अंगों में जाल के रूप में फैली हैं ।

जैसे मस्तिष्क से सुषुम्ना नाड़ी (Spinal cord) से अन्य शाखाएं समस्त शरीर में फैलती हैं । जिसकों स्नायु केन्द्र कहते हैं । यह केन्द्र पेट, वक्ष, ग्रीवा, मुखमण्डल, हाथ पैर सभी स्थानों पर फैलें हैं । इन्हीं केन्द्रों पर नियन्त्रण कर *romna*F_1 अपना प्रभाव डालती है । F_1 प्रत्येक प्रकार के ज्वर (Fever) में अत्यन्त उपयोगी है । उनकी अवस्था उग्र हो या जीर्णावस्था सभी में (मियादी, मलेरिया, साधारण ज्वर, डेंगू, अकाल ज्वर, पीला ज्वर, वात ज्वर आदि) उत्तम लाभ प्रदान करती है । ज्वर को कम करने के लिए यह औषधि रक्तप्रणाली के वात सूत्र और अनुकम्पी तन्त्रिका पर प्रभाव डालती है । लघु मस्तिष्क पर असन्तुलनता से उत्पन्न लक्षण उत्तेजना, क्रोध, सन्निपात, उन्माद आदि पर भी F_1 शीघ्र कार्य करती है। इसके साथ ही वायुगोला स्नायु दुर्बलता (Neurasthia) मृगी (Epilepsy) आपेक्ष (Convulsion) आति नृत्य (st. vitus Dance) पक्षाघात (Paralysis) जैसे स्नायवीक दोषों में भी उत्तम है ।

F_1 की तीव्र माना (घनात्मक) मलेरिया आलस्य शीत निर्बलता, वेदना, बेहोशी तथा मानसिक दुर्बलता, स्वेद का अभाव उत्सर्जन क्रिया की सुस्ती आदि समस्याओं में लाभ करती है । जबकि F_1 की हल्की मात्रा (ऋणात्मक) में ज्वर का ताप वातज उष्णता, स्नायु विकार में लाभ प्रदान करती है ।

इस प्रकार F_1 का प्रभाव रक्त प्रणाली में धमनी, शिराओं के सहायक स्नायुजाल तथा अनुकम्पी तन्त्रिकाएं (Sympathatic Nerve) स्पर्श, संज्ञा तन्त्रिका (Sensory Nerve) क्रियात्मक तान्त्रिका (Motor Nerve) तथा माँसपेशियों (Muscles) को प्रसारक तथा संकुचित करने वाले तन्त्रिका (Great Symphathatic, Nerve) और इनकी सम्बन्धी शाखाओं पर अति शीघ्र होता है ।

F_1 का प्रभाव पाचन अंग आमाशय तथा यकृत, आँतों व पित्ताशय पर भी है। इसीलिए इस औषधि के प्रयोग से पाचन दोष स्वतः ही क्षीण पड़ जाते हैं । जैसे कि खट्टी डकारें, कब्ज, पित्त की कै, मितली आदि इसके अलावा F_1 कई शरीरिक व्याधियों में भी अच्छा परिणाम डालती है ।

स्नायु विकार (Nervous disease), बहम (Hypochondria), रोगभ्रम तीव्र सर्दी से कम्पन्न (Rigors), ज्वर (Fever), पुनर्रावर्तक ज्वर (Relapsing Fever), अत्याधिक ताप ज्वर (Pyrexia), प्रसूति ज्वर (Puerperal Fever), पक्षाघात (Paralysis), वक्ष की उग्र पीड़ा (Acute Angina), श्लेष्मिक कला की व्याधि (disease of mucous membrane), सन्यास मर्छा (Catalepsy), मस्तिष्क वेदना (Caphalalgia), कब्ज (Constipation), मधुमेह (Diabeties), दस्त-अतिसार (Diarrhoea), दोहरी आकृति आभास नेत्र विकार (Eye disorder), पेट का फूलना (Dyspepsia), आन्त्र प्रदाह (Enteritis), ग्रह दोष (Home sickness), वातज दौरे (Nervous attack), अनिन्द्रा (Insomnia), श्वेत प्रदर (Leucorrhoea), यकृत प्रदाह (Hepatitis), त्वचा व्याधियाँ (Skin diseases), जैसे कण्डू (Iching), अधंरगी (Herp), सुर्खवादा (Erysipelas), वृक्क व्याधि (Kidney disease), यकृत शूल (Hepatalgia), हृदय की धड़कन (Palpitation of Heart), स्वर यन्त्र की ऐंठन (Spasm of Larynx), प्लीहा दोष (Spleen problem), टान्सिल की पीड़ा व शोथ (Tonsilitis), पीलिया (Jaundice), जुकाम (Catarrh), आमाशय की वेदना (Gastralgia) इत्यादि ।

F_1 के विभिन्न शक्ति के डायलुशन व उनके कार्य :- F_1 के प्रथम द्वितीय डायलुशन शरीर के स्नायु सूत्रों व स्वेद ग्रंथि तथा त्वचा में गर्मी प्रदान करते हैं । जबकि ऊँचे डायलुशन वातज उत्तेजना तथा शरीर के ताप को अति शीघ्र कम कर देते हैं । अतः अवस्थाके अनुसार आवश्यक शक्ति कृत मात्रा में ही औषधि का प्रयोग करना चाहिये ।

प्रथम शक्ति का डायलुशन :- F_1 का प्रथम शक्ति का जलीय विलयन यकृत वृद्धि व प्रदाह, जाड़ा बुखार (मलेरिया) शारीरिक पीड़ा पित्ताशय दोष के उत्पन्न मल अवरूद्धता (कब्ज) प्रतिश्याय तथा ज्वर वेदना, वातज, निर्बलता, स्वेदाभाव, अनिन्द्रा आदि व्याधियों में प्रयुक्त किया जाता हैं ।

द्वितीय शक्ति का डायलुशन :- यह डायलुशन विशूचिका, अतिसार मानसिक असन्तुलन से रोगभ्रम, अनिन्द्रा, अपस्मार का दौरा, प्रवाहिका से शारीरिक ताप होना, दूर दृष्टि दोष, पित्ताशय रोग, प्रसूता का ज्वर, डेगू फीवर, साधारण ज्वर, वृक्क दोष, जलोदर, वातज शूल, उन्माद, वायुगोला, आमाशय प्रदाह आदि में

लाभदायक कार्य करता है ।

तृतीय शक्ति का डायलुशन :- द्वितीय शक्ति के डायलुशन के प्रतिकूल होने पर IIIrd डायलुशन को ज्वर, यकृत दोष, वातज तथा रोगभ्रम, अनिन्द्रा, उत्तेजना, पाचन दोषों में प्रयोग किया जाता है ।

उच्च शक्ति का डायलुशन :- शारीरिक स्नायु तन्त्र की उत्तेजना की शन्ति हेतू, वातज रोगों में उच्च डायलुशन प्रयोग किये जाते है । तथा अन्य शारीरिक रोगों जैसे दर्द, थकावट, वेदना, प्रदाह, पूय उपस्थिति, विशूचिका, अतिसार, प्रवाहिका की गम्भीरावस्था में भी शरीर का तापबढ़ कर ज्वरावस्था प्रारम्भ हो जाती है । अतः आवश्यक औषधि के साथ तापह्रास हेतू F_1 का की प्रयोग करना चाहिये । वृक्क रोगों में S_6, C_6 बालों के गिरने, उपदंश आदि में Ven_1 यकृत, प्लीहा में S_2 पकन, पूयभ्राव में C समहू के साथ प्रयोग लाभ कर होता है । शरीर में अत्यन्त ताप होने पर F_1 का उच्च शक्ति का डायलुशन का सेवन नहीं कराना चाहिये । क्योंकि इस डायलुशन से शरीर का ताप तत्काल कम हो जाता है । जो कि दुर्बल रोगी को हानि कर सकता है । अतः पहले हल्के (IIIrd तक) विलयन को देना चाहिये ।जीर्णावस्था में सावधानी पूर्वक उच्च शक्ति का डायलुशन प्रयोग करना ही उचित रहता है ।

सूखी गोलियाँ :- F_1 को **10-15** गोलियाँ मलेरिया ज्वर में सर्दी से पूर्व देनी चाहिये । वृक्क प्रदाह, यकृत, प्रदाह, जुकाम में **10-10** गोली देते है । पेट फूलने, अनिन्द्रा, में **5-5** गोली देते है । वायुगोला, हृदय की खराबी में **1-2** गोली प्रति दो घंटे पर देनी चाहिये ।

फेब्रीफ्यूगो न०-2 (Febrifugo No-2)

"F_2"

औषधि परिचय :- F_1 आन्तरिक रूप से सेवन की जाती है ।जबकि F_2 अधिकतर बाह्य रूप से प्रयुक्त की जाती है । तथा F_1 के असफल होने पर आन्तरिक प्रयोग करने पर भी उत्तम लाभ दायक परिणाम देती है । F_2 निर्माण में निम्नलिखित औषधिय घटकों के आवश्यक मात्रा में मिलाया जाता है ।

क्रमाँक S. No.	औषधिय घटक Components	प्रयुक्त भाग Parts
1.	Aesculus Hippocastanum	10
2.	Berberis Vulgaris	20
3.	Contraria islandica	5
4.	Cinchona Calisaya	10
5.	Cinchona Succirubra	10
6.	Erythraia Centuruium	5
7.	Salix Alba	20
8.	Scolopendrium Vulgare	15
9.	Sambucus Nigra	2

विशेष प्रयोग :- यह औषधि F_1 के साथ बाह्य रूप से प्रयोग की जाती है। तथा जीर्ण रोगों में आन्तरिक उपयोग भी होता हैं।

गुण धर्म एंव उपयोग :- F_2 भी F_1 के समान ज्वर नाशक, बलवर्धक तथा स्नायु को शक्ति प्रदाने करने वाली होती हैं। लेकिन F_2 का प्रभाव त्वच के वातसूत्रों पर अधिक होता है। इसीलिए कण्डू, वात पीड़ा, स्पर्शशक्ति का अभाव, ऐंटन, पित्ती, लाली पर उत्तम लाभ देती है। जीर्ण रोगों में F_1 के पश्चात F_2 का प्रयोग अनिवार्य रूप से करना चहिये। अंगों के दृढ़ होने जैसे यकृत, पित्त, गाँट होने व सिनकोंना (कुनैन) के दुष्परिणाम में भी अच्छा प्रभाव डालती है।

डायलुशन :- इस औषधि के प्रथम से तृतीय शक्ति के विलयन ज्वर, स्नायुविक दोष, ऐंटन, वेदना नाशक है। परन्तु जीर्ण ज्वर में उच्च डायलुशन लाभ कारी होते हैं।

गोलियाँ :- शरीर में शीत लगना, पेट फूलना, मलेरिया में आवश्यकता के अनुसार सूखी गोली प्रयोग करते हैं।

मरहम :- खाँसी, और यकृत प्रदाह, हैजा, वृक्क वेदना, अपचन, मलेरिया में मरहम तथा फाहा उचित स्थान पर रखते हैं।

कम्प्रैस लोशन :- ज्वर में F_2 + WE का कम्प्रैस, स्थान न० 24 पर रखते है। उदर विकार, प्लीहा, यकृत, में रक्त सचय, तथा प्रदाह युक्त फोड़ों पर भी यही कम्प्रैस लाभ प्रदान करता है। कभी-२ ज्वर में F_2 से स्नान भी कराते हैं।

8. पेटोरेल समहू (Pettorales Group) (Brustmittel)

"P समहू का परिचय'

श्वाससंस्थान के प्रमुख अंग में (1) फुफ्फुसों (Lungs), (2) श्वास नली (Trachea), (3) नासा गुहाएं (Nasal Cavities), (4) ग्रसनी (Pharynx), (5) स्वंरयन्त्र (Laryn), (6) श्वसनी (Bronchi), होता है। [श्वसनिक (Bronchiales), वायु कोष (Alueoli), यह भाग फुफ्फुस के ही अन्तर्गत आते हैं ।]

फुफ्फुसों का प्रमुख कार्य श्वस्न क्रिया (Repiration) तथा रक्त का शुद्ध करना होता है। अशुद्ध रक्त से $C0_2$ जब बनती है । तब उस अशुद्ध वायु को फुफ्फुस बाहर निष्काषित करते रहते हैं। श्वास संस्थान के अवयव परिचालन व शुद्धी करण में सम्मिलित होते हैं । अतः यह भी रक्तीय अवयव की भाँति कार्य करते हैं ।

"P" समहू इन्ही रक्तीय अवयवों के रोगों पर उत्तम प्रभाव डालती है । इसीलिए इनका कार्य एन्जियाटिकों महासमहू की औषधियों के अन्तर्गत आता है । इनकी संख्या नौ होती है ।

इन औषधियों का गुण कुछ सीमा तक "A" समहू की औषधियों से मिलता जुलता है । तथा "S" समहू के साथ इनका कार्य लसिकीय तथा श्वाँस व्याधि सम्बन्धी द्विगुणित प्रकार का हो जाता है । जबकि रक्त क्षीणता व सूत्रों के विकार में A_1 or A_3 के साथ P ग्रुप का प्रयोग किया जाता है । और दूषित, विजातीय, कफ, तथा सूत्र क्षयन में "C" समहू के साथ प्रयोग करने के अवयवों की शुद्धी व बल प्रदान हुआ करता है ।

"P" समहू में प्रत्येक औषधि श्वास अवयवों की रोग की अवस्था , के अनुसार प्रयोग की जाती है । "P" समहू की औषधियाँ "S" समहू के साथ देने से बलगम को खुष्क कर के निकालती है । जबकि "C" समहू के साथ "P" समहू की औषधि प्रयोग करने से तेज खाँसी के साथ बाहर निकलता है । इन "P" समहू की औषधि यों को शीत ऋतु में गर्म जल या गर्म पेय तथा ग्रीष्म ऋतु में सामान्य सादे पानी के साथ उपयोग में लाना चाहिये ।

पेटोरेल न०-1 (Pettorales No-1)

"P_1"

परिचय :- यह औषधि पेटोरेल ग्रुप की प्रथम औषधि है। इस औषधि को श्वास संस्थान के अंगों की प्रमुख औषधि माना जाता है। इसका कार्य अंगों तक सीमित नही अपितु अन्य व्याधि के दुष्परिणाम से उत्पन्न श्वाँस प्रक्रिया में उत्पन्न दुर्बलता, अवरोधक में भी उत्तम होता है।

P_1 को निम्न लिखित घटकों की औषधि मूलसत्व मात्रा की उचित भाग में मिश्रित कर निर्मित किया जाता है।

क्रम संख्या S.No.	औषधिय घटक Components	प्रयुक्त भाग ueses of parts
1.	Adianthum Capilus Venris	10
2.	Allium Cepa	20
3.	Eucalyptus Globules	10
4.	Phellandrium aquaticrm	30
5.	Polygara amara	20
6.	Uragago Ipecacuanha	20

विशेष प्रयोग :- यह औषधि रक्तीय बलगम, हलक प्रदाह तथा श्वास कष्ट में प्रयोग की जाती है।

गुणधर्म एंव उपयोग :- P_1 के गुणधर्म में प्रमुख रूप से, यह औषधि कफ निसारक, श्वास रोग नाशक, श्वास नालिका पर प्रभावी तथा फुफ्फुस प्रदाह, हल्की बलगमी खाँसी नाशक होती है। इस औषधि का ग्रसनी, श्वासनली, वायु प्रणाली तथा फेफड़ों के वायु कोष्ठों के कार्यों पर तीव्र प्रभाव पड़ता है। अतः P_1 को बलगम जमने, से श्वास कष्ट, वायुकोष्ठों में खाँसी से प्रसारकता उत्पन्न होने पर फुफ्फुसों में प्रदाह व पीड़ा होने पर प्रयोग किया जता है। इसके अतिरिक्त इस औषधि को क्षय की आरम्भिक अवस्था में तब प्रयोग किया जाता है। जबकि कफ में सफेदी हो व उसमें रक्त या पूयश्राव की उपस्थिति की आंशका बिलकुल ही न

हो । इसके अतिरिक्त P_1 निम्न लिखित कष्टों में भी अच्छा परिणाम देती है ।

गले की खराश (Sore throat), कफ खाँसने में रक्त की धारी जाना (Spitting of blood), निगलने में वेदना (Swallowing), हलक की शोथ (Inflammation of the throat), वायु प्रणाली में सरसराहट (Bronchial irritation), बलगमी जीर्ण खाँसी (Bronchoohoea), दमा की कष्ठ (Asthmatic pain), साधारण खासी (Cough), काली खाँसी (Croup), दाँतों का उगना (Dentition with pain), वक्ष में बोझ (Felling of Weight), फुफ्फसों में अवरोध (obstruction of the lungs), फुफ्फुस प्रदाह (pneumonia), राजयक्ष्मा (pthisis), श्वांस नली प्रदाह (Inflammation of the trachea), स्वरयन्त्र की प्रदाह (Laryngitis), स्वरंभग (Loss of Voice), जुकाम (Coryza), टासिंल ग्रन्थियों की प्रदाह (Inflamation of Tonsil), वातज खाँसी (Nervous Cough), फुफ्फुस आवरण की प्रदाह (Pleurisy) इत्यादि ।

P_1 के विभिन्न शक्ति के डायलुशन व उनके प्रयोग

P_1 के तीव्र शक्ति (धनात्मक) के डायलुशन फुफ्फुस प्रणाली का कार्य बढ़ाकर बलगम को बाहर निकालने में सहायता करते है । जबकि हल्की (उच्चडायलुशन) प्रदाह तथा खाँसी को रोकते हैं ।

प्रथम शक्तीय :- इस विलयन को उग्र तथा शुष्क खाँसी और वायु प्रणाली, फुफ्फुसीय पीड़ा में उत्तम लाभ हेतू प्रयोग करते है ।

द्वितीय शक्तीय :- यह डायलुशन जीर्ण काली खाँसी, वायु प्रणाली शोथ इनफ्लुसजा तथा साधारण खाँसी में अच्छा परिणाम देता है ।

तृतीय शक्तीय :- इस विलयन को जीर्ण वायु प्रणाली प्रदाह तथा श्वाँस कष्ट में "C" समहू के साथ प्रयोग करते है । साथ ही जुकाम बलगमी खाँसी, झाग दार बलगम में भी लाभ प्रदान करता है ।

उच्च शक्ति का विलयन :- जब निचले डायलुशन कार्य नहीं करें । तब तीव्र खाँसी, हलक की श्लेष्मिक झिल्ली तथा वायु नली की शोथ, प्रदाह में प्रयोग करने से उत्तम परिणाम प्राप्ती की आशा रहती है ।

सूखी गोली :- जब खाँसने पर भी बलगम कष्ठ के साथ बाहर निकले। तब 5-8 गोलियाँ देनी चाहिये। इसे अधिक मात्रा में सेवन न करायें।

गरारा :- टान्सिल, स्वरंभग, स्वरयन्त्र प्रदाह में प्रयोग करना चाहिये।

भाप से सेंक :- फुफ्फुस प्रदाह, दम घुटना, श्वाँस कष्ठ, स्वरभंग में।

पेटारेल न०-2 (Pettorale No-2)

परिचय :- यह औषधि P_1 से क्रमशः अगली व्याधित अवस्था में प्रयुक्त की जाती है। अर्थात जब श्वास सम्बन्धी अंगों के सूत्रों में रोग का प्रभाव व्याप्त होना आरम्भ हो जाय। जैसा कि फेफड़ों की राजयक्ष्मा में उसकी वृद्धि ''फुफ्फुसीगलन'' उत्पन्न कर देती है। इसके प्रयोग का उचित समय वहीं होता है। जब फेफड़ों तथा वायु प्रणाली में जीर्ण छीजनात्मक अवस्था होने लगे। इस औषधि में मुख्य रूप से निम्नलिखित घटकों को उचित मात्रा में मिश्रित किया गया है।

क्रम संख्या S. No.	औषधिय घटक Components	प्रयुक्त भाग use of Parts
1.	Adianthum Capilus Veneris	15
2.	Allium Cepa	15
3.	Eucalyptus Globules	10
4.	Galeopsis Ochroleuca	10
5.	Glechoma hedercea	10
6.	Phellandrium aquaticum	20
7.	Polygala Amara	20
8.	Teucrium Scarodonia	20
9.	Uragoga Ipecacuanha	20
10.	Equisitum cp. (Gewbemitti) C_2	10

विशेष प्रयोग :- यह औषधि राजयक्ष्या, स्वरभंग, कफ में रक्त आना तथा अधिक कामवासना से उत्पन्न हुई-क्षय में प्रयोग की जाती है।

गुणधर्म एंव उपयोग :- जैसाकि औषधि के प्रयुक्त घटकों को संगठन से स्पष्ट है। कि इस में "C" दवा सम्मिलित हैं। इसीलिए P_2 का कार्य क्षेत्र फुफ्फुसों,

तथा अण्डकोषों व जननेन्द्रयों पर भी है । इसी कारण यक्ष्मा की वह अवस्था जिसमें जनेनन्द्रियों भी प्रभावित हों जैसे अति कामुकता से उत्पन्न दुर्बलता व माँसक्षय में या अधिक खाँसी से अण्डकोषों में वेदना, शोथ होना सभी अवस्थाओं में इस औषधि का उत्तंम प्रभाव पड़ता है ।

यह औषधि क्षयनाशक, कफ निसारक, कफनाशक, कन्ठमाला श्वास प्रणाली की रेजिश को नियन्त्रण करने वाली होती है ।

राजयक्ष्मा आदि वशानुगत (पैतृक) रोग प्रतीत हो । तो P_2 के साथ Ven_1 का प्रयोग करने से पीढ़ी दर पीढ़ी रोग का क्रमशः संक्रमण रूक सकता है । और रोगी को आशातीत लाभ होना प्रारम्भ हो जाता है ।

P_2 का कार्यक्षेत्र फुफ्फुसों की द्वितीय अवस्था की क्षय पर प्रमुख है । क्योंकि इस अवस्था में रोगी को बलगम में सर्वप्रथम रक्त आना शुरू होता है । फिर उसके बाद गलन, छीजन होने से कफ, गाढ़ा तथा दुर्गन्धयुक्त आता है । जिसमें पूयश्राव आना शुरू हो जाता है सूत्र प्रभावित हो जाते हैं । ऐसी अवस्था में P_2 उत्तम कार्य करती है ।

राजयक्ष्मा या बलगम की शत प्रतिशत चिकित्सा किसी भी चिकित्सा पद्धति में नहीं हैं । बल्कि आधुनिक चिकित्सकों ने इसके नियन्त्रण पर विजय प्राप्त कर ली है। तथा रोकथाम के साथ ही रोगी को शारीरिक बलवर्धन कराने का प्रयास किया जाता है । P_2 भी कफ को बाहर निकालकर, नवीन कफ निर्माण दोष को नियत्रित करती है । इसके साथ C_5 का भी डायलुशन में तथा P_3 की सूखी मात्रा तथा बलवर्धन हेतू S_1, S_{10}, WE का प्रयोग करना चाहिये ।

इसके अतिरिक्त निम्नलिखित श्वास सम्बन्धी रोगों में भी P_2 उचित लाभ प्रदान करती है ।

ब्रोकाइटिस (Bronchitis), स्वंरभग (Aphonia), फुफ्फुस प्रदाह (Pneumonia), वक्ष वेदना (Angina in the Chest), काली खाँसी (Croup), पूययुक्त खाँसी (Cough with pus), फेफड़ों में रक्त संचय (Congestion of the lungs), फेफड़ों में धाव (Cavities in the lungs), फफेड़ो से रक्तश्राव (Haemorrhage of the lungs), स्वरयन्त्र में वेदना (Laryngeal pain), स्वरयन्त्र में प्रदाह व

घाव Laryngiate & ulcerations, जीर्ण कफ (Chronic Cough), फुफ्फुसी प्रदाह (Pul monary Inflammation), क्षय बलगमी मितली, कै, (Phthisis, Vomitting with Caugh), कफ अवरूद्धता (Obtructionof the cough) । इत्यादि में P_2 के साथ अन्य आवश्यक दवा से । अच्छा लाभ होता है

P_2 के विभिन्न डायलुशन व उनके कार्य :- इस औषधि की सूखी गोलियाँ व प्रथम डायलुशन अत्यन्त तेज कार्यकारी होता है । इसीलिए द्वितीय से ऊँची शक्ति के डायलुशन शीत ऋतु में गर्म पानी (आंसुत जल) तथा ग्रीष्म में सामान्य पानी में या अन्य विलायक में पिलाने चाहिये ।

प्रथम शक्ति को डायलुशन :- P_2 का प्रथम शक्ति का डायलुशन कष्ठ दायक खाँसी व अवरूद्ध बलगम के निष्काषन में प्रयुक्त किया जाता है । जिससे कफ विसर्जन से फुफ्फुसीय दबाब स्वतः ही समाप्त हो जाता है ।

द्वितीय शक्ति का डायलुशन :- इस शक्ति के डायलुशन से कठिन कष्ठदायक खाँसी, दमा, वायुनालियों में बलगम जमना, इन्फ्लुएन्जा आन्त्रक्षय स्वरयन्त्र में शोथ व पीड़ा कन्ठमाला सामान्य रक्तीय खाँसी, काली खाँसी इत्यादि में उचित औषधियों के साथ देकर लाभ प्राप्त किया जाता है ।

तृतीय शक्ति का विलयन :- P_2 की IIIrd शक्ति के डायलुशन को जीर्ण रूपी वायु प्रणाली की प्रदाह में उचित अन्तराल पर प्रयोग करते है । क्षयी, खाँसी, में भी कभी-२ लाभ प्रदान करता है ।

उच्च शक्ति का डायलुशन :- जब तृतीय या द्वितीय डायलुशन रोगी को अतिरेकता उत्पन्न करें । या प्रतिकूल लगे तो उच्च शक्ति के डायलुशन को क्षय जीर्ण खाँसी हलक की श्लेष्मिक झिल्ली तथा वायु कोष फुफ्फुसों की जीर्ण प्रदाह में उचित देखरेख व अन्य औषधियों के विलयन के साथ प्रयोग करने से लाभ की आशा रहती है ।

मरहम :- P_2 का B.E. के साथ बना मरहम फुफ्फुस प्रदाह राजयक्ष्मा से फुस्फुसों में वेदना कफ एकत्रण से वक्ष पीड़ा इत्यादि रोगों में प्रयुक्त किया जाता है ।

कम्प्रैस :- (A_2+C_5+WE) इसका कम्प्रेस फुफ्फुस प्रदाह, शीत से फुफ्फुस प्रदाह, पीड़ा से श्वाँस कष्ठ में प्रयोग किया जाता है ।

पेटोरेल न०-3 (Pettorale No-3)

"P_3"

औषधि परिचय :- P_3 अपने समहू की समस्त औषधियों में एक कोमलतः प्रकार की औषधि है। इस औषधि का प्रभाव दुर्बल कोमल, अर्थात बात प्रकृति के रोगियों पर अत्यन्त उत्तम होता है। इसके साथ ही यह औषधि P_1, P_2, P_4 के कार्यों को तीव्र गति प्रदान करने में भी सहायता प्रदान करती है। तीव्र गति प्रदान करने से शीघ्र लाभ प्रदान करती है। इसीलिए चिकित्सा के मध्य P_3 की सूखी मात्रा देने की सिफारिश की जाती है।इस औषधि में निम्न लिखित घटकों की औषधि-यों शक्ति को मिलाया जाता है।

क्रमांक S.No.	औषधिय घटक Components	प्रयुक्त भाग uses of Parts
1.	Adianthum Capilus Ventris	20
2.	Allium Cepa	10
3.	Drosera rotundifalia	30
4.	Eucalyptus Globules	10
5.	Hyoscyamus Niger	10
6.	Phellandrium aquaticum	30
7.	Polygala amara	10
8.	Ipecacuonha	10
9.	Hydrastis Canadensis-Cp or Adermittel-(A3)	20

विशेष प्रयोग :- इस औषधि को स्त्री बच्चों की कुकुरखाँसी तथा पीलवर्ण कफ युक्त खाँसी में प्रयोग किया जाता है।

गुणधर्म एंव उपयोग :- P_3 के क्रियात्मक गुणधर्म निम्न हैं। जिनमें मुख्यतः कफ निसारक, रेजिश नाशक, वातज कुकर खाँसी नाशक, शिशु तथा कोमल स्त्रियों के फुफ्फुस प्रणाली पर प्रभावी है।

P_3 का प्रमुख प्रभाव वायु प्रणाली की कोशिकाएं तथा ग्रसनी पर होता है। यह औषधि वायु प्रणाली की श्लेष्मिक कला पर कार्य करती है। इसी लिए इसको खाँसी, वायु प्रणाली का दमा, स्वरयन्त्र प्रदाह तथा क्षयी खाँसी में प्रयुक्त किया

जाता है ।

P_3 को उस स्थिति में उपयोग में लाया जाता है । जबकि P_1, P_2, या P_4 से किसी रोगी की उपचारिक सहायता की आवश्यकता हो । तब P_3 को उन औषधियों के मध्य सेवन करने से शीघ्र स्वस्थ लाभ प्राप्त होना प्रारम्भ हो जाता है । इसके अतिरिक्त P_3 को निम्न श्वास रोगों में भी उपयोग में लाया जाता है । जैसे स्वरयन्त्र में दर्द (pain in Larynx), स्वरह्रास (Loss of Voice), बोलते ही खाँसी (Caugh at talk), सोते में खाँसी आना (Cough with Spasm), कै मितली (Vomiting) or Nausea फेफड़ों रक्त मिला बलगम (Haemorrhage of the lungs), फुफ्फुसों से कफ निकलना (Pulmonary flur) साँस लेने में वक्ष में वेदना (Throcxia pain in breathing), दमा (Asthama), आदि रोगों में भी P_3 लाभ प्रदान करती है ।

शक्तिकृत डायलुशन व उनके प्रयोग :- P_3 के डायलुशन भी श्वास सस्थानों के कष्ठों में अति शीघ्र प्रभाव डालकर लाभ प्रदान करते है । मुख्यतः

प्रथम शक्ति का विलयन :- इस के द्वारा सूखी तेज खाँसी, खाँसते-२ रोगी को साँस तथा कफ कठिनाई से निकले तब उत्तम लाभ होता है ।

द्वितीय शक्ति का डायलुशन :- यह विलयन शिशुओं की काली खाँसी तथा युवकों, स्त्रियों की उग्र खाँसी, दमा, आदि में लाभ प्रदान करता है ।

तृतीय शक्ति का घोल :- P_3 का IIIrd शक्ति का विलयन, बच्चों की कुकुर खाँसी, पसलियों की पीड़ा, तथा न्यूमोनिया में प्रयुक्त होता है ।

उच्च शक्ति का घोल :- जीर्ण तथा III, Vth डायलुशन की असफलता के पश्चात उच्च शक्ति के विलयन को रेजिश नली की सरसराहट में भी देते है ।

सूखी गोलियाँ :- जब रोगी को कफ खाँसने पर भी न विसर्जित हो, तब P_3 तथा C_{13} को 5-5 गोलियाँ अदल बदल कर देते हैं । इससे काली खाँसी, हल्क, डिपथीरिया में लाभ होता है ।

मरहम :- न्यूमोनिया की पीड़ा, क्षय, बलगमी खाँसी, तपेदिक में फुफ्फुसों को बल प्रदान होता है । तथा ऐंठन, दर्द समाप्त होता है ।

गरारा व भाप से सेंक :- स्वरभंग तथा स्वरयन्त्र प्रदाह, व क्षय के कारण हलक में दोष होने पर उत्तम लाभ देते हैं ।

पेटोरेल न०-4 (Pettorale No-4)

"P_4"

परिचय :- P_4 की कार्य क्षमता P_2 के समान ही होती है। परन्तु इस औषधि का P_2 की अपेक्षा कार्य क्षेत्र विस्तृत है। इसका प्रमुख कार्य फुफ्फुसों के स्नायुमण्डल को शक्तिशाली बनाकर फुफ्फुसों में जमे हुए जीर्ण बलगम व श्लेष्मा को शीघ्रता के साथ श्वास मार्ग से खाँसी के साथ बाहर निकाल देने का है। इसका अर्थ यह कि P_4 श्वास संस्थान के जीर्ण कष्टों कें लिए हितकर है। P_4 को कुछ निम्नांकित आवश्यक औषधिय घटकों की शक्ति को परस्पर में मिलाकर निर्मित किया जाता है।

क्रमांक S.No.	औषधिक घटक Components	प्रयुक्त भाग use of Part
1.	Adianthum Capilus Vaneris	15
2.	Aconitum Napellus-cp-(Febrifugo No-1)	20
3.	Arnica Montana	30
4.	Allium cepa	10
5.	Eucalyptus Globules	10
6.	Ipecacuanha	10
7.	Phellandrium aquaticum	20
8.	Polygara amara	25

विशेष प्रयोग :- यह औषधि स्वरयन्त्र से अधिक कार्य करने वाले रोगियों जैसे वाचक, नेता, गायक आदि के श्वासीय रोग ठीक करती है।

गुणधर्म एंव उपयोग :- P_4 औषधि में F_1 के सम्मिलित होने से इस औषधि को फुफ्फुसीय कष्ठ तथा साथ ज्चर हो तब उत्तम कार्य करती है। इसके अतिरिक्त इसकी स्नायु और पर भी प्रभाविता है। अतः P_4 औषधि श्वास सम्बन्धी रोग तथा श्वास संस्थान के अवयवों की स्नायु सूत्र व उसके जाल जिसमें प्रमुखी बात-गण्ड (Nervous Vagus) आदि पर नियन्त्रण रखने की क्षमता रखती है।

इस प्रकार बात सूत्रों की उत्तेजना से उठनें वाले फुफ्फुसीय कष्ठ जैसे दौरे वाली खाँसी, दमा, काली खाँसी, बुढ़ापे की वातज निर्बलता की ऐंठन वाली खाँसी आदि में उपयोगी औषधि मानी जाती है ।

P_4 के प्राकृतिक गुण, कफ नाशक, स्वर भंग नाशक, स्वरयन्त्र व ग्रन्थियों को शक्ति देने वाली, रेजिश नाशक जीर्ण खाँसी तथा हलक की खराश को कम कर देने वाले आदि हैं ।

P_4 को जीर्ण प्रकार के फुफ्फुसीय कष्ठ तथा सम्बन्धित कष्ठों जैसे स्वरयन्त्र पर अधिक कार्य भार पड़ने से उसमें व्याधि होकर स्वरयन्त्रप्रदाह, शोथ तथा कभी-२ कार्यक्षमता का ह्रास तक हो जाता है । इनमें सफलता के साथ प्रयोग किया जाता है ।

स्वरयत्र रोगों में जीर्णता, अधिक ध्रुमपान जैसे बीड़ी, सिगरेट, आदि व मधपान, वाचन, अध्यापन कार्य, प्रचार कार्य, विरोध स्पष्ट करने हेतू नारे बाजी करना, सर्मथन में जयजयकार करना, मुँह से वाद्य यन्त्र बजाने वाले गायक, तेज हवा फूँकना इत्यादि कारणों से होती है । इन सभी कष्टों व उत्पन्न श्वाँस कष्ठ जैसे दमा, खाँसी, वायुप्रणाली शोथ आदि की P_4 औषधि मानी जाती है । इसके अतिरिक्त निम्न लिखित रोगों में भी P_4 का प्रयोग लाभ प्राप्ती के लिए किया जाता है । जैसे

स्वरभंग (Aphonia), नाक व गले की श्लेष्मिक कला दोष (disease of ear and throat membrane), कुकुर खाँसी (Whooping cough), दमा (Asthma), जीर्ण खाँसी (Chronic cough), स्वर यन्त्र की क्षय (T.B. of Larynx), स्वर यन्त्र की प्रदाह (Larnygitis), राजयक्ष्मा (In II stage T.B.), जीर्ण जुकाम (Chronic coryza), छाती की तेज पीड़ा (Serious Chest pain), घ्राण शक्ति की कमी (Loss of smell power), वायु नालियों में बलगम (Conghin trachea), छाती में भार (Weight at chest), छाती की ऐंठन (Spasm of chest), सर्दी व ख़ाँसी (Cold & cough), खाँसी में रक्त आना (Haemorrhage in cough), मितली (Nausea), भय की नई खाँसी (A cute cough with phobia), इत्यादि ।

P_4 को फुफ्फुसीय रोगों जैसे बलगम, श्लेष्मा सहित कफ, रक्तश्राव छाती में तेज

पीड़ा, नजला जुकाम, श्वास अवरूद्धता बुढ़ापे की दुर्बलता के साथ खाँसी, दमा फुफ्फुसीय वेदना बहुत खाँसी परन्तु बलगम का अभाव बैचेनी बलगम में दुर्गन्ध आना, नाक, गले की श्लेष्मिक कला के रोगों इत्यादि में सम्बन्धित आवश्यक लक्षणों के अनुसार औषधि व प्रकृति की औषधि के साथ ही सावधानी से प्रयोग करना ही हित कर रहता है ।

P_4 विभिन्न शक्ति के डायलुशन व उनके प्रयोग

प्रथम शक्ति का डायलुशन :- P_4 की प्रथम शक्ति का डायलुशन तीव्र खाँसी, तीव्र बन्द जुकाम, स्वरंभग, ज्वर युक्त श्वाँस कष्ठ आदि में प्रयोग किया जाता है ।

द्वितीय शक्ति का बिलयन :- इस डायलुशन को दमा, बिगड़े जुकाम हलक की सूजन व शोथ स्वरयन्त्र की प्रदाह, काली खाँसी, ऐंठन युक्त कफ निकलने आदि में प्रयुक्त करते हैं ।

तृतीय शक्ति का डायलुशन :- जब द्वितीय शक्ति का डायलुशन असफल हो जाये । तब तृतीय शक्ति का विलयन जीर्ण खाँसी स्वरयन्त्र की रेजिश, साँस फूलना, श्वास कष्ठ से आना इत्यादि में देते हैं ।

उच्च शक्ति का डायलुशन :- जब रोगी की फुफ्फुसीय अवयव व श्वास नलिकाएं श्लेष्मा व बलगम से भरी हो, गले में घर्र, की ध्वनि, तथा बलगम अबरूद्ध हो तब उच्च शक्ति का डायलुशन लाभ प्रदान करता है ।

P_4 की सूँखी गोलियाँ :- गले में रेजिश स्वरयन्त्र पर श्लेष्मा चिपकने, कफ अवरुद्ध होने में 5-5 गोलियाँ प्रति 2½ घंटे पर, थोड़ा सा अन्तर होने पर समयान्तराल बढ़ा देना चाहिये । स्वरंभग में 1-2 गोलियाँ प्रति घंटे जुकाम में 1-2 दिन में 5 या छः बार सुखी खिलानी चाहिये । शीत ऋतु में P_4 को गर्म पानी से लेना हित कर रहता है । (दवा सूखी गोली हो या डायलुशन हो)

पैटोरेल न०-5 (Pettorale No-5)

"P_5"

यह औषधि "पी" समहू की तथा "कैन्सोरोसो" समहू की औषधियों का मिश्रण होती है । इस औषधि का कार्य अधिक बिस्तृत रूप धारण किये हुए है । क्योंकि

इस औषधि में तीन गुण पाये जाते है। 1-P समहू की आपूर्ति 2-C समहू की आपूर्ति 3-P_5 नामक औषधि का कार्य करना इस औषधि में निम्नलिखित औषधियों को पुनः मिश्रित किया जाता है।

क्रमांक S. No.	प्रयुक्त औषधियाँ use of Medicine	भाग Parts
1.	Pettorale No-1	10
2.	Conceroso No-5	10
3.	Venereo No-1	10

उपयोग :- P_5 का प्रभाव फुफ्फुसों तथा उनकी श्लेष्मिक कला वायु प्रणाली सूत्रों वायुकोषों पर उत्तम रूप से होता है।

फुफ्फुसीय गलन चाहें वंशानुगत हो या सूत्रिक सभी में P_5 लाभ प्रदान करती है। फेफड़ों की क्षय घाव, व दूषित कफ की उपस्थिति, तथा दुर्बलता व्याप्त हो तब P_5 उत्तम लाभ पहुँचाया करती है।

पेटोरेल न०-6 (Pettorale No-6)

"P_6"

यह औषधि भी अनेक आवश्यक औषधियों की ही मिश्रण है। इसीलिए इस औषधि के कार्य मिश्रित औषधियों के गुणों के आधार पर निहित होते हैं। P_6 में निम्न लिखित औषधियों का मिश्रण होता है।

क्रमाँक S.No.	प्रयुक्त औषधियाँ use of Medicines	भाग Parts
1.	Pettorale No-1	10 या 15
2.	Canceroso No-5	10
3.	Venereo No-1	5

विशेष नोट :- इलैक्ट्रो होम्योपैथी की प्राचीन पुस्तकों में भी P_5 तथा P_6 को एक

ही प्रकार की औषधियों से निर्मित किया जाता है। ऐसा वर्णन है। परन्तु दोनों औषधियों में प्रयुक्त मात्राएं भिन्न-२ है। इसीलिए शायद इन औषधियों के कार्य व क्षमता में अन्तर है।

कार्य :- P_6 के द्वारा साधारण खाँसी, जीर्ण स्वरयन्त्र प्रदाह व खाँसी, फुफ्फुसों की क्षयहीन रेजिश, सूजन दमा, आदि रोगों की अवस्था में सुधार आता है। क्योंकि इसका गुण भी श्लेष्मिक कला, तथा वायु प्रणाली पर प्रभाव रखने का है।

पेटोरेल न०-7 (Pettorale No-7)

"P_7"

यह औषधि भी तीन औषधियों का पुनः मिश्रण है। इस औषधि के निर्माण हेतू निम्न लिखित मात्रा में औषधियों को प्रयुक्त किया जाता है।

क्रमाँक S. No.	प्रयुक्त औषधियाँ use of Medicine	भाग Parts
1.	Angiotico No-1	10
2.	Canceroso No-5	20
3.	Pettorale No-2	10

उपयोग :- P_7 को तब प्रयोग किया जाता है। जब कि रोगी को रक्तश्राव, दुर्गन्धयुक्त बलगम, ज्वर तथा फुफ्फुसों में घाव हो। तो $P_2+C_5+A_1$ के मिश्रण के स्थान पर P_7 अकेले से भी वही लाभ प्राप्त किये जा सकते हैं।

पेटारेल न०-8 (Pettorale No-8)

"P_8"

परिचय :- यह "P" समहू की पुन मिश्रित की हुई एक अलग प्रकार की औषधि होती है। क्योंकि P_8 का प्रभाव स्नायु दोष, तथा स्वेदविकार के साथ फुफ्फुसीय याधि पर उत्तम है। इस औषधिका सगंटन निम्न प्रकार का होता है।

क्रमाँक S. No.	औषधीय सगंठन compo. of Medicine	भाग Parts
1.	Canceroso No-5	20
2.	Febrifugo No-1	10
3.	Pettorale No-2	20

उपयोग :- P_8 का प्रयोग क्षय रोग की उस अवस्था में किया जाता है । जबकि रोगी की स्नायु दुर्बल हो ज्वर से ताप्र में वृद्धि हो रात्रि में अत्यधिक स्वेद आता हो । तब यह लाभ कर मानी जाती हैं । क्योंकि इस औषधि का फुस्फुसों की स्नायु पर प्रभाव होता है ।

पेटोरेल न०-9 (Pettorale No-9)

"P_9"

औषधि परिचय :- यह औषधि श्वासीय अवयवों में कफ युक्त कष्ठ व्याप्त हों तथा फुफ्फुसों की रेजिश तथा और ज्वर भी शरीर को कष्ठ प्रदान कर रहा हो। तब P_9 से उत्तम लाभ होता है । P_9 में निम्न औषधियाँ मिलायी जाती है ।

क्रमांक S. No.	औषधियों का मिश्रण Medicine	भाग Parts
1.	Canceroso No-5	10
2.	Febrifugo No-1	10
3.	Pettorale No-1	10

उपयोग :- P_9 को निम्नलिखित श्वास संस्थान के रोगों में प्रयुक्त किया जा सकता है ।

दौरे की खाँसी, ऐंटन युक्त बलगम, कै, मितली तथा खाँसी आना, फुफ्फुसों में घाव, श्लेष्मिक मितली, ज्वर युक्त क्षयात्मक खाँसी, स्नायु दुर्बलता तथा जीर्ण खाँसी, वायु प्रणाली दोष इत्यादि में लाभदायक सिद्ध होती है ।

P_9 कई प्रकार से P_6 तथा P_8 जैसी कार्य कारी औषधि ही है । क्योंकि इस में उसी

प्रकार की औषधियों का मिश्रण है। जैसा कि अन्य औषधियों। अतः इसी लिए रोगी की अवस्था तथा उसके रोग के उत्पन्न लक्षणों के अनुसार ही प्रत्येक औषधि का प्रयोग करना चाहिये।

9. Wurm Und Bakterienmittel

वर्मी फ्युगों ग्रुप (Vermifugos Group)

परिचय :- Vermifugo जिसका अर्थ है। कृमिनिस्सारक अर्थात आत्र कृमियों को बाहर निकालने वाला पदार्थ (An agent expelling intestmal worms.)

उपरोक्त विवरण मेडिकल शब्दकोष (Dictionary) के अनुसार विश्लेषित हैं। (Vermifugo group) वर्मीफ्यूगों समहू जैसा कि इसके सम्बोघन से ही स्पष्ट है। कि इस समहू की औषधियाँ कृमियों को जीवित या मृतावस्था में शरीर से बाहर निष्काषित करने की क्षमता रखती है। इसके अतिरिक्त वे समस्त कुप्रभाव जिनका कृमि उपस्थिति से सम्बन्ध हो। उस रोग अवस्था में भी Ver. Group अति लाभ कारी परिणाम प्रदान करती है।

इस समहू में दो औषधियाँ पायी जाती है । जो कि Ver_1 तथा Ver_2 हैं ।

Ver_1 का उपयोग आन्तरिक रूप में ही अधिकता के साथ किया जाता है। इसका कार्य क्षेत्र अधिकतर पेट कृमि, उदर कृमि, तथा आन्त्र प्रणलियों पर है। जबकि Ver_2 को अधिकतर बाह्य रूप से प्रयोग में लाया जाता है। तथा इसका प्रभाव Ver_1 की अपेक्षा तीव्र होता है। इन औषधियों की कार्य क्षमता F_1, F_2 की भाँति ही है। जिस प्रकार F_1 की कार्य हीनता के उपरान्त की कार्य तीव्रता का गुण F_2 रखती है। उसी प्रकार Ver_1 से जीर्ण व्याधि अनियत्रित होने पर Ver_2 ही कृमि दोषों का सम्पूर्ण नियत्रण कर, रोगी की कृमि दोष, पाचन दोष तथा सक्रामंक व्याधियों से सुरक्षित रखने का महत्वपूर्ण कार्य करती है।

वर्मीफ्युगो न०-1 (Vermifugo No-1)

"Ver_1"

परिचय :- यह औषधि प्रत्येक प्रकार के कृमियों व उनके दोषों की प्रमुख औषधि मानी जाती है। कृमि सूक्ष्माकार हो या दीर्घाकार सभी में Ver_1 शरीर में पहुँचकर ऐंसा वातावरण उत्पन्न कर देती है। कि कृमि स्वंय ही शरीर से निष्काषित होने लगते हैं। यदि Ver_1 की घटक सगंठन स्थिति पर दृष्टि गोचर करें तो ज्ञात होता हैं कि निम्नलिखित घटकों की औषधि शक्ति मात्रा को उचित अनुपात में मिश्रित किया जाता है।

क्रमाँक S. No.	औषधिक घटक Components	प्रयुक्त भाग use of Parts
1.	Allium Sativa	30
2.	Chenopodium anthelminthicum	5
3.	Dictamnus Albus	20
4.	Eyphorbium officinale	5
5.	Imperatoria Ostheutium	20
6.	Ruta Graveolens	20
7.	Thymus Sepillum	20

विशेष प्रयोग :- Ver_1 से कृमिरोग, कब्ज, ऐंठन, तथा मलेरिया रोग दूर हो जाते है। आन्त्र कृमियों की उत्तम औषधि है।

गुणधर्म एंव उपयोग :- Ver_1 मुख्य रूप से पाचन संस्थान के विभिन्न अवयवों पर प्रभाव डालती है। जैसे आन्त्र प्रणाली मलाशय व श्लेष्मिक कला, तथा पाचक रस ग्रन्थियों आदि सर्वप्रथम Ver_1 पाचन अंगों में जाकर पाचन शक्ति की विकृति को समाप्त कर उनकी स्थिति को प्राकृतिक रूप प्रदान करती है। जिसमें पेट से अफारा, वायुसंचय को तत्काल कम कर देती है। इसके उपरान्त ग्रन्थि से उचित मात्रा में पाचक रस उत्सर्जित कराकर, मलरूद्ध कब्ज, दर्द तथा सूद्दों को समाप्त करती है। इसी क्रिया के उपरान्त पाचन अवयव एक दम स्वच्छ

तथाश्लेष्मिक युक्त हो जाते हैं। जिसके साथ कृमियों का उचित वातावरण अवश्य प्रभावित होता है।

इस का प्रत्यक्ष प्रभाव कृमियों पर होता है। उनकों खाद्याभाव तथा पोषण पदार्थ की अनुपस्थिति में आन्त्र से मलद्वार द्वारा बाहर निकलना पड़ता है। इस प्रकार के कृमि, सब्जी, मलयुक्त दूषित वातावरण में रहने, गन्दगी, कच्चे, गले फलों या चाहे किसी उपाय से शरीर में प्रविष्ठ हुए हों।

Ver, मनुष्य के आन्त्रों में पाये जाने वाले कृमि सूती कृमि चुन्ने, एस्केरिस (गोल कृमि, फीताकृमि आदि) के अलावा संक्रामक व्याधियों के सुक्ष्म कीटाणुओं मलेरिया के परजीवी तक पर भी अपना प्रभाव रखती है। अतः इन दोषों से भी Ver, शीघ्र मुक्ति दिलासकती है। Ver, के मुख्य गुणधर्मों में यह औषधि वायुसंचय नाशक, कब्जनाशक, आपेक्ष नाशक, कृमि नाशक दौरे से होने वाले रोगों में उपयोगी, वातज उष्णता को तो शान्ति प्रदान करती है।

Ver, स्नायु तन्त्र पर भी व्यापक प्रभावी होती है। अतः इसके प्रयोग से स्नायु ऐंटन से उत्पन्न दौरों, मस्तिष्कीय पीड़ा वायुशूल, निन्द्रानाश, उदर पीड़ा आदि कष्ट शीघ्र ही कम हो जाते है।

इस औषधिका सूक्ष्म कीटाणुओं से उत्पन्न रोग जैसे दाद खुजली, फुफ्फुसीय यक्ष्मा, सुजाक, घाव में कृमि, पूयश्राव डीफ्थीरिया, विशुचिका, चेचक, मलेरिया आदि कृमित रोगों पर भी समुचित लाभकरी प्रभाव पड़ता है।

Ver, को सेवन करने से अनेक रोगों से सुरक्षा प्राप्त होती है। जैसे आन्त्र कृमि, मलेरिया, लेकिन इस औषधि का अधिक सेवन वर्जित है।

भयानक सपने, उदर शूल, आपेक्ष, खाँसी, मलेरिया, कब्ज चक्कर, दुर्बलता, चिड़चिड़ापन, दाँत बजाना आदि कृमिय लक्षण भी Ver, से स्वतः ही समाप्त हो जाते हैं।

Ver, को चिकित्सा समाप्ती के उपरान्त देने से कालान्तर में कृमि शंका होने की सम्भावना समाप्त हो जाया करती है।

इसके अतिरिक्त Ver, को निम्न रोगों में भी प्रयोग किया जाता है।

वायु पीड़ा (Colicpain), आपेक्ष (Convulsion), खाँसी (Bronchitis), दस्त या कृमियों से अतिसार (Diarrhoea through worm), अपस्मार (Epilepsy), पेट अफरना (Flatulence), काली खाँसी (Whooping cough), भ्रम, बहम (Hypochondriasis), वायुगोला (Hysteria), पाचक ह्रास (Indigestion), निन्द्रालोप (Insomnia), (Intestinal worms), आन्त्र कृमि दिल पर मितली रहना (Nausea), बारीक धागे कृमि (Threadworm), चुन्ने कृमि (Taena), गोल कृमि (Ascaris), दुर्बलता (Weakness through worms), प्रवाहिका (Dystentory), रक्तअल्पता (Anemea through Worms), कण्डू (Itch) इत्यादि ।

Ver_1 के विभिन्न शक्ति के डायलुशन व उनके कार्य :- Ver_1 के विभिन्न शक्ति के डायलुशन उत्तम कार्य करते है । जैसे

प्रथम शक्ति का डायलुशन :- यह विलयन भी कृमियों का नाश करता है । साथ ही अतिसार व रोगभ्रम में भी लाभकर है ।

तृतीय शक्ति का विलयन :- Ven के IIIrd शक्ति के घोल से वायुगोला, पेट में ऐंठन, अपस्मार तथा उपंदश में लाभ प्राप्त होता है ।

उच्च शक्ति का विलयन :- III. से विफलता मिलने पर कृमियों, वातज तथा फीता कृमि, ऐंठन में आवश्यकता अनुसार 200, 100, 1000th डायलुशन प्रयोग किये जाते है ।

सूखी गोलियाँ :- Ver_1 की 5-5 सूखी गोलियों के सेवन से पेट फूलना, वायु सचंय कम होता है । अनिन्द्रा कुकुर खाँसी में 5 गोली सुबह शाम खिलानी चाहिये । उदर की वेदना तथा दस्त अतिसारों में 8 से 10 गोलियाँ देते है । जबकि कृमियों को निकालने के लिए 10-15 गोलियाँ रात्रि में लेनी चाहिये ।

वर्मीफ्यूगो न०-2 (Vermifugo No-2)

"Ver_2"

परिचयः- Ver_2 का अधिकतर बाह्य रूप से ही प्रयोग किया जाता है । क्योंकि Ver_1 आन्तिरिक रूप में सेवन कराने व बाह्य रूप से Ver_2 औषधि को त्वचा अवशोषित करके, शरीर में औषधीय क्रिया, तीव्र गति से आरम्भ करती है । जिससे शरीर

से रोग तत्व शीघ्र ही समाप्त अथवा निष्क्रिय हो जाते हैं। फलस्वरूप शीघ्र स्वास्थय लाभ की आशा रहती है। Ver_2 को निर्मित करने में निम्न लिखित औषधियघटकों की आदि शक्ति को मूलसत्व के रूप में मिश्रित किया जाता है।

क्रमाँक S. No.	औषधीय घटक Components	प्रयुक्त भाग Parts
1.	Artemisia Cina	30
2.	Allium Sativum	30
3.	Chenopodium Anthelminthicum	20
4.	Dictamus Albus	30
5.	Ruta Graveolens	10
6.	Spigellia Contheimia	20
7.	Tanacetum Vulgare	20

विशेष प्रयोग :- Ver_2 को जीर्ण कृमियों तथा YE के साथ बाह्य रूप से मरहम, कम्प्रेस, लोशन, एनीमा आदि मे प्रयोग किया जाता है।

गुणधर्म एंव उपयोग :- Ver_2 भी कृमिनाशक, आपेक्षनाशक, वायु शूल तथा पाचन दोष को समाप्त करने का गुण रखती है।

Ver_1 की अपेक्षा Ver_2 का प्रभाव विस्तृत है।

इस औषधि का स्वभाव Ver_1 की अपेक्षा मृदु है। इस को उन कृमि दोषों में प्रयुक्त किया जाता है। जिनमें Ver_1 निष्फल हो गयी हो। तथा दोष जीर्ण रूप धारण कर चुका हो। Ver_2 को कृमि की उपस्थिति से उत्पन्न हुए खाँसी, आपेक्ष, पेट का शूल, शिशुओं में अकड़न, अविराम ज्वर ताडण्व आदि में Ver_1 प्रयोग के उपरान्त सेवन करने की सलाह दी जाती है। Ver_2 का बाहय रूप से निम्न लिखित प्रकार से उपयोग किया जाता है।

मरहम (Ointments) :- Ver_2 का मरहम विधि के अनुसार YE पीली बिजली में मिश्रित करके बनाया जाता है। इस मरहम को कृमियों की पेट (आन्त्रप्रणाली) में उपस्थिति होने पर, ऐंठन, वेदना इत्यादि कष्टों में प्रयुक्त किया जाता है।

कम्प्रैस व एनीमा :- मरहम के पश्चात कम्प्रैस भी अत्यन्त लाभ प्रदान करता है। जब रोगी की आपेक्ष या कृमि से वेदना आदि में कम्प्रैस रखने की आवश्यकता हो तब (Ver_2-20 गोली + 20 बूँद उक्त बिजली YE) इसका प्रयोग किया जाता है। इसके अतिरिक्त आन्त्रों में कृमि, मल अवरूद्धता, पीड़ा सूती कृमि, फीता कृमि चुन्ने इत्यादि कष्टों में कम्प्रैंस लाभ प्रदान करता है। परन्तु मलअवरूद्धता तथा कृमि, आन्त्र में सूजन जैसे कष्टों की पीड़ा में एनीमा दिया जाता है। एनीमा से मल तथा कृमि शीघ्र निकल जाया करते हैं।

परन्तु Ver_2 का बाह्य प्रयोग आवश्यकता के अनुसार ही करना चाहिये। तथा साथ में अन्य औषधियों का आन्तरिक सेवन भी अवश्य कराना चाहिये।

10. Gewebemittelor (Canceroso Group)

कैन्सरोसो समहू

उत्तक औषधियाँ (Tissue Remedies)

परिचय :- कैन्सरोसो समहू की औषधियाँ मुख्य रूप से रोग की जीर्णावस्था अर्थात मिश्रित प्रकृति के रोगियों की उत्तम औषधि होती है। क्योंकि जीर्ण अवस्था होने पर शरीर में रोग उसके अवयवों के कार्य, संरचना सूत्र व कोशिकाओं तक को व्याधित कर देता है। ऐसी ही लक्षणों की श्रृंखला मिश्रित प्रकृति के रोगी में होती है। इस प्रकार के शारीरिक सूत्रों की बारबादी से उत्पन्न रोगों यक्ष्मा, जलाभाव, जलोदर, अंग का निष्क्रिय होना, विषयुक्त घाव, पूयश्रावींय अवस्थाहर प्रकार की गलन, घाव, टयूमर आन्त्र दोष, ग्रन्थियों का क्षयी करण, कैंसर, अस्थिक्षय इत्यादि में कैन्सरोसो समहू की औषधियाँ क्रिया कर अंगों के कष्टों को समाप्त कर स्थास्थ्य प्रदान करती है।

जबकि रस प्रकृति को स्क्रोफोलोसो तथा रक्त प्रकृति वाले रोगी को एन्जियाटिकों ग्रुप की औषधियाँ सेवन करके रस और रक्त के कार्य अर्थात चयापचय क्रियाशील अंगों की बनावट अर्थात् उत्तकों, कोशिकाओं पर भी अपना प्रभाव रखती हैं। इन औषधियों के प्रयोग से प्रत्येक प्रकार की क्षयन, गैन्त्रीन, सड़न, गलन, पकन, कठोरता, आदि अर्थात रस और रक्त के दूषित हो जाने पर अवयवों के गलन से भयानक स्थिति उत्पन्न हो जाती है। तब (कैन्स) से उत्तम लाभ प्रदान होता है। शरीर के किसी भी अंग के सूत्रों पर अपना व्यापक प्रभाव रखने के कारण ही इस समहू की औषधियों को सौत्रिक औषधियाँ (Tissue Remedies) से भी सम्बोधित किया जाता है। इस समहू की औषधियाँ, वेदना, पीड़ा नाशक होती है।

कैन्सरोसो समहू की औषधियों में S व A समहू की औषधियों के गुण भी पाये जाते हैं। इसी लिए चयापचय, रक्त परिसचंरण तन्त्र के अवयवों पर भी प्रभाव हैं। इसी कारण रक्त और रस निर्माण कर्ता क्रियाओं, अवयवों के उत्तकों पर शीघ्र कार्य करती है। इसका अर्थ यह है कि C समहू की औषधियाँ कार्य को उचित करके अंगों की सरंचना की व्याधि को भी ठीक कर देती है। इसके अलावा C समहू की औषधियाँ आँख, मुँह, गले, कान, तथा जननेन्द्रिय अंगों पर विशेष

प्रभाव डालती है । स्त्रियों में C_1 अत्यन्त लाभ कारी औषधि का कार्य करती है ।

कैंसरोसो न०-1 (Canceroso No-1)

"C_1"

औषधि परिचय :- C_1 स्त्रियों के लिए एक ऐसी औषधि है । जो उनके जननेन्द्रिय रोगों को युवावस्था से लेकर वृद्धावस्था तक स्वस्थ करती हैं । इन कष्टों में मासिक कष्ट, गर्भपात, गर्भावस्था के दोष, प्रसवावस्था, सन्तानोत्तपति, तथा प्रौढ़ावस्था में मासिक धर्म का प्राकृतिक लोप, होना आदि पर C_1 प्रभावशाली होती है । इसके अतिरिक्त शरीर के अन्य कष्टों में भी उत्तम कार्य करती है। इस औषधि को निर्मित करने में निम्न लिखित घटकों की औषधि शक्ति को मिश्रित किया जाता है ।

क्रमांक S. No.	घटक Components	भाग Parts
1.	Coulophyllum Thalictroides	20
2.	Conium Maculatum	10
3.	Pimpinella Saxifrage	10
4.	Rhus Toxicodendron	20
5.	Vincetoxicum officinale	10

विशेष प्रयोग :- C_1 का प्रयोग प्रदर, प्रमेह प्रसव कराने तथा स्त्री रोगों में विशेष रूप से किया जाता है ।

गुणधर्म एंव उपयोग :- C_1 का शरीर पर अत्यन्त बिस्तार पूर्वक प्रभाव पड़ता है । क्योंकि इस औषधि के प्रयोग से समस्त शारीरिक ग्रन्थियों (Glands) व श्लेष्मिक कला (Mucous Membrance) के कार्य नियन्त्रित हो जाते हैं । इसी कारण ग्रन्थियों से सम्पूर्ण क्रियाविधि में महत्वपूर्ण स्वास्थ्य परिवर्तन सम्भव हो पाता है । सी-वन औषधि के प्राकृतिक गुणों में बाई नाशक, पारी व्याधि नाशक वेदना नाशक, कैंसर नाशक, ग्रन्थि (कण्ठमाला) क्षय नाशक, मल मूत्र निसारक उत्तेजना नाशक, श्राव नियन्त्रक आदि पाये जाते हैं ।

C_1 का प्रभाव सूत्र स्तर तक होता है। जिसमें प्रमुख रूप से स्त्री पुरुषों के जनन अंगों की त्वचा के अन्तः भाग में पाये जाने वाले (सूत्रों) उत्तकों व कोशिकाओं पर व्यापक प्रभाव होता है। इसी लिए सम्पूर्ण जनानाँगों की समस्या पर C_1 उत्तम कार्यशील है। इसी प्रकार अन्य त्वचा सम्बन्धी सूत्रिक दोष जैसे प्रदाह, टयूमर, ग्रन्थियों में कठोरता अन्य त्वचा रोग जिनमें प्रमुखतः श्रावित कण्डू, दाद, अकौता श्लेष्मिक कला से सम्बन्धित व्याधियाँ जैसे श्वेतप्रदर जो योनि व गर्भाशय की रेजिश से उत्पन्न होता है। पीप बहना, जीर्ण कफीय खाँसी, उभार, शोथ, नाक में जीर्ण जुकाम, टान्सिल, घाव, जीर्ण सुजाक, इत्यादि रोगों में C_1 अच्छा, परिणाम प्रदान करती है।

C_1 का प्रभाव स्त्रियों की जनन संस्थान पर व्यापक रूप से होता है। स्त्रियों में श्वेतप्रदर, मासिक अनियमितताएं, गर्भावस्था के कष्ठ, प्रसव कष्ठ में, दूध या स्तनपान कराने पर उत्पन्न रोग, अन्त में गर्भाशय या डिम्ब निष्क्रियता इत्यादि रोगों की C_1 प्रमुख औषधि है।

C_1 प्रत्येक के क्षयी घाव जिसका दुष्प्रभाव सूत्रों की सरंचना पर फैल चुका हो। तथा उस अवयव या स्थान की कोशिकाओं में क्षय उत्पन्न हो गया हो। तब C_1 को अच्छा फल प्रदान करते पाया है। जैसे नासूर, स्वरयन्त्र की क्षय फुस्फुस रोग इत्यादि में देते हैं। परन्तु C_1 के स्थान पर अन्य C समहू की औषधि से लाभ प्राप्त किया जाता है।

इसी प्रकार विपरीत मात्रा जैसे 30 वाँ आदि डायलुशन श्लेष्मिक कला में सन्तुलित रूकावट कर देता है। जैसे श्वेत प्रदर जुकाम, नजला, कर्ण श्राव, सुजाक, फोड़ों से पूय श्राव बहना इत्यादि जीर्ण व्याधियों में, उत्तम लाभ प्रदान करती है। C_1 का प्रयोग अनेक रोगों में भी लाभ प्राप्ती के लिए किया जाता है। जिनका संक्षिप्त रूप निम्न प्रकार से है।

प्रमेह (Spermatorrhoea), बद (Bubo), स्तनों में ग्रन्थिल फोड़ा (Ascess of mammary Glands), मासिक धर्म में ह्मासता (Brast-congestion), कैन्सरीय पीड़ा (Cacerous pain), यकृत दोष (Liver problem), आन्तरिक या बाह्य अंगों में कैसंर (Cancer in external or Internal of Organs), अस्थि क्षय या दन्तक्षय (Caries of Bones or Teeth), गर्भाशय में रसौंलीया सरतान (Cancerin

Uterus), वायु शूल (Colicpain), फुस्फुसीय की रेजिश (Pulmonary Catarrh), त्वक व्याधि जैसे खुजली, दाने (Skindisease As a Pruritis, etc), गुदांभ्रंश या भगन्दर (Condylomata), पुटिकाएं (Cysts in Uterus or Ovary), गर्भाशय में ऐंठन (Cramps in Uterus), श्वेत प्रदर (Leucorrhoea Chronic or Acute), यकृत में दृढ़ता (Liver Induration), मसूढ़ों की प्रदाह (Inflammation of Gums), होठों में शोथ होना (Swelling of Lips), जनेनन्द्रिय रोग (Genital disease), गठिया (Gout), गर्भाशय का स्थान भ्रंश होना (Falling of the Womb), आमाशय की प्रदाह (Gastritis), ग्रेन्ग्रीन (Gang rene), आन्त्र वेदना (Enteritis), मुँह पर टयूमर (Facial Lupus), बेहोशी (Fainting), घेंघा (Goiter), वायुगोला के दौरे (Feet of Hysteria), स्तनों की अग्रभाग शोथ (Swelling of Nipple), पौरुषग्रंथिदोष (Prostate Glands), अण्डकोष शोथ (Swelling of Testeis), प्रसव वेदना (Labour pain), स्त्रियों का उन्माद (Mania especially in Ladies), प्रातः मितली (Morning Sickness), गर्भावस्था के रोग (Pregnancy problem), फुस्फुसों की यक्ष्मा (T.B. of Lungs), टान्सिल की प्रदाह (Quinsy), दद्रू मण्डल (Ring Worm or Tinea), पायोरिया (Pyorrhoea), मसूढ़ों से रक्तश्राव होना (Scurvy), कशेरूकीय क्षय (Tabies Dorsalis), मूत्रअवरोधता (Retention of Urine), गर्भाशय में विकृति (Disorder of Uterus), प्रदर (Whites), जख्म (Ulcers), शिशु दुर्बलता (Weakness in Children), गर्भश्राव (Abortion), रक्त अल्पता (Anaemia), कब्ज (Constipation) इत्यादि रोगों में अवस्था के अनुसार C_1 उत्तम लाभदायक हैं ।

C_1 के विभिन्न शक्ति के डायलुशन व उनके कार्य :- C_1 के धनात्मक दिलयन श्लेष्मिक कला के कार्य बढ़ाते है । जबकि उच्च शक्ति के ऋणात्मक डायलुशन विपरीत कार्य करते हैं ।

प्रथम शक्ति का डायलुशन :- C_1 का प्रथम शक्ति का विलयन फोड़े पकाता है । गर्भाश्रय को सिकोड़कर शीघ्र प्रसव कार्य करा देता है । छाती (स्तन) पीड़ा सरतान, गर्भाशय ऐंठन, स्तनों में दूधाभाव, अतिसार, फुफ्फुस प्रदाह मूत्राशय व मूत्र कष्ठ में भी लाभदायक है ।

द्वितीय शक्ति का विलयन :- इसके प्रयोग से गर्भपात, कब्ज, मूत्राधिकता, मासिक

धर्म की अनियमिता, वायुगोला, श्वेतप्रदर, मियादी बुखार, सूखा (मसान), फोड़े का न पकना, ग्रथि प्रदाह इत्यादि रोगों में प्राय लाभ मिलता है ।

तृतीय शक्ति का डायलुशन :- इस शक्ति को तब देते हैं । जब IInd Dilu असफल हों जायें । इसके साथ ही C_1 का IIIrd शक्ति का डायलुशन कब्ज, जुकाम, श्वेत प्रदर प्रमेह, मूत्रधिकता, मसान, गर्भवती के कष्ठ चेचक, दूधका ज्वर, यकृत दोष में प्रयोग किया जाता है ।

लाइटर डायलुशन :- इसको कब्ज, सरतान, घाव, आन्त झिल्ली प्रदाह में देते हैं ।

सूखी गोलियाँ :- C_1 की 5-5 गोली गर्भाशय ऐंटन में, (शिशु) प्रसव में एक-एक गोली प्रति प्रन्द्रह मिनट पर देते हैं । फुस्फुस प्रदाह में भी लाभ कर है।

कैन्सरोसो न०-2 (Canceroso No-2)

"C_2"

परिचय :- C_2 ऐसी मूत्राशय व यकृत पित्ताशय की महत्वपूर्ण औषधि है । जिस प्रकार S_2 नामक औषधि होती है । परन्तु भेद मात्र यह हैं कि S_2 इन अवयवों की क्रियाशीलता ही प्रभाव रखती है । और C_2 तो इन अंगों के कार्यों के साथ ही सरंचना तक पर प्रभावी होती है । इस प्रकार सक्षेप में C_2 यकृत-मूत्राशय, के जीर्ण रोगों की उत्तम औषधि मानी जाती है ।C_2 के निर्माण में जिन औषधि-य घटकों का मिश्रण होता है । उनका विवरण क्रमशः निम्नलिखित प्रकार से है ।

क्रमाँक S. No.	औषधिय घटक Components	भाग Parts
1.	Conium Maculatum	30
2.	Equisetum Arvence	20
3.	Petroselinum Sativum	20
4.	Pipinella Saxifraga	20
5.	Rhus Toxicodendron	20
6.	Vinectoxicum officinale	30

विशेष प्रयोग :- इस औषधि को मूत्राशय के रोगों यकृत प्रदाह तथा गर्भाशय के स्थान भ्रंश कशरूकी अस्थि वक्रता में प्रयोग किया जाता है ।

गुणधर्म एंव उपयोग :- C_2 का प्रभाव सर्वप्रथम मूत्राशय पर होता है । जिससे मूत्राशय की श्लेष्मिकीय क्रिया व त्वचीय उत्तकों पर भी क्रिया होती है । अतः C_2 को मूत्राशय सम्बन्धी रोगों जैसे मूत्राशय का पक्षाघात, प्रदाह, विषैली रेजिश, शोथ कैंन्सर, पूयश्राव उत्पन्न होना, टयूमर जैसी घातक स्थिति में जैसे रूकावट, गुमड़ कैन्सर, प्रदाह, अर्श, जल उपस्थिति जलोदर, वसा वृद्धि, सन्धि शोथ, व तरंल एकत्र होना, बलगमी खाँसी जिसमें श्वेत पन व चिपचिपाहट अधिक हो, वहाँ C_2 लाभ प्रदान करती है ।

इस औषधि के गुणधर्म जिनमें प्रमुख रूप से मल मूत्र विर्सजक, सरतान नाशक, तथा अण्डकोष की कष्ठ अवस्था को समाप्त करने वाली इत्यादि गुण पाये जाते हैं । C_2 वृक्क, मूत्र नली, व यकृत दोषों में F_1 के साथ उत्तम फल प्रदान करती है ।

C_2 स्नायविक लक्षणों से पीड़ित रोगियों, जैसे स्त्रियों में स्नायु दुर्बलता, कोमलता, वायुगोला, वात व्याधियाँ, मासिक धर्म की अवरुद्धता, डिम्ब ग्रन्थियों जरायु दोष, शरीर पर अति वसा वृद्धि, अपस्मार, आदि रोगों व दोषों पर भी उत्तम कार्य करती है। इनके अतिरिक्त इस औषधि का प्रयोग निम्नलिखित रोगों पर भी सहायक रूप में प्रभाव कारी होता है ।

जीर्ण कब्ज (Chronic Constipation), ग्रन्थि प्रदाह (Inflammation of Glands), मूत्राशय प्रदाह (Bladder Infla), मासिक धर्म की ह्रासता (Amenorrhoea), सर्वाण शोथ (Anasarca), संन्धि में अस्थि का जुड़ना (Ankylosis), जीर्ण गुदा वेदना (अवरूद्धता से) (Angina, Guttural), जोड़ों की शोथ (Arthritis), बार-२ लघुशंका (Bladder Cattarrh of us), आत्रों की व्याधियाँ (disease of Intestine), तीव्र खाँसी (Bronchitis), डिम्ब ग्रन्थि में जलसंचय (Dropsy of the ovary), यकृत प्रदाह (Hepatitis), यकृत की यक्ष्मा (T. B. of Hepatic), अण्ड कोष में जल संचय (Hydrocele), हृदयक विकार (Heart disease), वायुगोला (Hysteria), स्वरयन्त्र में पीड़ा व शोथ (Pain & Swelling of Larynx), श्वेत प्रदर (Leucorrhoea), फुफ्फुस विकार (disorder of Lungs),

कटि शूल (pain in Lumber resion), लसीका वाहिकाओं की प्रदाह (Oedema), नेत्र में प्रदाह (Opthalmia), गुर्दो की प्रदाह (Nephritis), गर्भाशय में बतौड़ी (polypus in the Uterus), घाव (Wounds), अतिनृत्य दोष (st Vitus Dance), सिर में उभार (Swelling in the Head), इत्यादि रोगों में C_2 लाभ प्रदान करती है ।

डायलुशन व उनके प्रयोग :- C_2 के डायलुशन विभिन्न रोगों में लाभकारी पाये जाते हैं ।

प्रथम शक्ति का डायलुशन :- C_2 की प्रथम डायलुशन की औषधि को प्रसव शीघ्र कराने, मूत्राशय विकार, फोड़े, ऐंटन में लाभदायक होता है ।

द्वितीय शक्ति का विलयन :- इस डायलुशन को डिम्बीय पीड़ा, गर्भाशय में सूजन नेत्रों में ऐंटन, प्रदर, मासिक धर्म का अभाव, मधुमेह, वातज वेदना, वृक्क प्रदाह, अण्डकोष वेदना, बहम, तीव्र खाँसी, प्रमेह इत्यादि रोगों में प्रयोग किया जाता है ।

तृतीय शक्ति का बिलयन :- C_2 के IIIrd शक्ति के घोल को मस्तिष्कीय जलसंचय पीड़ा डिम्ब ग्रन्थि की पीड़ा, गर्भपीड़ा, हाथों में कम्पन्न आदि में लाभकारी पाया गया है ।

उच्च शक्ति का विलयन :- निचली शक्ति के बाद इसे गर्भाशय व मस्तिष्कीय रोगों में दिया जाता है ।

पिचकारी :- C_2 की पिचकारी गर्भाशय दोषों में दी जाती है ।

सूखी गोलियाँ :- दौरे की खाँसी, मस्तिष्कीय वेदना में एक गोली प्रति घंटा तथा आपेक्ष, जलोदरा, फोड़े पकाने में 5-5 गोली सुबह शाम को प्रयोग करना चाहिये ।

केन्सरोसो न०-3 (Canceroso No-3)

"C_3"

परिचय :- C_3 औषधि का प्रभाव शरीर के समस्त कोषाओं तथा उत्तकों परविशेष रूप से होता है । इसीलिए इस औषधि को सन्धि तथा त्वचा (घेघां) ग्रन्थियों की मुख्य औषधि कहा जाता है । C_3 औषधि को निर्मित करने में निम्न लिखित औषधिक

घटकों के मूलसत्व को परस्पर उचित मात्रा में मिश्रित किया जाता है ।

क्रमाँक S.No.	औषधिय घटक Components	भाग Parts
1.	Conium Maculatum	20
2.	Daphna Mezerium	20
3.	Pimpinella Saxifraga	10
4.	Rhus toxi codendron	60
5.	Vincetoxicum officinale	10

विशेष प्रयोग :- इस औषधि से दस्त लगना, गलगण्ड (घेंघा) तथा त्वचा रोगों में उत्तम लाभ मिलता है ।

गुणधर्म एंव उपयोग :- C_3 का प्रभाव अस्थियों, तथा त्वचा संस्थान पर व्यापक रूप सें होता है । अतः C_3 के द्वारा अस्थिक्षय, अस्थिशूल आर्बुद, स्नायुशूल, दन्तरोग, प्रमेह, उपदंश, रात्रि में अस्थि वेदना (दीर्घाकार वाली हड् डी जैसे जंधास्थि), जोड़ो के रोग, चोट व उसके पश्चात सूंजन होना, पूयश्राव आदि रोगों को लाभ हुआ करता हैं ।

c_3 के प्राकृतिक गुण कैंसर नाशक, पीड़ा नाशक, मल-मूत्र विर्सजक, प्रदाह नाशक जैसे पाये जाते हैं ।

C_3 का उपयोग S_3 की भाँति भी है । क्योंकि C_3 भी जीर्ण त्वचा दोषों जैसे जलना, झुलसना, क्षय, घाव, पूयश्राव, गूमड़ पाले से त्वचा प्रभावित होना, एसिड से त्वचा जलना आदि रोगों में उत्तम कार्य त्वचा ग्रन्थियों व सूत्रों पर प्रभावी होकर शीघ्र लाभ पहुचाती है । C_3 को थाइराइड ग्रन्थि पर विशेष प्रभावी पाया गया है । अतः C_3 के पहले डायलुशन बढ़ी ग्रन्थि को मुलायम कर देते हैं । फिर उच्च शक्ति के डायलुशन उपस्थित, तरल व वृद्धित ग्रन्थि को सुखा कर सामान्य कर देते हैं । इसके अतिरिक्त इस औषधि के द्वारा अतिसार तथा अजीर्ण भी नियन्त्रित हो जाते हैं । समस्त अस्थियों की श्लेष्मक कला पर प्रभावी होने से अस्थिक्षय गलन, वेदना आदि कष्टों में C_4 की सहायता करती है ।

इसी के साथ C_3 निम्नलिखित रोगों में भी उत्तम लाभकारी सिद्ध हुई है । दन्त पीड़ा (Toothache), (रात्रि में) अस्थि जबड़े में वेदना (Pain in bone), त्वचा

रोग (Skin disease), उदरयक्ष्मा (Abdominal T.B.), संधिशूल (Arthritis), स्तन का कैन्सर (Cancer in Breast), कर्कटीय घाव (Cancerous ulcers), जीर्ण प्रतिश्याय (Chronic Catarrh), बतौड़ी (Cysts), अस्थि जोड़ का स्थान भ्रंश (Dislocation), अस्थि वृद्धि (Exostois), जोड़ों की कठोरता (Ankylosis), बद (Bubo), नासूर (Necrosis), अस्थि की उपरी श्लेष्मिक कला की प्रदाह (Periostitis), न्यूमोनिया (Pheumonia with Suppuration), दद्रुमण्डल (Tinea), रीढ़ में वक्रता (Curvature of spine), घाव (Ulceration), अतिसार (Chronic diarrhoea), घेंघा (Goiter) इत्यादि ।

C_3 के विभिन्न शक्ति के डायलुशन व उनके प्रयोग :- C_3 की पाजिटिव, निगेटिव औषधि मात्राएं अवस्था के अनुसार प्रयोग करने से अति उत्तम लाभ प्रदान करती है । जैसे

प्रथम शक्ति का डायलुशन :- C_3 का प्रथम शक्ति का डायलुशन पेचिश, दस्त, व अस्थि संधियों के तीव्र रोगों में प्रयोग किया जाता है ।

द्वितीय शक्ति का डायलुशन :- इस डायलुशन को अस्थि प्रदाह व श्लेष्मिक कला की प्रदाह कारबंकल, जोड़ों की कठोरता आदि कष्ठों में प्रयोग किया जाता है ।

तृतीय शक्ति का डायलुशन :- C_3 के तीसरी शक्ति के डायलुशन को अस्थि संधियों में तरल ग्रन्थियों की प्रदाह, आन्तों की उपरी श्लेष्मिक कला की प्रदाह, घेंघा, प्रेरक अस्थि वृद्धि, दद्रुमण्डल आदि रोगों में उपयोगी पाया जाता है ।

उच्च शक्ति के डायलुशन :- जब निम्न शक्ति के विलयन आपेक्षित लाभ प्रदान करने में असफल हो जाते है । तब उच्च शक्ति के विलयन उपयोगी पाये जाते हैं । जैसे त्वचा दोष, अस्थि रोग, घेंघा की वृद्धि इत्यादि ।

सूखी गोलियाँ :- C_3 की 3-5 गोलियाँ दिन में चार बार देने से (घेंघा) थाइराइड ग्रन्थि मुलायम हो सकती हैं । फिर ऊँचे डायलुशन प्रयोग करने चाहिये । दस्त, वेदना में 5-5 गोलियाँ दिन में तीन बार खिला सकते हैं ।

केन्सरोसो न०-4 (Canceroso-4)

"C_4"

परिचय :- C_4 सभी अस्थियों की विशेष औषधि होती है। साथ ही इस औषधि में शरीर से बिजातीय व्यर्थ पदार्थों को पूर्ण निष्काषन करने की क्षमता भी पायी जाती है। C_4 के निर्माण में निम्न लिखित घटकों की औषधीय शक्ति को संगठित किया जाता है।

क्रमांक S. No.	औषधीय घटक Components	भाग Parts
1.	Conium Maculatum	40
2.	Pimpinella Saxifraga	10
3.	Rhus Toxicodendron	40
4.	Symphytum officinale	20
5.	Vinectoxicum officinale	10

विशेष प्रयोग :- C_4 का विशेष प्रयोग अस्थि भंग तथा जीर्ण घाव व अस्थिय जख्म में किया जाता है।

गुणधर्म व उपयोग :- C_4 का अस्थियों व उपास्थियों नाखून केशों पर अति उत्तम प्रभाव होता है। यह औषधि अस्थि के कटोर भाग पर शीघ्र कार्य करती है। शरीर से अनावश्यक विषीय पदार्थो की उपस्थिति को समाप्त करती है। अतः गठिया बाई संधिशोध मोतियाबिन्द, मूत्र संस्थान से यूरिक एसिड की अश्मरी को भी नष्ठ कर देती है।

C_4 को दन्त दोषों जैसे दन्त कृमि, दन्तक्षय, दुर्बलता अस्थि में वक्रता, भग्नास्थि अस्थि शोथ, पीड़ा, इत्यादि में उत्तम प्रभावी माना जाता है।

इस औषधि को अस्थि में शक्तिवर्धक, गठिया नाशक, मल मूत्र काशुद्धीकरण, कैन्सरनाशक, प्रदाह नाशक जैसे उत्तम गुणां से युक्त माना जाता है।

C_4 कर्णश्राव अस्थि से पूयश्राव जनेनन्द्रियों से प्रदर श्राव अर्थात श्लेष्मिक श्राव को नियन्त्रित कर देती है। घाव के उपर चर्म स्तर का निर्माण करने, अस्थि

को जोड़ने, पाकाशय व आन्तों में घाव अस्थि में लाली, घटने में स्नायुविक जैसे दर्द अन्याँगों के व्रणों में भी उत्तम क्रिया होती है ।

C_4 अस्थि सम्बन्धी समस्त व्याधियों उनकी अक्षमता व दुष्परिणाम सम्बन्धित कष्टों की एक मात्र औषधि का कार्य करती है ।

C_4 निम्नलिखित रोगों में प्रयुक्त की जाती है। जिनमें मुख्यः अस्थि व्रण या पकना (Ulcer or Suppuration of the bones), अस्थि में तीव्र वेदना (Acute bone pain), संधियों कें कठोरता (Ankylosis), फोड़ा Abcess (Congestive), अस्थि मृदुता (Bones Softing), उंपदशीय अस्थि वेदना Bone pain (by Suphilis infection), अस्थि नासूर (Neuralgiaeste), दन्तक्षय (Caries of teeth), श्लीपद (Elephantiasis), गाँठ (Cysts), खाँसी (T. Cough), कुबड़ापन (Humpgack), हिज सन्धि काक्षय (T. B. of Hip joint), अण्डकोष में जलसंचय (Hydrocele), संन्धियों की प्रदाह (Inflammation of the Articulation), अस्थि का गलना (Necrosis of the bones), मेदूपन (obesity), अस्थि प्रदाह (Ostitis), राजयक्ष्मा (Phthisis), अर्श (Piles), मूत्राशय दोष (Uninary bladder disorder), केशाभाव (Scald Head, or Loss of Hair), विषहरी (Witlow), कशेरुकी का उठना (Spina Ventosa), भौं की पीड़ा (Tic), मुखाकृति की फुन्सियाँ (Tubercles of Face), जख्म (Ulcers), कर्णश्राव (Otopolypus) इत्यादि ।

C_4 के विभिन्न शक्ति के डायलुशन व उनके प्रयोग :- C_4 के डायलुशन विभिन्न का अस्थि दोषों व अन्य रोगों में उत्तम प्रभाव है ।

प्रथम शक्ति का डायलुशन :- C_4 का प्रथम शक्ति का विलयन सन्धि में उपस्थित विजातीय पदार्थ अनावश्यक वसा के उत्पन्न मोटापा गूमड़ तथा अस्थि मृदुता में उत्तम लाभ प्रदान करता है ।

द्वितीय शक्ति का डायलुशन :- C_4 के द्वितीय शक्ति के डायलुशन को अस्थि क्षय, नखक्षय, दन्तगलन तथा नासूर में प्रयोग में लाया जाता है ।

तृतीय शक्ति का डायलुशन :- इसको C_4 के निम्न शक्ति के विलयन के निष्क्रिय होने के पश्चात प्रयुक्त करते हैं । जैसे प्रदर, कर्णश्राव, अस्थि क्षय में ।

कम्प्रैस :- घाव, नासूर में C_4 + GE का कम्प्रेस, विषहरी में C_4 + W.E. का कम्प्रैस प्रयोग करते है। जबकि WE के साथ C_4 का कम्प्रेस, अस्थि शोथ, जख्म, फोड़ा, अस्थि का, प्रदाह आदि में भी लाभ प्रदान करता है।

सूखी गोलियाँ :- अस्थि मृदुता में 4 गोलियाँ, उभार, सूजन में 5 गोलियाँ सुबह शाम, हलक, नाक की गाँठों में 3-4 गोली दिन में 3 बार देनी चाहिये।

केन्सोरोसो न०-5 (Canceroso No-5)

"C_5"

परिचय :- यह औषधि वाह्य व आन्तरिक रूप से प्रयुक्त होने वाली महत्वपूर्ण औषधि है। इस औषधि का कार्य S_5 जैसा ही है। त्वचा की वाह्य व्याधि जो सूक्ष्माकार से दीर्घाकार भयंकर रूपी ही क्यों न हो। सभी में C_5 विशेष उपयोगी सिद्ध होती है। इसको मरहम, कम्प्रेस लोशन, पिचकारी, सूचिवेध, आदि रूपों में बहुधा प्रयोग में लाया जाता है। C_5, S_5 का सहयोग विशेष लाभ कारी सिद्ध होता है। C_5 को निर्मित करने में निम्नलिखित औषधिय घटकों की मात्रा को उचित अनुपात में मिश्रित किया जाता है।

क्रमांक S. No.	औषधीय घटक Components	भाग Parts
1.	Conium Maculatum	50
2.	Pimpinella Saxifraga	5
3.	Phytolacco decandra	20
4.	Rhus Toxi Condendron	40
5.	Vincetoxicum officinale	5

विशेष प्रयोग :- C_5 को बाह्य रूप से समस्त त्वचा रोगों व आन्तरिक रूप से भयांनक रोगों में प्रयुक्त किया जाता है।

गुणधर्म एंव उपयोग :- C_5 शिराओं तथा सूत्रों पर प्रभावी होती है। इसीलिए एन्जियाटिकों-२ के साथ प्रयोग करने से शिरागत घाव, प्रदाह बादी अर्श, त्वचा के दोष जैसे फोड़ा, फुन्सी दद्रुमण्डल, त्वचीय उदभेद, जख्म इत्यादि कष्टों में उत्तम

फल प्रदान करती है । C_5 औषधि में त्वचा रोग नाशक, शक्तिवर्धक, गठियानाशक प्रतिरोधक क्षमता वर्धक तथा पाचन अंगों को शक्ति प्रदान करने वाले जैसे प्राकृतिक गुणों से परिपूर्ण होती है ।

इस औषधि को जीर्ण फुस्फुसीय व्याधियों जैसे वायुप्रणाली की प्रदाह, कोषागत दोष, दुर्गन्धयुक्त बलगम, राजयक्ष्मा आदि में पेटोरेल समहू की औषधियों के साथ प्रयुक्त कर लाभ प्राप्त किया जाता है ।

C_1 के कार्य क्षमता में कमी आने पर शेष (कार्य) लाभ C_5 पहुंचाया करती है। सम्पूर्ण ग्रन्थियों के रोग जिनमें, मूत्राशय ग्रन्थि थाइराइड ग्रन्थि बद, कन्टमाला, गुल्थी, स्तन में कर्कट, व प्रत्येक घाव में C_5 उत्तम परिणाम प्रदान करती है ।

यूरिक एसिड के लिए S_5 की भाँति C_5 भी माँस पेशियों की बाई गठिया में उत्तम हैं । इस औषधि को हर प्रकार के नवीन व जीर्ण रोगों में जो ढिठढे से लेकर कैंसर तक होते हैं । उनमें भरोसे की औषधि है । इसके अतिरिक्त निम्नलिखित कष्ठीय रोगों में भी C_5 सफल सिद्ध होती है । रक्त अल्पता (Anaemia), गठिया (Gout), रक्त दोष (Angiotis), जींण वेदना (Chronic Angina), धुन्ध दृष्टि (Amblyopic), सरतान बाह्य अंगों में (Cancer in external orgains), केशिका दोष (Capillary disorder), रक्त अल्पता (Clorosis), मोटापा (Obesity), कम्पन्न (Chorea), ऐंठन (Convulsion or Cramp of Uterus गर्भाशय की ऐंठन), त्वचा रोग (Skindis), अपस्मार (Epilepsy), जलसंचय (Dropsy), डिफ्थीरिया (Diphtheria), दाद (Ringworn), मासिक धर्म का रुकना (Dys menorrhoea), अजीर्ण (Dyspepsia), कण्टमाला (Scrofula), त्वचीय उदभेद (Eruptions), वात स्त्रियों की व्याधियाँ (Female disease), घाव (Ulcer), आमाशय की प्रदाह (Gastralgia), ग्रन्थियों की कठोरता (Glandular Indurotion), सुजाक (Gonorrhoea), हृदय पर जलन (Heart burn), गुमड़ (Wen), वायु गोला (Hysteria), उन्माद, पागलपन (Insanity), प्रसव वेदना (Labour pain), स्वरयन्त्र की प्रदाह (Laryngitis), यक्ष्मा (phthisis), कोढ़ (Leprosy), पक्षाघात (Paralisis), श्वेत प्रदर (Leucorrhoea), आधासीसी (Megrain), गर्भपात (Abortion), वात रोग, वातज उष्णता (Nervous excitement), स्वरभंग (Loss of voice), इत्यादि।

C_5 के डायलुशन व उनके प्रयोग :- इस औषधि के धनात्मक विलयन सूत्रों में उत्तेजना, फोड़ों को पकाते हैं । जब कि उच्च डायलुशन स्नायु में शक्ति प्रदान करते हैं ।

प्रथम डायलुशन :- C_5 की प्रथम शक्तीय औषधि फोड़ा में पूयश्राव को गति प्रदान करता है । दस्त, रोधक व प्रसव क्रिया शीघ्र कराता है ।

द्वितीय शक्ति का डायलुशन :- इस विलयन को मोतीझारा, सूत्रिक वृद्धि बधिया, फोड़ा, अजीर्ण, उत्तेजना, वायु का प्रकोप स्वंरभग आदि रोगों में दिया जाता है ।

तृतीय शक्ति का विलयन :- इस शक्ति के डायलुशन को पागलपन, कब्ज गर्भश्राव, श्वेत प्रदर, श्राव बहने, उभार, पित्ती उभरना आदि कष्टों में प्रयोग करते हैं ।

उच्च शक्ति के डायलुशन :- आवश्यकता के अनुसार उच्च शक्ति का प्रयोग जीर्ण रोग जैसे कण्डू, पित्ती, कब्ज, ऐंठन, भ्रम, उन्माद में देते हैं ।

कम्प्रैस :- C_5 का कम्प्रैस घाव, फोड़े, अकौता, गर्भाशय की प्रदाह, शिरागत घाव, कर्कटीय घाव, दन्तपीड़ा, अस्थि वेदना आदि में गर्म या ठन्डा आवश्यकता के अनुसार प्रयोग करते है ।

मरहम :- C_5 का विलेयन घाव, ग्रन्थिय शोथ, दर्द, मोच वात वेदना जल जाना, सन्धि शोथ, कटिशूल, दाद, खूजली, अण्डप्रदाह, यकृत दोष आदि में लाभकारी होता है ।

गरारा :- रक्तश्राव मसूढ़ों से टान्सिल, घाव, स्वरयन्त्र प्रदाह, जिव्याशोथ आदि में प्रयोग किया जाता है ।

स्नान :- हल्की या तीव्र मात्रा में C_5 के जल से स्नान करने पर खुजली, दर्द, मासिक पीड़ा पक्षाघात, लकवा सूखा, सर्वाग शोथ, कुष्ठ रोग, छीप, घमौरियाँ आदि रोग शान्त हो जाते हैं ।

पिचकारी :- गर्भाशय, गुदाव्रण, आन्त्र शोथ आदि में C_5 की पिचकारी की जाती है ।

सूखी गोलियाँ :- प्रदर, आंधी सीसी, सरतान में 3-3 गोली दिन में चार बार देते हैं । दूषित घाव, मासिक धर्म की पीड़ा, मोतिया बिन्द में 1-2 गोली प्रति तीन

घंटे पर देते हैं ।

स्वरंभग, प्रसव शीघ्रता हेतू 5-10 गोली दिन में रोगानुसार प्रयोग करते हैं ।

केन्सरोसो न०-6 (Canceroso No-6)

"C_6"

परिचय :- C_6 औषधि की प्रमुख क्रिया मूत्र निर्माण तथा मूत्र उर्त्सजन तन्त्र पर है । यह औषधि वृक्क मूत्राशय मूत्रनली तथा इनके दोषों पर उत्तम प्रभाव रखती है । इसीलिए S_6 तथा C_6 के कार्यों में कुछ समानता व एक रुपता प्रदर्शित होती है । C_6 के निर्माण में निम्नलिखित घटकों की औषधि शक्ति को मूलसत्व के रूप में मिश्रित किया जाता है ।

क्रंमाक S. No.	औषधिक घटक Components	भाग Parts
1.	Arnica Montana	20
2.	Conium Maculatum	20
3.	Ledum Paluster	10
4.	Pimpinella Saxifraga	10
5.	Rhus Toxicodendron	30
6.	Vinectoxicum officinale	10

विशेष प्रयोग :- यह औषधि वृक्क व्याधि, पथरी, मधूमेह तथा रक्ताश्राव इत्यादि रोगों में प्रयोग की जाती है ।

गुणधर्म एवं उपयोग :- C_6 के द्वारा मूत्र संस्थान की व्याधियाँ जैसे मूत्र में जलन, मूत्राधिकता, मधुमेह, अश्मरी, मूत्र उर्त्सजन क्रिया में ह्रास मूत्र में रक्त आना या रक्तमेह, मूत्रनली पर चोट लगना, प्रदाह तीव्र बेदना, इत्यादि नियन्त्रित हो जाते हैं ।

C_6 का उस स्थिति में भी प्रयोग अत्यन्त लाभकारी होता है । जबकि रोगी का स्वास्थ्य

मद्यपान से नष्ठ हो गया हो। समस्त दुष्परिणाम व वृक्क निष्क्रियता से उत्पन्न दोष धीरे-२ C_6 के द्वारा समाप्त होने लगते हैं। कभी-२ C_6 का उपयोग यूरिक एसिड जमने से उत्पन्न गठिया, बाई, जोड़ों का दर्द, आदि कष्ठ को शीघ्र नियन्त्रण में कर लेता है।

C_6 के प्राकृतिक गुणों में मुख्य रूप से मलसूत्र उर्त्सजक रक्त शुद्ध करने वाली, कैसरनाशक, पथरी नाशक, बलबर्धक, कन्ठ माला नाशक तथा जीर्ण वृक्क के रोगों व अन्य सम्बन्धित कष्टों को समाप्त करने वाले पाये जाते है।

C_6 का प्रयोग श्लेष्मिक कला को भी प्रभावित कर देता है। इसी लिए इस औषधि से प्रदर, कर्णश्राव कफ, जुकाम, रसश्राव आदि रोग स्थिति समाप्त हो सकती है।

रक्तश्राव होने पर जब Angiatico Group असफल हो जाता है। तब C_6 का प्रयोग करने से रक्तश्राव नहीं होता है। मूत्र की खराबी से पित्त दोष उत्पन्न होने पर भी यह औषधि लाभ प्रदान करती है। इसके अतिरिक्त C_6 निम्नाँकित व्याधियों में लाभ प्रदान करती है।

वृक्क प्रदाह (Nephritis), वृक्क में पथरी (Kidney Stone), मूत्र में रक्त (Haematuria), रक्तज व्याधि (Haemic disease), मोतिया बिन्द (Gutta opace), जोड़ों की सूजन या गठिया (Gout), मूत्रकच्छता रक्तश्राव (Haem-orrhage), मूत्राशय शोथ (Swelling in Urinary bladder), मधुमेह (Diabates), चोट से रक्तश्राव (Hurth Haemrrhage), (मूत्ररोग से) अशक्ति (Hyposthenia), मूत्र में सफेदी (Whiteness in Urine), मूत्रानाश या मूत्रावरोध (Loss of Urine), मूत्र त्यागने पर पीड़ा (Urine pain), इत्यादि।

C_6 के विभिन्न शक्ति के डायलुशन व उनके कार्य :-

धनात्मक शक्ति के डायलुशन वृक्कों, व मूत्राशय का कार्य बढ़ाकर अनावश्यक पदार्थो का निष्काषन कर देते हैं। जबकि उच्च शक्ति के (निगेटिव) डायलुशन अतिरिक्त मूत्रश्राव को सामान्य कर देते हैं। जिसके साथ वृद्धित कार्य रूक कर शरीर स्वस्थ होने लगता है।

प्रथम शक्ति का डायलुशन :- C_6 का प्रथम शक्तीय विलयन मूत्रावरोध, वृक्क अश्मरी, मूत्र में जलन, मूत्राशय में वेदना में दिया जा सकता है।

द्वितीय शक्ति का डायलुशन :- इस डायलुशन को रक्तमेह, मधुमेह मूत्राशय की प्रदाह शिशुओं में उल्टी दस्त, आदि में लाभकर माना जाता है ।

तृतीय शक्ति का विलयन :- इस बिलयन में रक्तश्राव, क्षय ग्रसित स्त्री में मासिक धर्म की अधिकता, वृक्क प्रदाह, मूत्र में एल्ब्यूमिन, मधुमेह, तथा अधिक मूत्र आने में प्रयोग किया जा सकता है ।

सूखी गोलियाँ :- वृक्क की अश्मरी, मूत्राघात में 5-5 दिन में तीन बार मूत्राशय के कष्ठ तथा यूरिक एसिड में 3 से 5 गोलियाँ सुबह शाम खिलानी चाहिये ।

स्नान :- C_6 का स्नान निर्बलता तथा जीर्ण रोगों से ग्रसित रोगों को कराया जाता है ।

विशेष :- C_6 औषधि को अन्य मूत्र प्रणाली सम्बन्धी औषधियों के साथ प्रयोग करना हित कर रहता है ।

केन्सरोसो न०-7 (Canceroso No-7)

"C_7"

परिचय :- यह औषधि मिश्रित औषधि है । इसको पुनः औषधियों के उचित अनुपात में मिलाकर निर्मित किया गया है । अतः इसके गुण, सीमा, कार्य अत्यन्त विस्तार रूपी है । विशेष रूप से C_7 का रक्त शिराओं पर उत्तम प्रभाव होता है । C_7 में निम्न लिखित औषधियों को उचित अनुपात में मिलाया जाता है ।

क्रंमाक S. No.	प्रयुक्त औषधियाँ Medicines	भाग Parts
1.	Angiatico No-2	25
2.	Canceroso No-5	50

विशेष प्रयोग :- C_7 को शिरा सम्बन्धी रक्तश्राव में प्रयुक्त किया जाता है । जिसमें बवासीर, कफ में रक्त, मलद्वार से रक्त आना आदि ।

उपयोग :- C_7 औषधि का प्रभाव शिरागत संस्थान पर उत्तम होता है । अतः शिरा सम्बन्धी रोग जैसे शिराओं रक्तश्राव शिरा का सूजना या फूलजाना, कठोर घाव,

बबासीर, रक्त संचय, सूत्रों की गलनावस्था में जब पूयश्राव व्याप्त होने लगे। जीर्ण प्रदांहिक स्थिति उत्पन्न होने पर C_7 का प्रयोग उत्तम कार्य करता हैं।

C_7 ऐसी रोगावस्था में भी प्रयुक्त की जाती है। जब ग्रन्थियों, माँसपेशियों, आमाशय, मूंत्राशय यकृत, त्वचा रोगों में रक्त दोष भी हो गया है। उस स्थिति में C_5 तथा A_2 का मिश्रण न देकर अकेले C_7 इस अवस्था को सन्तुलित कर देता है।

C_7 से रोगी की वह स्थिति जब उसे रक्त श्राव चमकदार फेफड़ों, गुदा, श्वास नली, नाक, मलद्वार में शिरा फटने या चोट लगने से उत्पन्न होता है। तब भी C_7 इसी औषधि से उत्तम कार्य होकर रक्तश्राव के समाप्त होने की आशा रहती है।

वाह्य प्रयोग :- त्वचीय घाव, शिरा फूलना, बबासीर के मस्सों कठोर रक्तम घाव, में C_7 का बाह्य प्रयोग उत्तम रहता है।

डायलुशन :- रक्तश्राव की अवस्था में C_7 के हल्के या आवश्यकतानुसार ऊँचे डायलुशन प्रयुक्त किये जाते हैं।

केन्सरोसो न०-8 (Canceroso No-8)

"C_8"

परिचय :- C_8 औषधि भी अनेक औषधियों का पुनः मिश्रित रूप है। इस औषधि का प्रभाव ग्रन्थियों व पाचन अंगों की श्लेष्मिक कला पर उत्तम प्रकार से होता है। C_8 की कार्य सीमा भी वृहद रूपी है। इस औषधि को निम्नलिखित औषधियों को मिश्रित कर तैयार किया जाता है।

क्रमांक S. No.	प्रयुक्त औषधियाँ Medicines	भाग Parts
1.	Canceroso No-10	10
2.	Febrifugo No-1	10
3.	Scrofuloso No-2	10

विशेष प्रयोग :- इस औषधि का विशेष प्रयोग यकृत, पित्ताशय, के दोषों जैसे कामला, ज्वर, यकृत बढ़ना, स्नायुशूल आदि में किया जाता है।

उपयोग :- C_8 अपनी क्रिया श्लेष्मक कला व स्नायु जाल द्वारा यकृत प्लीहा, पित्ताशय तथा वृहद आन्त्र, और मलाशय जैसे अंगों पर आरम्भ करती है । अतः C_8 को कब्ज, आन्त्र दोष, ज्वर, ग्रन्थियों दोष, यकृत, बढ़ना या कार्य हीनता, व मूत्राशय, पित्ताशय, के रोगों पर प्रयोग किया जाता है ।

C_8 यकृत में रक्त सचंय होने पर उत्पन्न विसर्गो पर भी उत्तम कार्य करती है। पाडू रोग व पित्त वाहिनियों के रोगों, पित्त के असमान रूप, यकृत के उष्ण गुण से उत्पन्न स्नायुशूल, मलेरिया ज्वर तथा कुनैन के कुप्रभावों, आन्त्र दोषों से उत्पन्न कब्ज, अतिसार, मूत्र ग्रन्थियों का प्रदाह, सिर में चक्कर, शीत, ग्रन्थि वात, खाँसी (आपेक्षी) आदि में भी C_8 की आवश्यकता पड़ जाती है । क्योंकि रोगी की वह अवस्था जिसमें S_2, F_1, C_{10} की आवश्यकता हो तब C_8 ही अकेले इस की पूर्ति कर शरीर को रोगमुक्त कर सकती है ।

C_8 का प्रयोग यकृत प्लीहा में दर्द, दाहिनी कन्धे में बैचेनी, पेट फूलना, पित्त स्थली में पित्त अवरोध से उत्पन्न पीलिया, पित्ताश्मरी, तथा पित्त शूल में भी लाभकारी हो सकता है । क्योंकि इस अवस्था में F_1, S_2 का प्रयोग आवश्यक हैं । अतः इस प्रकार के लक्षणों पर C_8 प्रभावी होती है ।

केन्सरोसो न०-9 (Canceroso No-9)

"C_9"

परिचय :- C_9 औषधि भी मिश्रण (संयोजी) होती है। इसमें S_1, C_5, A_3 को मिश्रित किया जाता है । अतः इस औषधी का प्रभाव सम्पूर्ण लसिका संस्थान, सम्पूर्ण माँस पेशियों तथा हृदय की क्रियाविधि पर पड़ता है । C_9 में उपरोक्त औषधियों को निम्नलिखित मात्रा में प्रयुक्त किया जाता है ।

क्रमांक S. No.	प्रयुक्त औषधियाँ Medicines	भाग Parts
1.	Angiatico No-3	10
2.	Canceroso No-5	10
3.	Scrofoloso No-1	20

विशेष प्रयोग :- इस औषधि को आमायशिक रोगों, रक्त रोगों आदि में प्रयुक्त कर लाभ प्राप्त किया जाता है ।

उपयोग :- C_9 औषधि को आमाशय तथा लसिका के रक्त में बदलने और रक्त से लाल रक्त कणों के निर्माण में गति प्रदान करने में भी प्रयोग किया जाता है । अतः इस औषधि का कार्य क्षेत्र आरम्भिक लसिकीय क्रिया से लेकर पाचन क्रिया व रक्त निर्माण, हृदय तथा सम्पूर्ण सूत्रों तक फैला हुआ होता है । अर्थात शरीर में कोई भी कष्ठ जो लसिका, रक्त अथवा त्वचा जिसमें घाव, सरतान आदि हो, सभी में C_9 का प्रयोग उत्तम लाभ प्रदान करता है ।

C_9 स्त्रियों तथा वातज रोगों, कोमल, विनम्र वात प्रकृति वाले, रोगियों को भी उत्तम लाभ प्रदान करती है । स्त्रियों के मासिक धर्म का कम या अधिक होना, क्षय रोग के पश्चात, घाव व दुर्बलता, पाचन दोष, जिसमें शीतल खाद्य ग्रहण की इच्छा हो, स्वर भंग, रात्रि में खाँसी, साथ में मासिक धर्म के साथ मानसिक असन्तुलन, अर्थात लक्षणों का अनियमित रूप से प्रदर्शित होना, इत्यादि कष्ठों में उपयोगी सिद्ध हो सकती है । इसके अतिरिक्त C_9 का उस समय प्रयोग उत्तम रहता है । जबकि C_5, S_1, A_3 की आवश्यकता महसूस हो ।

केन्सरोसो न०-10 (Canceroso No-10)

"C_{10}"

परिचय :- इस औषधि का कार्य क्षेत्र उत्सर्जन तन्त्र तथा पाचन अंगों पर होता है । C_{10} आँतों की तन्त्रिका जाल पर प्रभाव डालकर पाचन तन्त्र की क्रिया को प्राकृतिक क्षमता के अनुसार पूर्ण कराने में सहायता प्रदान करती है । इस औषधि को निम्न लिखित औषधिय घटकों की शक्ति को स्पैजेरिक एसेंस के रूप में उचित अनुपात में मिलाकर तैयार किया जाता है ।

क्रमांक S. No.	औषधि घटक Components	भाग Parts
1.	Cardaus Benedictus	10
2.	Chelidonium Majas	20
3.	Conium Maculatum	10

4.	Pimpinella Saxifraga	50
5.	Podophyllum pettatum	20
6.	Rhus Toxicodendron	20
7.	Vinectoxicum officinale	20

विशेष प्रयोग :- इस औषधि के द्वारा कब्ज, ज्वर, गर्भिणी की मिचली व अति काम वासना से उत्पन्न नपुंसकता में लाभ प्राप्त किया जाता है ।

गुणधर्म एंव उपयोग :- C_{10} वास्तव में पित्त मिश्रित प्रकृति वाले रोगियों के लक्षणों का शमन करती है । दूसरे शब्दों में यह औषधि पित्ताशय, यकृत तथा प्लीहा आन्त्रों पर विशेष प्रभाव छोड़ती है । इन अवयवों मे सक्षमता प्रदान कर इनको क्रिया शील बनाती है ।जैसे उपान्त्र की प्रदाह, रक्त संचय, मलवरूद्धता, रूकावट में C_{10} तीव्र मात्रा में शीघ्र अतिशीघ्र सेवन करायी जाती है । आन्तों की ग्रन्थियों में उत्तेजना उत्पन्न होकर कब्ज, रूकावट समाप्त हो जाती है । यही कार्य S_{10} की तीव्र मात्रा से भी संचालित होता है । निष्कर्षतः दोनों औषधियाँ समगुणी व सहायक प्रतीत होती हैं ।

C_{10} के प्राकृतिक गुण मल निसारक, कृमि नाशक, कर्कट नाशक पाचन सस्थान को सामान्य करने वाली इत्यादि से युक्त होती है ।

C_{10} का प्रयोग अतिसार पतले दुगर्न्ध युक्त अधिक परिणाम में कभी कब्ज या मलावरोध, अम्ल रोग, उदरामय फेफड़ों मे हवा भरने से कष्ट, नबिराम ज्वर, यकृत दोष, जरायु का स्थान भ्रंश आदि रोगों में भी लाभकारी होता है ।

C_{10} आँतों में, मूत्रनली में शोथ या माँसवृद्धि भगन्दर जो सुजाक आदि से संक्रमण उत्पन्न हुआ हो । इन सभी में उत्तम प्रभाव डाल सकती है । क्योंकि यह डिम्ब ग्रन्थि व वृक्क पर भी प्रभावी होती है ।

इस औषधि का लाभ उस स्थिति में भी उत्तम होता है ।जब विषम ज्वर आदि से दुष्परिणाम स्वरूप यकृत, पित्ताशय, प्लीहा आदि अंग रुग्ण होकर उनमें सक्ता या फोड़े उत्पन्न होने का भय हो ।

यकृत का कड़ापन, वृक्क की अश्मरी, पित्तशूल, वृक्क रोग, मानसिक भ्रम, अजीर्ण

नासूर, पाडू रोग में अन्य औषधि की असफलता के पश्चात C_{10} लाभ करती है। तथा यह औषधि गर्भावस्था की मचली, वमन तथा अत्यधिक कामवासना के बाद उत्पन्न नपुंसकता त्वचा में उदभेद में भी लाभ प्रदान करती है। इसके अतिरिक्त यह औषधि अन्य आन्त्रों रोगों में भी सफल होती है। जिनमें मुख्यत :-

आँतों में रूकावट (Obstruction in Intestines), आन्त्रों में खुष्की (Intestinal Dryness), आमाशय का कर्कट (Cancer of Stomach), आन्त्रों की प्रदाह (Inflammation of Intestine), गर्भाशय का सरतान (Cancer & of Womb), वायुशूल (Colicpain), आँतों के लिपटने, उलझने से (through Stangulation of the Intestines), गर्भिणी की वमन (Vomitting of pregnancy), पीनस (Ozaena), सिफलिस (Syphilis), कशेरू की अस्थि क्षय (Tabes Dorsalis), जीर्ण ज्वर (Chronic fever), गर्दन की सूजन (Swelling of the Neck), कब्ज (Constipation) इत्यादि ।

C_{10} के डायलुशन व उनके कार्य :- C_{10} के प्रथम से तृतीय डायलुशन तक आन्त्र कार्यों में वृद्धि करते है । जबकि उँचे डायलुशन जीर्ण रोगों को ठीक करते हैं ।

प्रथम शक्ति का डायलुशन :- C_{10} के प्रथम शक्ति के औषधिय घोल को हरे पीले अधिक परिणाम के दस्तों व वायुशूल में प्रयोग किया जाता है ।

तृतीय शक्ति का डायलुशन :- यह डायलुशन, आन्त्रों की खुष्की, कब्ज, मलअवरूद्धता, जीर्ण ज्वर, प्रदर आदि रोगों में लाभकर होता है ।

उच्च शक्ति का बिलयन :- उच्च, शक्ति के बिलयन जीर्ण, कब्ज तथा, अन्य आन्त्रिक व्याधियों में प्रयोग किये जाते हैं ।

सूखी गोलियाँ :- 20-25 गोलियाँ का तीव्र घोल आन्त्र पीड़ा, व अवरूद्धता में, तथा उदर वेदना, जीर्ण कब्ज में 5-5 गोलियाँ प्रयोग की जाती हैं ।

वाह्य प्रयोग :- C_{10} के कम्प्रेस व मरहम को उदर पीड़ा पेट में झिल्ली की तीव्र वेदना, आँन्तों का शूल में प्रयोग किया जाता है ।

केन्सरोसो न०-11 (Canceroso No-11)

"C_{11}"

परिचय :- यह औषधि अनेक महत्वपूर्ण औषधियों को मिश्रित करके निर्मित की गयी है। C_{11} में सूत्रों पर प्रभाव रखने वाली औषधियों के गुणों का समायोजन है। इस औषधि के निर्माण हेतू निम्नलिखित घटक औषधियों को उचित भाग में मिश्रित किया जाता है।

क्रमांक S. No.	प्रयुक्त औषधियाँ Medicines	भाग Parts
1.	Angiatico No-2	10
2.	Canceroso No-5	20
3.	Linphatico No-1	20
4.	Scofoloso No-5	20

विशेष प्रयोग :- C_{11} रक्त संस्थान व समस्त शारीरिक सूत्रों पर कार्य करती है।

उपयोग :- जैसा कि उपरोक्त सारणी से स्पष्ट है। कि इस औषधि में सभी आवश्यक महत्वपूर्ण औषधियों के गुणों का सम्मिश्रण है। इससे आभास होता है। कि C_{11} "केन्सरोसो समहू" की अत्यन्त विस्तारक कार्यक्षेत्र की औषधि है। इस औषधि का प्रमुख गुण प्रदाहनाशक है। अतः C_{11} सूत्रों की कठोरता, शोथ, वेदना, गठिया, बाई, यकृत दोष, जोड़ों का पथराना फोड़े, फुन्सियाँ, विकृत जख्म, मूत्र प्रणाली के कष्ठ त्वचीय रोगों में अच्छा परिणाम प्रदान करती है।

C_{11} को इसके अतिरिक्त दुर्बलता, कटिशूल, आमाशय वेदना, विसर्प, अण्डकोष में शोथ, ज्वर की वेदना, बैचेनी, शीत ऋतु या वर्षा काल में उत्पन्न कष्ठ जिनमें दर्द ज्वर अस्थि वेदना, सिरो भाग की पीड़ा बाये कर्णमूल का प्रदाह ग्रन्थियों की सूजन आदि में भी प्रयोग करने से लाभ होने की आशा रहती है। इस औषधि का कार्य क्षेत्र इसलिए विस्तृत है। क्योंकि C_{11} का विशेष प्रभाव रक्त संस्थान की समस्त शिराओं, त्वचा यकृत, माँसपेशियों, त्वचा, उदर, श्लेष्मिक कलाओं तथा लसिका ग्रन्थियों पर शीघ्र पड़ता है। जिससे औषधि की उचित मात्रा के सेवन से शारीरिक रोग समाप्त होने में सफलता प्राप्त होती है।

केन्सोरोसो न०-12 (Canceroso No-12)

"C_{12}"

परिचय :- इस औषधि को दो औषधि व एक घटक के मूलसत्व को आपस में मिलाकर बनाया जाता है । इस औषधि का प्रयोग रक्तीय व्याधियों से उत्पन्न सूत्रों की व्याधियों में किया जाता है ।इस औषधि में औषधि व घटक की औषधिय शक्ति स्पैजेरिक ऐसेंस को निम्न लिखित मात्रा में मिश्रित किया जाता है ।

क्रमांक S.No.	औषधी व घटक Medicine & Component	भाग Parts
1.	Angiatico No-1	30
2.	Atropa Belladona	10
3.	Canceroso No-1	30

विशेष प्रयोग :- यह औषधि मस्तिष्कीय वेदना, रक्तदोष व त्वचीय रोग जैसे कारबंकल, फोड़ों आदि में प्रयोग की जाती है ।

उपयोग :- C_{12} औषधि को रक्त परिसंचरण तन्त्र के दोषों ग्रन्थियों व श्लेष्मिक कला पर प्रभावी माना जाता है । अतः इन तन्त्रों की व्याधियों जैसे रक्तश्राव, नक्सीर, स्क्तार्श, रक्त सचांलन की कमी, रंक्त सचंय से सिरोभाग की पीड़ा, तथा श्लेष्मिक कला के, कारण उत्पन्न रक्त प्रदर, मासिक वेदना त्वचा पर फोड़े, फुन्सियाँ, कारबंकल, तीव्र प्रदाह युक्त छीजन आदि में C_{12} का प्रयोग लाभ दायक हो सकता है ।

क्योंकि यह सभी उपरोक्त व्याधियाँ A_1, C_1 की मिश्रित औषधि के स्थान पर C_{12} अकेले कार्य कर सकती है ।

इसके अतिरिक्त इस औषधि में Atropa Belladone (Component) घटक को भी मिलाया जाता है । अतः यह तथ्य स्पष्ट है ।कि उपरोक्त घटक का मूलसत्व (Spagiric Essace) ही मिश्रित किया जाता है । इसीलिए C_{12} की क्रियाशीलता अत्यन्त उत्तम हो जाती है ।

केन्सरोसो न०-13 (Canceroso No-13)

(डाम्फिनन) "C_{13}"

परिचय :- C_{13} गलतुण्डिक शोथ डिफ्थीरिया हलक के रोगों स्वरयन्त्र दोष पर प्रमुख प्रभावी औषधि होती है। यह औषधि हलक, गले तथा टान्सिल ग्रन्थियों व उनकी श्लेष्मिक कला के कार्यो को नियन्त्रित करने में सक्षम होती है। C_{13} के निर्माण क्रिया में निम्नलिखित औषधिय घटकों की शक्ति को परस्पर मिश्रित किया जाता है।

क्रमांक S.No.	औषधिय घटक Components	भाग Parts
1.	Ailanthus Glandulosa	20
2.	Atropa Belladonna	10
3.	Conium Maculatum	15
4.	Pimpinella Saxifraga	10
5.	Rhux Toxicodendron	25
6.	Vincetoxicum officinale	20

विशेष प्रयोग :- इस औषधि को स्वरयन्त्र प्रदाह, खाँसी, डिफ्थीरिया तथा गलतुण्डिका शोथ आदि रोगों की उत्कृष्ट औषधि माना जाता है।

गुणधर्म एंव उपयोग :- C_{13} केन्सरोसो समहू की एकमात्र औषधि है। जो स्वतन्त्र रूप से आँगिक व्याधियों पर प्रभावी है। इस पर प्रकृति बँधता का कोई प्रतिबन्ध नहीं है। यह औषधि मुख गुहा से आरम्भ करके फुफ्फुसों व आन्त्रों तक पर अति उत्तम कार्य करती है। C_{13} औषधि हलक की प्रदाह स्वरयन्त्र व दुर्गन्ध युक्त रेजिश टान्सिल की शोथ व घाव, कर्कटीय अवस्था फुफ्फुसों में कफ की उपस्थिति, स्वंरभग इत्यादि रोगों की औषधि होती है। इस औषधि को अन्य औषधियों के साथ प्रयोग करने से असीम सफलता प्राप्त होती है। जैसे फुफ्फुसों में कफ पर C_{13} तथा P_3 का अदल बदल कर प्रयोग, कफ को शीघ्र बाहर निकाल देता है।

C_{13} का प्रयोग कुकुर खाँसी, डिफ्थीरिया, टान्सिल प्रदाह में विश्वास पूर्वक करने पर निश्चित रूप से सफलता प्राप्त हो सकती है ।

C_{13} के प्राकृतिक गुणों में मुख्यतः डिफ्थीरिया नाशक, कर्कट नाशक घाव शोषण, स्वरयन्त्र उत्तम करने वाले होते हैं ।

औषधि का डिफ्थीरिया के घावों में C_{13} तथा अन्य लक्षणोंनुसार औषधि आन्तरिक रूप से प्रयोग करके तथा वाह्य लोशन, कुल्ली में GE या YE का प्रयोग करना उत्तम रहता है ।

इसके अतिरिक्त C_{13} के प्रयोग से निम्न रोग भी प्रभावित होते हैं ।

खाँसी (Cough), कुकुर खांसी (Whooping Cough), स्वरभंग (Loss of Voice), स्वरयन्त्र में शोथ व वेदना (Swelling & pain in Larynx), (पेचिश) प्रवाहिका (Dysantry), हलक के घाव (Uvula), गले में सूर्खी (Redness in throat), गुच्छाणु रोग (Strepto Infections), हल्का ताप, हल्का ज्वर (Fever Normal), गले में कष्ट (Throat pain), हलक में नीलिया (Lividity), गले की श्लेष्मिक कला से रक्तश्राव (Bleeding fromthroat Mucous Membrane), जड़िमा (Stupor), ललाटीय सिरदर्द (Frontal Headache) इत्यादि सम्बन्धित रोगों में प्रयोग की जा सकती है ।

C_{13} के डायलुशन व उनका प्रयोग :- C_{13} औषधि का धनात्मक व ऋणात्मक औषधिकी मात्रा उत्तम लाभकारी होती हैं ।

प्रथम शक्ति का डायलुशन :- C_{13} के प्रथम शक्ति के डायलुशन को स्वरयन्त्र में कफ, संरसराहट, जीर्ण पेचिश, दस्त आदि में प्रयोग किया जाता है ।

द्वितीय शक्ति का विलयन :- इस विलयन को टान्सिल की प्रदाह, फुफ्फुसीय प्रदाह (न्यूमोनिया) आंत व स्वरयन्त्र की प्रदाहिक स्थिति में प्रयोग करते है ।

तृतीय व पंचम शक्ति का डायलुशन :- उपरोक्त विलयनों में समूचित सफलता प्राप्त न होने पर लाइटर डायलुशन को प्रयोग करते हैं । जैसे हलक, स्वरयन्त्र की प्रदाह इत्यादि में

सूखी गोलियाँ :- फेफड़ों से बलगम निकालने के लिए P_3 की 5 गोली तथा C_{13}

की 5-5 गोली प्रति आधे घंटे पर प्रयोग करते हैं ।

कम्प्रैस :- C_{13} का कम्प्रेस स्वरयन्त्र, गले की पीड़ा व फेफड़ों की प्रदाह में प्रयोग किया जाता है ।

मरहम :- C_{13} का विलेप हलक के रोगों जैसे टान्सिल से श्राव गले में छाले आदि में उपयोग में लाया जाता है ।

गरारा :- C_{13} की 15 या 20 गोली तथा 20-25 बूँद सफेद बिजली और आधा लीटर हल्का गर्म पानी में मिलाकर तैयार किया जाता है । इसको सम्पूर्ण गले मुख के रोगों में प्रयोग में लाया जाता है । जैसे टान्सिल पीड़ा, रेजिश रोहिणी, आमाशय की वेदना, हलक, की प्रदाह स्वरयन्त्र की प्रदाह व स्वरभंग इत्यादि ।

कैन्सरोसो न०-14 (Canceroso No-14)

(डाम्फिन-2) "C_{14}"

परिचय :- यह औषधि C_{13} का ही अगला प्रारूप है । क्योंकि C_{14} में C_{13} के साथ A_3 तथा F_1 को मिश्रित कर के इस औषधि के कार्य की सीमा को अत्यन्त वृहद रूपी बना दिया है । मुख्य रूप से C_{14} औषधि C_{13} के पश्चात या अन्य उपरोक्त औषधियों का सहयोग प्राप्त करने की स्थिति में प्रयोग अति उत्तम रहता है ।C_{14} में निम्न लिखित मात्रा में औषधियाँ पुनः मिश्रित की जाती हैं ।

क्रमांक S.No.	प्रयुक्त औषधियाँ Medicines	भाग Parts
1.	Angiatico No-3	10
2.	Canceroso No-3	10
3.	Fetrifugo No-1	20

विशेष प्रयोग :- इस औषधि को हलक के जीर्ण घाव, स्वरयन्त्र, कष्ठ ज्वर, ग्रन्थिक्षय व कर्कटीय अवस्था में प्रयोग किया जाता है ।

उपयोग :- C_{14} को उस स्थिति में प्रयोग में लाया जाता है । जबकि हलक तथा श्लेष्मिक कला की विकृति वाली व्याधियों में इन अवयवों में प्रदाह, जीर्ण रूप

धारण कर चुकी हो । और दुर्गन्ध युक्त पूयश्राव की शंका हो ।

C_{14} का प्रभाव C_{13} के प्रभाव से कहीं अधिक व सुदृढ़ है । अतः इसी विशेषता के आधार पर इस औषधि को तीव्र प्रकार की टान्सिल और स्वरयन्त्र की प्रदाह हलक व स्वरयन्त्र में सूर्खी, घाव, कर्कट तथा क्षयीकरण में प्रयोग करना हित कर माना जाता है ।

C_{13} को तीव्र प्रकार की गलतुण्डिक शोथ, जिसमें लाली पन, व शरीर पर ज्वर व्याप्त हो ने पर रक्तसंकुलता (Congestion), कष्ठ में सिकुड़न, ऐंठन, निगलने में कष्ठ, बार-२ श्राव निगलने की चेष्टा; श्लेष्मिक कला में वृद्धि, निगरण पेशियाँ स्पर्शकातर श्वास नलिका में खुष्की, श्वास पर भी प्रभाव सूखी खाँसी, स्वंरयन्त्र में भयंकर पीड़ा खाँसी आने पर आमाशय में दर्द की आभासावस्था इत्यादि लक्षणों के साथ गले व कष्ठ के रोगों में उपयोग किया जाता है ।

C_{14} में F_1 के कारण ज्वर व आन्त्र प्रदाह पर भी इस औषधिको प्रभावी माना जाता है ।

केन्सरोसो न०-15 (Canceroso-15)
(Lord-1) "C_{15}"

परिचय :- C_{15} आमाशय (उदर) की अचूक औषधि है । इस औषधि का कार्यक्षेत्र आमाशय के सूक्ष्म सूत्रों, नाभि के अतिरिक्त आन्त्र प्रणाली की सम्पूर्ण संरचना तक फैला है । इस प्रकार C_{15},S_1 की भाँति परन्तु व्यापक रूप से लाभ प्रदान करने की औषधिय शक्ति से परिपूर्ण होती है । इस औषधि को निम्नाँकित घटकों की औषधीय शक्ति को मिश्रित करके निर्मित किया जाता है ।

क्रमांक S.No.	औषधिय घटक Components	भाग Parts
1.	Conium Maculatum	30
2.	Candurango Maradenia	30
3.	Pimpinella Saxifraga	10
4.	Rhus Toxicondendron	20
5.	Strychnos Nuxvomica	20
6.	Vincetoxicum officinale	10

विशेष प्रयोग :- यह औषधि आमाशय व आन्त्रों के जीर्ण रोगों में प्रयोग की जाती है। व आमाशय की संरचना में अन्तर पर भी लाभ प्रदान करती है ।

गुणधर्म एंव उपयोग :- यह औषधि सर्व प्रथम आमाशय पर प्रभाव डाल कर पाचन क्रिया को उत्तेजित करती है। तथा यह आमाशय मे कर्कट की वेदना, पाचन ग्रन्थियों के श्रावों को सन्तुलित करती है। इस औषधि के प्राकृतिक गुण वेदना नाशक, कर्कट नाशक आमाशय के रोग, आन्त्र उतरने में लाभ प्रदान करने वाली इत्यादि होते हैं ।

C_{15} का प्रयोग आमाशय गत व्याधियाँ जिनमें मुख्यतः श्लेष्मिक कला व सूत्र भी रोगित हो जाते हैं । उनमें सफलता पूर्वक किया जाता है । उदाहरणतः आमाशय का फैलना, सूजन, गूमड़, पूयश्राव उत्पन्न होना, कठोरता घाव, कैंसर इत्यादि C_{15} की कार्य सीमा के अन्तर्गत आते हैं । यह औषधि पेट में नजला, वमन, जलन के साथ पीड़ा ग्रासनली की सिकुड़न, मल विसर्जन से पूर्व आन्त्र, उदर वेदना त्वचा पर दरारें, घाव आदि में भी उत्तम लाभ प्रदान करती है। इस औषधि को रस और रक्त में दूषितता उत्पन्न होने पर आमाशयिक, दोष, दुर्बलता, पीड़ा संचय, सूजन, वमन में S_1 के साथ प्रयोग करना हितकारी होता हैं ।

C_{15} का नाभि आन्त्रों की उपरी भाग पर स्थित श्लेष्मिक कला की कोशिकाओं तथा उत्तकों पर भी अच्छा प्रभाव पड़ता है। इसी कारण पेट व नाभि के भाग से (हर्निया) आँत उतरने पर उत्तम कार्य करती है। तथा जीर्ण व नवीन रोगावस्था में अवश्य लाभ प्रदान करती है। इसकों वाह्य रूप से मरहम, लोशन व उचित औषधिकी मात्रा का आन्तिरिक सेवन करने से घावों व रोग की अवस्था में सुधार हुआ करता है। परन्तु अत्यधिक जीर्ण अवस्था के घाव व आन्त उतरने वाले रोगियों में जिनकी शारीरिक शक्ति प्रबल हो घाव शीघ्र भरने लगें। तो C_{15} से त्वचा सिकुड़ कर घाव भर सकते हैं ।

फिर भी आन्त्र उतरना एक गम्भीर रोग की स्थिति होती है ।इसमें चिकित्सा करते समय प्रर्याप्त सावधानी व रोगी का उचित काल तक विश्राम ग्रहण करना नितान्त आवश्यक होता है ।

वाह्य प्रयोग :- C_{15} आँत उतरने नाभि हटने, आमाशय दोषों में वाह्य रूप में भी

प्रयुक्त की जाती है ।

C_{15} का मरहम घावों उदर पीड़ा आँतों में घाव ग्रन्थियेां में पीड़ा पैर में गिट्टे पड़ने में लाभ प्रदान करता है ।तीव्र वेदना में कम्प्रैस भी रखना हितकारी होता है ।

प्रयोग :- C_{15} को रोग की अवस्था के अनुसार सूखी गोलियाँ (धनात्मक मात्रा) या हल्के डायलुशन (ऋणात्मक) के रूप में औषधि को प्रयोग किया जाता है। अवयवों में कसाव, घाव सुखाने के लिए हल्के डायलुशन लाभ प्रदान करते है। जबकि उदर पीड़ा, कै, वमनव डकारों में S_1 तथा C_{15} की 5-5 गोलियाँ दे सकते हैं ।

कैन्सरोसो न०-16 (Canceroso No-16)
(Lord-2)

परिचय :- यह औषधि C_{15} के साथ अन्य औषधियों के संयोग से बनती है। इसका कार्य आमाशय आन्त्र प्रणाली व इनके कष्टों पर उत्तम होता है । C_{16} औषधि को निम्नलिखित औषधियों को संगठित करके बनाया जाता है ।

क्रमांक संख्या S.No.	प्रयुक्त औषधियाँ Medicines	भाग Parts
1.	Angiatico No-3	10
2.	Cenceroso No-15	20
3.	Scrofoloso No-1	20

विशेष प्रयोग :- इस औषधि को आमाशियक, नाभि क्षेत्र में उत्पन्न कष्ट व कर्कटाअवस्था में प्रयोग किया जाता है ।

उपयोग :- C_{16} जैसा कि इसके सगंठन से स्पष्ट होता है कि यह औषधि उस स्थिति में अतिलाभ प्रदान करती है । जब C_{15} के साथ S_1 तथा A_3 का प्रयोग निश्चित रुप से करना पड़े । इस आपूर्ति को C_{16} ही पूरा कर देती है ।

C_{16} का आमाशय पर विशेष प्रभाव है। अतः इसके प्रयोग से प्रातः वमन भारीपन,

वेदना, क्षारीय डकारें, आमाशय प्रदेश में दबाब, जीर्णावस्था में कैंसर तक में लाभ प्राप्त हो सकता है ।

इसके अतिरिक्त पेट की श्लेष्मिक कला, द्वारा यकृत में दोष अवरूद्धता से आन्त्र दोष, शिशुओं में नाभि प्रदेश में शोथ, दर्द व स्थान में भी उत्तम कार्य करती है ।

इस औषधि का उपयोग करने से समस्त उदर, आमाशय तथा रक्त सम्बन्धी आन्त्र रोग शान्त पड़ जाते हैं ।

इस औषधि को C_{15} के प्रयोग करने के पश्चात उचित परिणाम न मिलने पर ही उपयोग में लाना चाहिये ।

कैन्सरोसो न०-7 (Canceroso No-17)
(C.T.B.) "C_{17}"

परिचय :- यह औषधि मूत्र प्रणाली के अंगों व मूत्र की विशेष औषधि है । इसका प्रभाव मूत्राशय वृक्क को संकुचित करने वाली माँसपेशियों के कार्य पर होता है । तथा यह औषधि संकुचित माँसपेशियों का, प्रसार भी कर सकती है ।C_{17} को निम्न लिखित औषधिय घटकों से प्राप्त मूलसत्व को उचित मात्रा में मिलाकर तैयार किया जाता है ।

क्रमांक S.No.	औषधिय घटक Components	भाग Parts
1.	Conium Maculatum	15
2.	Pimpinella Saxifraga	15
3.	Populus Tremuloides	20
4.	Rhus aromatica	30
5.	Rhus Toxicodendron	20
6.	Vincetoxicum officinale	20

विशेष प्रयोग :- यह औषधि मूत्राधिकता, तथा मूत्रावरोध में आवश्यकतानुसार उचित मात्रा में प्रयोग करने से उत्तम लाभ प्रदान करती है ।

गुणधर्म एंव उपयोग :- C_{17} में मूत्रनिसांरक, मधूमेह नाशक, कैंसर नाशक गुण पाये जाते हैं। यह औषधि वृक्कों तथा मूत्रांगों के कष्ठ, बहूमूत्र, मधुमूत्र, शैयामूत्रण वृद्धों की मूत्रधारण-अक्षमता, मूत्राशय शोथ, मूत्रमेह, मूत्रधारण से कष्ठ या पीड़ा, निरन्तर मूत्र का निकलना, मूत्रावरोध, मूत्राशय की निर्बलता या पक्षाघात, वृक्कअश्मरी मूत्र रूकने से सूजन, नीलिमा, गूमड़ आदि व्याधियों में प्रयोग की जाती है।

वृक्क, मूत्राशय में रेत या अश्मरी में पहले S_6, C_6, S_5 का प्रयोग करना चाहिये। तत्पश्चात मूत्र रूकने पर C_{17} औषधि का प्रयोग किया जा सकता है।

सूखी गोलियाँ :- C_{17} धनात्मक मात्रा अर्थात सूखी गोलियाँ क्रिया में वृद्धि करती है। इनको मूत्र के अवरोध में प्रयोग करने से शीघ्र मूत्र निष्काषित होना प्रारम्भ हो जाता है। 3-5 सूखी गोलियों को 3 औंस पानी में मिलाकर कर प्रयोग कर सकते हैं।

डायलुशन :- C_{17} का ऋणात्मक औषधियमात्रा अर्थात ऊँची शक्ति के डायलुशन को मूत्रधिकता, मधुमेह शैयामूत्रण, रात्रि में बिस्तर पर मूत्र को त्याग देना, निरन्तर मूत्रं की बूदें टपकते रहने में प्रयोग करने से मूत्र प्रणाली की क्रिया क्षमता में कमी हो जाती है। तथा मूत्र की अधिकता, सामान्य मात्रा में बदल जाती है।

बाहय प्रयोग :- C_{17} को बाहय प्रयोग मरहम, स्नान, तथा कम्प्रैस के रूप में करने से लाभ प्राप्त हो सकता है।

11. वेनेरियो समहू (Venereo Gruop)

समहू का परिचय :- वेनिरियों समहू की औषधियाँ रतिज सम्बन्धि रोगों (Verereal diseases) की प्रमुख औषधि मानी जाती है। इस समूह की औषधियों की सख्या पाँच होती है। जो क्रमशः Ven_1, Ven_2, Ven_3, Ven_5 हैं। इनमें Ven_1 का प्रभाव व कार्यक्षेत्र सर्वाधिक विस्तारित है। इसका S_1 नामक औषधि, जो बहुप्रयुक्त की जाती है।इसके पश्चात Ven_1 को प्रमुखता में विशेष स्थान प्राप्त है।

क्योंकि यह, सिफलिस (Syphilis) तथा उष्णवात, सुजाक (Gonorrhoea) का संक्रमण होने से रोगी की सुरक्षा करता है। वेनिरीयों समहू की औषधियाँ रतिज रोगों की विष संक्रमण से उत्पन्न भयंकर रोगावस्था के साथ ही इन रोगों के द्वारा अन्य दुष्परिणामों का भी उचित निवारण कराती है। उदाहरणतः सुजाक या उपदंश के विष संक्रमण पहले स्थानीय लक्षण उत्पन्न करता है। फिर धीरे-२ यह विकृत होकर शरीर के प्रत्येक सूत्र और तरल में मिश्रित होकर सम्पूर्ण शरीर को अपनी चपेट में ले लेता है। हमारे शरीर के प्रत्येक सूत्र, श्लेष्मिक कला, ग्रन्थियों, जननेन्द्रिय अंग, मुख का आन्तिरिक भाग, जैसे हलक, जिव्या, ग्रासनली आदि, उदर, आँते व पाचक ग्रन्थियों, गाँठ पड़ना अस्थियों का दूषित होना, स्नायु संस्थान पर कुप्रभाव जिसके पश्चात अन्तिम आक्रमण मस्तिष्क प्रणाली पर होता है।इसके पश्चात रोगी की अवस्था गम्भीर तथा दयनीय हो जाती है। रोगी का स्वास्थ्य दैनिक दिनचर्या तथा उसका सुख चैन समाप्त हो जाता है। रोगी की जीवन लीला समाप्ती के बाद कभी-२ रतिज रोगों का कुप्रभाव उसकी सन्तान तक में भी होता है। इन सभी कष्टों का मुक्ति साधन Ven समहू की औषधियाँ हैं। यह औषधियों मनुष्य शरीर के सूत्रों व तरल में से रोग बिष को निष्क्रिय कर डालती है। साथ ही रोग का बशंज क्रम भी रोकने का कार्य करती है।

वेनेरियो न०-1 (Venereo No-1)

"Ven_1"

परिचय :- Ven_1 औषधि एक अत्यन्त वृहद प्रभाव शाली औषधि होती है। इसका कार्य शरीर के प्रत्येक अंग पर बहुत उत्तम प्रकार का हैं। प्रमुख रूप से Ven_1 औषधि रतिज जन्य व्याधि तथा उससे सम्बन्धित अन्य अनुषंगी प्रभावों पर प्रभावी मानी जाती है। Ven_1 के निर्माण में निम्न अत्यन्त महत्वपूर्ण औषधिय घटकों

के मूलसत्व को मिलाया गया है ।

क्रमांक **S.No.**	औषधिय घटक **Components**	प्रयुक्त भाग **Parts**
1.	Althaea officinalis	10
2.	Betula alba	5
3.	Cannabis Sativa	20
4.	Clematis Recta	10
5.	Edcalyptus Globulus	5
6.	Myrtus Communis	10
7.	Populus Tremuloides	10
8.	Rosa Canina	10
9.	Solanum Dulcamara	5
10.	Steffensia Elongata	30
11.	Smilax Medica	20
12.	Tilia europaca	5
13.	Thuja Occidentalis	10
14.	Vinca minor	5
15.	Viburnum opulus	10
16.	Veronica officinalis	10

विशिष्ट कार्य :- Ven_1 को सुजाक, उष्णवात तथा पैतृक रोगक्रम में प्रयुक्त किया जाता है ।

गुणधर्म एंव उपयोग :- Ven_1 उपरोक्त घटकों की उपस्थिति से ही ज्ञात होती है । कि Ven_1 में वे समस्त घटक शामिल हैं । जिनका तीनों प्रकृतिय औषधियों के निर्माण में भरपूर सहयोग होता है ।

अतः Ven_1 के प्रभाव कफ प्रकृतिय औषधि "S_1" स्क्रोफोलोसो की तरह ग्रन्थियों तथा पाचन संस्थान व श्लेष्मिक कला पर होता है । साथ ही रक्त प्रकृतिय औषधि A_3 एन्यियाटिको की भाँति रक्त तथा रस के लाल कणिकाओं श्वेत कणों पर भी

प्रभाव है। तो Ven_1 में मिश्रित प्रकृति की औषियाँ "C" केन्सोरोसो जैसा प्रभाव सम्पूर्ण सूत्रों, कोशिकाओं व ग्रन्थियों पर उत्तम रूप से होता है।

उपरोक्त व्याख्या से ही Ven_1 औषधि की क्रियाशीलता प्रमाणित हो जाती है।

इसी के साथ Ven_1 रतिज रागों सुजाक व उष्णवात रोगों से बचाती है।Ven_1 का कार्य प्रत्येक अंग व प्रत्येक सूत्र पर सूक्ष्म व दीर्घ रूप से होता है। क्योंकि रजित व्याधियाँ संक्रामक प्रकार की होती है। इसमें सूक्ष्म कीटाणुओं पर प्रसार होता है।जिसको Ven_1 नियन्त्रित करती है। दूसरे शब्दों में Ven_1 कृमिनाशक होती है। इसीलिए कृमि जन्य रोगों पर भी शीघ्र प्रभाव डालती है।

Ven_1 का विशेष प्रभाव मानव जननेन्द्रिय अंगों पर पड़ता है। जिसमें शुक्राशय, अण्डकोष, मूत्र मार्ग, ग्रन्थियाँ, श्लेष्मिक कलाएं, पौरुष ग्रन्थि, भंग, योनि गर्भाशय, डिम्ब ग्रन्थियाँ इत्यादि प्रमुख होते हैं।

इस औषधि के प्राकृतिक गुणों में यह उपदंश नाशक, कब्ज नाशक, जख्म भरने वाली, कन्ठमाला नाशक, पूय नाशक तथा पैतृक रोग नाशक होती है।

संक्रामक रतिज रोगों के परिणाम स्वरुप, श्लेष्मिक कला में पहले प्रदाह उत्पन्न होने लगती है। जो बढ़ते-२ फोड़े, पकन, घाव पूययुक्त जख्म, का रूप धारण कर लेती है। इसके पश्चात अधिक जीर्णता व्याप्त होन पर पूयश्राव, अस्थियों में भी गलाव उभार गाँठ, नासूर व ऊपर त्वचा को भी विकृत कर देती है। इन सभी अवस्थाओं में Ven_1 का अन्य सहायक औषधियों के साथ आवश्यकतानुसार प्रयोग किया जाता है।

Ven_1 का प्रयोग अन्य औषधियों के साथ लक्षणों के अनुसार किया जाता है। जैसे दाँत में क्षय या कृमि Ven_1+C_4 वृक्क दोष में S_5 या C_5 के साथ, सुजाक व मूत्रकष्ठ में S_2, S_6 के साथ, प्रदाह युक्त उपंदश में A_3 जबकि रोम, बालों का ह्रास हड् डी क्षय, नख क्षय में C_3 या C_4 के साथ प्रयोग करने की महान चिकित्सकों (इलैक्ट्रोहोम्यों) ने सिफारिश की है। इसके अतिरिक्त Ven_1 का निम्नलिखित रोगों में भी प्रयोग किया जाता है। जो अधिकतर रतिज व्याधि की कुप्रभाविता से ही अनुषंगी रूप ले लेते हैं।

मूत्र कष्ट (Anuria), ग्रन्थि शोथ (Bubo), वक्ष पीड़ा (Angina), तीव्र सुजाक

या पूयमेह (Blenorrhagia), अस्थि का क्षय (Caries of Bone), भगन्दर (Fistula), लिगं वेदना, व उत्तेजना (Chordee), शैन्कर (Chancers), वंशज सिफलिस (Cogenital Syphilis), नेत्र प्रदाह, नेत्र आना, (Conjunctivitis), एक्जीमा (Eczema), अस्थि शोथ (Exostosis), श्वेत प्रदर (Leucorr hoea), पारे जनित व्याधि (Mercurial disease), वातज वेदना (Neuralgia), नाक की शीर्ष अस्थि का बैंठना (Caries of Nose bone), अण्डपीड़ा व शोथ (Orchitis), मुन्दक (Phymosis), गठिया, बाई (Gout, Rheumatism), मूत्रमाग्र में अवरूद्धता (Obstucture in Urinary tube), उपदंशीय घाव (Veneral Ulceration), योनि की पीड़ा व शोथ (Veginal Inflammation), कन्ठमाला (Scrofula), त्वचा दोष (Skin problem), श्लेष्मिक कला की प्रदाह (Inflammation of Mucous Membrane), अस्थि पीड़ा (boneache), हलक के घाव (Sores of throat), पैतक रोग (Hereditical disease), कुष्ठ (Leprosy through Syphilis), पारे के विष (Poison of Murcary), सूखा (Reckat), उभार (Swelling), ग्रन्थियों में घाव (Ulceration of Glands), स्वरभंग (Loss of Voice) इत्यादि उपदंश के कारण उत्पन्न अन्य रोगों में Ven लाभ प्रदान करती है ।

Ven₁ के विभिन्न शक्ति के डायलुशन व उनके कार्य

Ven₁ की धनात्मक मात्राएं तीव्र गुण प्रदर्शित करती हैं । जैसे शरीर के अवयवों, त्वचा, में उत्तेजन शीलता की वृद्धि हो जाती है । जैसे उपंदश, सुजाक, व्याधियों का उभर जाना, जबकि इसके विपरीत उच्च शक्ति की डायलुशन औषधि के प्रभाव से उत्तेजना, गर्मी सभी में शान्ति मिलती है । फिर भी आवश्यकता के अनुसार Ven₁ की विभिन्न शक्ति के डायलुशनों का प्रयोग किया जाता है ।

प्रथम शक्ति का डायलुशन :- Ven₁ की प्रथम शक्तिीय बिलयन औषधि का प्रयोग उस अवसर पर किया जाता है । जब शरीर में विष व्याप्त हो जैसे संक्रामण रोगों का, विष मूत्रमार्ग में घाव उत्पन्न कर मूत्रकष्ठ तथा कभी-२ त्वचा में उदभेद अन्तत्वचा में सकुंचित होने लगते है ।तब यह उन दोनों को शीघ्रता से बाहर निकाल देता है है । विष निष्काषन से लार बहना स्वतः ही कम हो जाता है ।

द्वितीय शक्ति का डायलुशन :- इस डायलुशन को उपदंश विष व उसके दुष्परिणाम

जिनमें मुख्यतः अस्थि क्षय व पीड़ा स्नायु, वेदना, कष्टमाला, मूत्र मार्ग के कष्ट तथा सुजाक के विष द्वारा उत्पन्न मूत्रावरोध, संधि शोथ, तथा अन्य लक्षणों में प्रयोग किया जाता है।

तृतीय शक्ति का बिलयन :- यह डायलुशन उपदंश विष को शरीर से बाहर निष्काषित कर देता है। तथा विभिन्न स्नायु शूलों को कम करता है। वंशानुगत उपदंश व अन्य दोष, त्वक व्याधियाँ, उपतारा की प्रदाह, कोढ़ तथा गठिया बाई व चेचक के विष इत्यादि को भी लाभ देता है।

लाइटर डायलुशन :- आवश्यकता के अनुसार V या VIth डायलुशन को अन्डशोथ, श्वेत प्रदर, जोड़ों की वेदना, गठिया आदि रोगों में प्रयोग किया जाता है।

सूखी गोलियाँ :- 10-15 गोलियाँ Ven_1 की शरीर में गर्मी उत्पन्न कर देती है। तथा कब्ज दूर हो जाती है। पारे के विष में 1-1 गोली प्रतिघंटे व वाई, अस्थि में गलन में 1-1 गोली दिन में दो बार दे।

कम्प्रैस :- Ven_1 का कम्प्रेस गुदा की व्रण या दरारों में गाँठों, उपदंश विष से शरीर की त्वचा पर उभारों, तथा घावों में प्रयुक्त किया जाता हैं।

स्नान :- Ven_1 का तेज स्वभाव है। इसलिए सावधानी से कुष्ठ व उपदंश के घाव में स्नान करावें।

पिचकारी :- जब मूत्र या योनि, मार्ग मे शोथ अथवा अवरूद्धता उत्पन्न होती है। तब इन स्थानों पर पिचकारी लगायी जाती है।

वेनेरियो न०-2 (Venereo No-2)

"Ven_2"

यह औषधि अन्य औषधियों को Ven_1 के साथ मिश्रित करने से बनायी जाती है। अतः इसमें अनेक सम्बन्धित गुणों का समावेश हो जाता है। प्रयुक्त औषधियाँ निम्नवत हैं।

क्रमांक S.No.	प्रयुक्त औषधियाँ Medicines	प्रयुक्त भाग Parts
1.	Canceroso No-17	10
2.	Scrofoloso No-2	10
3.	Venereo No-1	10

उपयोग :- जैसा कि सारणी से स्पष्ट है। कि Ven_2 में C_{17}, S_2, Ven_1 का मिश्रण है। अतः इस औषधि का प्रभाव, श्लेष्मिक कला शिश्न की अग्र त्वचाभाग, तथा मूत्रप्रणाली पर निश्चित रूप से है। इसीलिए Ven_2 को सुजाक प्रकृतिय रोगों के अनेक दोषों से मुक्ति हेतू प्रयुक्त किया जाता है।जैसे गुदा दरार, मूत्र में शोथ व माँस वृद्धि, जीर्ण उपंदश, त्वचा पर गाँठे इत्यादि।

बेनिरियो न०-3 (Venerco No-3)

"Ven_3"

यह औषधि भी अनेक औषधियों का संयुक्त रूप है। परन्तु इस का प्रभाव अत्यधिक गहरा होता है।इस औषधि को निम्न औषधियों को पुनः मिश्रित कर निर्मित किया जाता है।

क्रमांक S.No.	प्रयुक्त औषधियाँ Medicines	भाग Parts
1.	Angiotico No-2	10
2.	Canceroso No-5	20
3.	Venereo No-1	20

उपयोग :- इस औषधि के द्वारा समस्त रतिज जन्य व्याधियाँ जिनका परिणाम रक्तीय तथा सूत्रिक स्तर तक व्याप्त हो जाता है। Ven_3 का प्रभाव स्त्रियों तथा पुरुषों की जननेन्द्रियों व उनकी श्लेष्मिक स्तर पर विशेष रूप से पड़ता है। अतः Ven_1 को उपदंश (फिरंगता) के कारण जीर्ण वस्था होने पर तथा क्षय की तीसरी अवस्था में गाटें, बतौड़ी पड़ने पर शीघ्र प्रभाव होता है।

इसके अतिरिक्त वे सभी शारीरिक दोष जिनमें C_5, A_2 का प्रयोग हो तथा उपदंश की उपस्थिति ज्ञात हो तब Ven_3 का उपयोग लाभ प्रदान करता है । जैसे, रक्त का शिरा संचालन में अवरूद्धता, अस्थि दोष, कण्डू, त्वचा क्षय, बदगोस्त, मूत्र में पूयश्राव जाना, पौरुष ग्रन्थि में वेदना, फोड़े, प्रदाह व शोथ, मासिक विकार, गर्भाशय विकार आदि में Ven_3 का प्रयोग किया जा सकता है ।

वेनिरियो न०-4 (Venereo No-4)

"Ven_4"

इस औषधि का प्रभाव Ven_2 जैसा ही है । परन्तु इस Ven_4 का प्रयोग रोग की नवीन उग्र रूप में किया जाता है ।

इस औषधि में निम्नलिखित औषधियों को उचित मात्रा में मिलाया जाता है।

क्रमांक S.No.	प्रयुक्त औषधियाँ Medicines	भाग Parts
1.	Angiotico No-2	20
2.	Verifugo No-1	10
3.	Venereo No-1	20

उपयोग :- इस औषधि को नवीन संक्रामक अवस्था में अधिक प्रभावी पाया गया है। जिसमें तीव्र सिफलिस प्रदाह से पीड़ित, विष प्रकृतिय घाव तथा शैन्कर इत्यादि प्रमुख है ।

इस औषधि में Ven_2 के समान प्रदाह पर क्रिया विधि हैं । परन्तु कृमिय, व ऐंठन युक्त, अवस्था, रक्त सम्बन्धी अवरूद्धताएं, त्वचा में अस्पष्टता, मूत्र सम्बन्धी कष्ठ, शिरा से स्वभाविक क्रिया शीलता का ह्रास, पाचन ग्रन्थियों में कार्य हीनता से पाचन विकार स्नायुविक संस्थान पर कुप्रभाव में तथा $Ver_1 A_2$ को Ven_1 साथ प्रयूक्त करने की आवश्यक हो वहां Ven_4 लाभकारी सिद्ध होती है ।

वेनेरियो न०-5 (Venereo No-5)

"Ven_5"

वेनेरियों ग्रुप का यह पाँचवा औषधीय संगठन है ।इसका कार्य क्षेत्र भी अत्यन्त विस्तृत होता है । क्योंकि इस औषधि में निम्नलिखित औषधियों की मात्राओं का समावेश किया गया है ।

क्रमांक S.No.	औषधियाँ Medicines	प्रयुक्त भाग Parts
1.	Angiatico No-3	10
2.	Scrofoloso No-5	10
3.	Venereo No-1	10

उपयोग :- Ven_5 का प्रयोग उपंदश व्याधि के संक्रमण के पश्चात जब दूसरी अवस्था प्रारम्भ हो जाती है ।तब त्वचा दोषों तथा श्लेष्मिक कला के रोगों में प्रयोग किया जाता है ।परन्तु प्रदाह का अभाव रहता है ।

इसके अतिरिक्त S_5 उपदंश विषका वृक्क में एकत्र होना, त्वक व्याधि होना, छाती में अम्लीय उपस्थिति, गठिया बाई, मूत्र में जलन व कष्ठ हो

उदरवेदना, अस्थि दुर्बलता में :- A_3 साथ ही रक्त संस्थान की स्नायु तन्त्र में व्याधि फैलने रक्त अल्पता, दुर्बलता, सिर की पीड़ा, रक्त दोष, रक्त कणों की दुर्बलता शिरा दोष, घाव, नसों की ऐंठन हृदय पर कुप्रभाव इत्यादि कष्ठों में उपदंश या सुजाक के कुप्रभाव का आभास हो तब S_5 तथा A_3 के साथ Ven_1 का उपयोग करना आवश्यक हो जाता है । ऐसे रोगी की अवस्था में इन औषधियों के जैसा ही Ven_5 लाभ प्रदान करती है ।

इसके अतिरिक्त अन्य लक्षणों में भी Ven_5 अच्छा कार्य करती है । इसको प्रयोग करने से रतिज रोग के सक्रंमण से भी रोगी बच जाता हैं । अथवा रोगावस्था में प्रयोग करने से शीघ्र दुर्बलता समाप्त होकर रोगी शीघ्र स्वास्थ्य प्राप्त कर लेता है । (A_3 के कारण)

12. इ० हो० तरल औषधियाँ (बिजलियाँ)

(E. Homeopathic Liquid Remedies (Electricity)

इलैक्ट्रो होम्योपैथिक औषधियों में पांच तरल बिजलियाँ होती है। जिनकों काउण्ट सीजर मैटी ने वनस्पतियों से ही निर्मित किया। परन्तु इन तरल औषधियों में वाह्य रूप से प्रयोग करने पर बिजली जैसी तीव्र गति देखकर इन औषधियों की बिजली के नाम से ही सम्बोधित किया।

ये बिजलियाँ ही इलैक्ट्रो होम्योपैथिक चिकित्सा पद्धति की विशेष महत्त्वपूर्ण औषधियाँ हैं। इन की संख्या पांच होती है। इन औषधियों के गुणों व सम्बोधन सौर्य उर्जा के विभिन्न वर्णों के गुणों व उनके रूप के आधार पर किया गया। उदाहरण सूर्य की किरण मिश्रित अवस्था में श्वेत रंग की होती है। तथा इसकों प्रिज्म द्वारा यदि विघटित किया जाय। तब यह सात रंगों की किरणपुंज में विभिक्त हो जाती है। जिनमें प्रमुखतः नीला, पीला, हरा, लाल ही होती है।

(Yellow Colour Energy) पीली वर्ण शक्ति के आधार पर पीली बिजली का निर्माण

(Blue Colour Energy) नीली वर्ण उर्जा के आधार पर नीली बिजली का निर्माण

(Red Colour Energy) लाल वर्ण उर्जा के आधार पर लाल बिजली का निर्माण

(Green Colour Energy) हरी की उर्जा के आधार पर हरी बिजली का निर्माण

(Solary Energy) सफेद किरण उर्जा (इसमें सभी वर्ण उर्जाओं का संयोजन होता है।) के आधार पर सफेद बिजली (सभी बिजलियों का गुण) का निर्माण किया जाता है।

जब वनस्पति पादप प्राकृतिक रूप में विद्यमान रहता है। तब वह अपने जीवन काल में विद्युत शक्ति (Light Power) आदि के रूप में शक्तियों को ग्रहण करके सम्पूर्ण होता रहता है। जिनकों पौधा (Plants) आकाश (sky), ग्रहों तथा पृथ्वीय वातारण से प्राप्त करता है। आवश्यकतानुसार या खाद्य हेतू हम इन्हीं पोधों को ग्रहण करके इनकी शक्तियों को शरीर क्रिया संचालन हेतू प्राप्त करते

हैं ।जिससे हम सजीव बने रहते हैं । परन्तु रोगावस्था में भी शक्ति अभाव में इन्हीं वनस्पति वर्ग से हम मूलसत्व के रूप में सभी शक्तियों को औषधि के रूप में उपयोग में लाते हैं ।

स्पैजरिक एसेंन्स में वही शक्ति संग्रहित होती है । जिनकों पादप समहू ने अपने जीवन काल में एकत्रित किया था । यही शक्ति बिजली (तरल) रूप में सजीव के शरीर पर बाह्य रूप से उपयोग करने से शरीर शक्ति प्राप्त कर स्वास्थ्य प्राप्त करता हैं ।

"बिजली" नामकरण का कारण इन औषधियों में "बिजली" जैसे गुणों का उपस्थित होना है । जबकि विद्युत शक्ति यान्त्रिक विधि से प्राप्त की जाती है । और बिजली औषधियाँ प्राकृतिक वनस्पति जगत से निर्मित की जाती हैं ।

बिजलियाँ (Electric Fluid) सर्वथा अन्य औषधियों से भिन्न हैं । और यह अदभूत तीव्र गुणों से सर्वसम्पन्न होती है । सर्वप्रथम डा. मैटी निर्मित तरल बिजलियों का गुणगान 1863 ई० में जर्मन के एक होम्योपैथ Dr. Ch. F. Zemped ने अपने एक विशेष प्रकाशन में किया था । उन्होने कहा कि इटली के सीजर मैटी ने वनस्पति वर्ग के विद्युत शक्ति का रोगों को स्वस्थ करने के लिए अपनी औषधियों में प्रवेश किया है । उसी समय के प्रसिद्ध होम्योपैथ चिकित्सक वैज्ञानिक डा. अर्थर लुटज कोथन (Dr. Arther Lutze coethen) ने अपनी पत्रिका हेनिमेनिया (Hahnemannia) में प्रकाशित किया था । कि यह नई औषधियों बहुत प्रसिद्ध होती जा रही हैं ।

रंगों की शक्ति द्वारा रोगों का उपचार भी आज एक अस्तित्व बनाने की ओर अग्रसर है । इस वर्ण उर्जा की रोग निबारक क्षमता को सभी मानते हैं । तथा उससे अनेक रोगियों ने स्वास्थ्य लाभ भी प्राप्त किया है । इसी विज्ञान को क्रोमोथैरापी (Chromo Therapy) कहा जाता है । इसमें वर्ण की उर्जा का पानी या अन्य द्रव्य में उसी रंग के वस्त्र या कवर प्लास्टिक से संग्रहित किया जाता है । जबकि इलेंक्ट्रो होम्यो में इन्ही वर्ण उर्जा को पौधों से प्राप्त किया जाता है । क्योंकि पौधे सौर्य उर्जा को ग्रहण कर उसे खाद्य के रूप में परिवर्तित करते हैं । जिसे मनुष्य व जीवधारी भोजन खाकर प्राप्त करते हैं । तथा रोगावस्था में औषधि के रूप में आदि शक्ति को प्राप्त कर अपनी रोगावस्था को समाप्त करते हैं ।

13. तरल बिजली औषधियाँ व उनका प्रयोग

(Liquid Electricity & their uses)

जैसा कि हमें ज्ञात है। कि डा. काउण्ट मैटी ने इलैक्ट्रो होम्यो की औषधियाँ पांच तरल बिजली, एक त्वचाजल तथा शेष शारीरिक सेवन हेतू निर्मित की थी। जबकि पांचों तरल बिजलियों को तीव्र गुणी गति वर्धक इत्यादि विशेषताओं युक्त कहा। तरल बिजली मुख्य रूप से

"W.E." or - White Electric Fluid - सफेद तरल बिजली (+)

"R.E" or - Red Electric Fluid - लाल तरल बिजली (+)

"B.E." or - Blue Electric Fluid - नीली तरल बिजली (-)

"G.E" or - Green Electric Fluid - हरी तरल बिजली (-)

"Y.E" or - Yellow Electric Fluid - पीली तरल बिजली (-)

बिजलियाँ वाह्य रूप से प्रयोग करने के नियम :- बिजलियों को शरीर पर वाहरूप से प्रयोग किया जाता है। इनके प्रयोग करने से औषधि त्वचा द्वारा स्नायु केन्द्रों पर प्रभाव डालती है। जिसके फलस्वरूप उनके द्वारा अंगों का कार्य संचालन में सुधार आता है। तथा साथ में आवश्यक औषधि का आन्तरिक प्रयोग से रोग शरीर से शीघ्र निष्काषित हो जाता है। तरल बिजलियों में प्रयोग करने में कुछ नियमों को आधार माना जाता है। जिनमें प्रमुख रूप से

आकर्षण शक्ति के नियमानुसार :- आर्कषण शक्ति के नियमानुसार मानव शरीर को तीन भागों में विभक्त किया जाता है। (1) घनात्मक चार्ज शरीर के दाहिने भाग पर होता है। (2) बायाँ भाग ऋणात्मक चार्ज का होता है। तथा कशेरूकीय मध्य भाग उदासीन होता है।-ऋणात्मक भाग पर धनात्मक तरल लगात हैं। अब इलैक्ट्रो होम्यो का सिद्धान्त के अनुसार अतिरिक्त चार्ज को सामान्य किया जाता है। इसमें घनात्मक भाग पर ऋणात्मक बिजली को, तथा उदासीन भाग पर कोई भी तरल बिजली व उदासीन तरल बिजली को कहीं भी लगा चुपड़ कर लाभ प्राप्त कर सकते हैं।

प्रकृति नियमानुसार :- इ०एच० औषधियाँ प्रकृति वत सहयोग करती है। जिसमें उचित रोगी की प्रकृति अनुसार तरल औषधियों का प्रयोग किया जाता है। जिनमें रक्त प्रकृति में BE, RE कफ प्रकृति GE, WE, को प्रयोग में लाते है।

पीड़ा निवारण के नियमानुसार :- शरीर पर पीड़ा व्याप्त होने पर बिजलियों के गुणों के अनुसार प्रयोग करके पीड़ा निवारण किया जाता है। जैसे सर्दी, मोच, पक्षाघात में R.E, जलन युक्त पीड़ा में B.E ऐंटन आपेक्ष व ग्रघसी पीड़ा में Y.E काटने, पीटने तपकन युक्त पीड़ा में G.E तथा शोथ युक्त स्नायविक दुर्बल व पीड़ा में W.E. का प्रयोग कर लाभ प्राप्त किया जा सकता है।

तरल बिजलियों के कार्य, गुणानुसार :- प्रत्येक तरल बिजली में एक विशिष्ट कार्यक्षमता होती है। अतः अवस्था अनुसार प्रयोग किया जाता है। उदाहरणतः रक्त संचार की मन्दता व कार्य हीनता, अस्फुर्ति में R.E. किसी भी अंग, स्थान पर रक्त श्राव में B.E. कृमि तथा ऐंटन में Y.E. पूय, सड़े गले घावों में GE प्यास से खुष्की, बलहीनता से (अनिन्द्रा) सूजन आदि कष्ठों में WE का प्रयोग करना लाभदायक रहता है।

आन्तरिक प्रयोग :- तरल बिजलियों का आन्तरिक प्रयोग में अत्यन्त लाभकारी परिणाम प्रदान करता है। क्योंकि आन्तरिक रूप से तरल अंगों में नवीन चेतना उत्पन्न कर देते हैं। जिसमें उक्त तरल बिजली की 2 से 10 बूंद चार व पांच औस पानी में मिलाकर प्रयोग करते हैं। सुस्ती दुर्बलता में R.E. की 2 से 4 बूंद, कृमि व आपेक्ष, कब्ज में Y.E. की 5 से 10 बूंद आन्तरिक रक्तश्राव, रक्तअल्पता, सूजन, ज्वरों मे 10-15 बूंद BE व WE का प्रयोग करने से लाभ देता है। जबकि प्यास दुर्बलता सूजन में WE को शक्कर पर गिरा कर देने से शीघ्र लाभ मिलता है। GE का प्रयोग सावधानी पूर्वक अनुभव के अनुसार ही देना चाहिये। बच्चों में भी तरल बिजली का प्रयोग उनकी सामर्थ्य अनुसार कराना चाहिये।

वाह्य प्रयोग विधि :- तरल बिजली को बाल दार ब्रुश से उपयुक्त स्थान पर रखना चाहिये। प्रत्येक बिजली का ब्रुश अलग-२ प्रयोग करना चाहिये। आवश्यकता के अनुसार बिजली का प्रयोग जल्दी या देर से करना चाहिये। यदि किसी बड़ी आकार की नाड़ी में रोगव्याप्त हो तब वहाँ रूई से बिजली साफ स्थान करके लगानी चाहियें। एक ही स्थान पर अनेक बिजलियाँ उचित अन्तराल से प्रयोग करनी चाहिये। कम्प्रेस, लोशन मरहम में मरहम में तरल बिजलियों के साथ अन्य औषधि को भी मिश्रित करना चाहिये। समस्त शरीर में शक्ति-वर्धन के लिए स्थान न० 5, 6, 7, 17, 18 मुख्य स्नायु केन्द्रों पर उपयुक्त बिजली का प्रयोग करना चाहिये।

14. "तरल बिजली औषधियाँ"

सफेद बिजली (White Electricity - Fluid White)

परिचय :- सफेद बिजली एक सर्वगुण धारक तरल औषधि होती है। क्योंकि इस तरल औषधियों में सभी बिजलियों के गुण सम्मिलित होते हैं। तथा इस तरल औषधि पर कोई आवेश या चार्ज नहीं हैं। अर्थात या बिजली उदासीन होती है। सफेद बिजली के निर्माण में निम्नलिखित घटकों की औषधियों शक्ति को मूलसत्व के रूप में मिश्रित किया जाता है।

क्रमांक S.No.	औषधिय घटक Component	प्रयुक्त भाग Parts
1.	Achillea Millafolium	10
2.	Agricus muscarius	5
3	Anthemis Nobilis	10
4	Arnica Montana	40
5	Avena Sativa	10
6.	Cimicifuga recemosa	10
7.	Genista Scoparia	10
8.	Gupaiacum Officinale	20
9.	Menyanthes Trifoliata	5
10.	Patroselinum Sativum	20
11.	Ruta Graveolens	20
12.	Sanguinaria Canadensis	10
13.	Sanguinaria officinalis	10
14.	Taraxacum oficinalis	10
15.	Tuxus Baccata	10
16	Viscum Album	10

विशिष्ट प्रयोग :- सफेद बिजली बाह्य रूप से प्रत्येक पीड़ित स्थान पर तथा निर्बलता, अनिन्द्रा, मानसिक तनाव, शूल में आन्तरिक रूप में प्रयोग की जाती हैं।

गुणधर्म व कार्य :- सफेद तरल बिजली एक समान रूप से कार्य करने वाली औषधि होती है। इसीलिए इस औषधि का बड़े विश्वास के साथ प्रयोग कर लाभ प्राप्त किया जाता है। WE के गुण विशेष रूप से पीड़ा नाशक, निन्द्रादायक, वातज

वेदना नाशक, स्नायुविय शक्ति बर्धक तथा शीतलक होते हैं ।

सफेद बिजली में विभिन्न शक्तियाँ एक समान मात्रा में निहित होती है। इसीलिए सफेद बिजली (उदासीन) शरीर में सन्तुलित कार्य गति प्रदान करती है। इस औषधि का प्रमुख प्रभाव शरीर के बात सस्थान पर होता है। सर्वप्रथम सफेद बिजली शरीर में उपस्थित वृहद अनुकम्पी तन्त्रिका (Great Sympathetic), केन्द्र व उनकी वात शाखाओं तथा सौर्य केन्द्र (Solar plexus), लघु मस्तिष्क (Cerebrum) और बात संस्थान के सम्वेदिक तन्त्रिकाओं (Sensory Nerves) द्वारा प्रभाव पड़ता है ।

अतः सफेद बिजली "स्नायुदुर्बलता" (Neuras theni), पर उत्तम कार्य करती है। स्नायुविक व्याधि अधिकतर स्नायु श्रम, मानसिक असन्तुलित अवस्था, अति मानसिक श्रम अनिन्द्रा, अतिअध्ययन तथा रोगी की परिचर्या करना, आगुन्तक की प्रतिक्षा करना, इत्यादि कारणों से उत्पन्न हो जाती है।इन सभी कष्टों को सफेद बिजली अपनी शक्ति प्रदान कर स्नायुकेन्द्रों द्वारा समस्त स्नायुसूत्र पर नियन्त्रण कर दुर्बलता, थकावट शीघ्र कम कर देती है ।

इस के अलावा सफेद बिजली स्वस्थ रहने में भी सहायता प्रदान करती है। इसको S_{10} के साथ प्रयोग करने से मनुष्य अपना दैनिक कार्य सुचारू से संचालित करता रहता है ।

सफेद बिजली का प्रयोग हृदय सम्बन्धी कष्टों जैसे स्नायुविक धड़कन हृदयगति में कमी, प्रदाह का लक्षण पाचन दोषों में उदर पीड़ा, यकृतशूल, आन्त्रशूल, मूत्राशय की दुर्बलता में भी अति उत्तम कार्य करती है। साथ में S_1, S_{10}, F_1 का प्रयोग आवश्यक होता है। उसी प्रकार श्वास कष्ट जैसे बलगम, खाँसी, दमा, वातज पीड़ा, आधासीसी, दन्त पीड़ा, त्वचा झुलसने, चोट लगना, बेहोशी में (S_1 के साथ) तथा WE को प्रयोग करने से लाभ मिलने की पूरी आशा रहती है।

WE का बाह्य रूप से लोशन, कम्प्रैस रखकर प्रयोग किया जाता है। जबकि आन्तरिक प्रयोग में 10 से 25 बूंद एक प्याला स्वच्छ जल में घोलकर चम्मच से पिलाने से शीघ्र शान्ति मिलती है ।

15. नीली बिजली (Blue Electricity)
(Fluid Blue) "B.E."

परिचय :- यह बिजली धनात्मक "+" चार्ज युक्त तरल बिजली होती है। नीली बिजली को अधिकतर रक्त प्रकृति के रोगियों की रोग अवस्था में सिर तथा कशेरूकी पश्च भाग (धड़) के दाहिनी अंगो की ओर (ऋणात्मक भाग) तथा हाथ व पैर की अन्तः सतह पर बाह्य रूप से उपयोग में लाया जाता है। नीली बिजली को निर्मित करने में निम्न लिखित औषधिय घटकों की शक्ति को मूल सत्व के रूप में परस्पर मिलाया जाता है।

क्रमाक S.No.	औषधीय घटक Components	भाग Parts
1.	Capsella Bursa Pastories	20
2.	Cinchona Calisaya	30
3.	Ervum Lens	10
4.	Pinus Maritma	20
5.	Salvia/Schera	10
6.	Pinus Nigra	10
7.	Salvia officinale	10

विशेष प्रयोग :- नीली बिजली को तीव्र रक्त श्राव हृदय को बल प्रदानता हेतू बाह्य रूप से प्रयोग में लाया जाता है। जबकि हृदय की अधिक धड़कन में हल्की मात्रा में प्रयोग किया जाता है।

गुणधर्म एंव उपयोग :- नीली बिजली बाह्य रूप में नकारात्मक स्थानों पर उपयोग में लायी जाती है। यह औषधि रक्त प्रकृति वाले व्यक्तियों के लिए अत्यन्त उपयोगी मानी जाती है।

इस औषधि के प्रमुख गुण रक्तश्राव को बन्द करने वाली प्रदाह व पीड़ा नाशक, वात सूत्रों को संकुचित करने वाली, घाव शोषण तथा वेदना समाप्त कर शान्ति प्रदान करने करने वाली, इत्यादि पाये जाते है।

इस औषधि को शरीर, के किसी भी अवयव से या घाव, त्वचाकट जाने से होने वाले रक्तश्राव की उत्कृष्ट औषधि मानी जाती है। इसको (वाहय) प्रयोग करने से रक्त बहना अति शीघ्र रूक जाता है। क्योंकि यह तरल बिजली रक्त संचलन,

धमनियों व शिराओं और कोशिकाओं को सिकोड़ कर उन से रक्त चालन घटा देती है । फलतः रक्त को लाने वाली नालियाँ सिकुड़ने से रक्त रूक कर जम जाता है ।

B.E. को बाह्य रूप से जलने झुलने में लाभकारी पाया गया है । अन्तः प्रयोग (आन्तरिक रूप) से नीली बिजली को जमे हुए शुष्क कफ, बलगम तथा सर्दी में प्रयोग करने से शीघ्र लाभदायक फल प्राप्त होता है । मासिक धर्म की अधिकता, रक्तीय बबासीर, मूत्र में रक्त जाने, उल्टी में रक्त आदि कष्टों में B.E. को उचित मात्रा में लेकर पानी में घोलकर जल्दी-२ पिलानी चाहिये । इसी प्रकार B.E. को ज्वर, बलहीनता, वक्षरोग पथरी से रक्त मूत्र में मिलने, गर्भाशय में रक्तश्राव आदि समस्याओं में भी उपयुक्त माना जाता है ।

इसके साथ ही नीली बिजली को बाह्य रूप से हृदय बलवर्धन हेतू मूलार्क रूप में चुपड़ा जाता है । परन्तु हृदय की तीव्र धड़कन में B.E. की मात्रा हल्की होनी आवश्यक है । इसका प्रयोग हृदय गति को बल तथा कार्य को सन्तुलित करता है । इसमें आवश्यकता के अनुसार मरहम या हल्का लोशन, आदि का प्रयोग किया जा सकता है ।

नीली बिजली को हलक की प्रदाह में C_{13} के साथ गरारे कराने से शीघ्र लाभ मिलता है । इसी प्रकार कर्णश्राव, सिर में पीड़ा, मस्तिष्क में वेदना, गठिया, बाई, प्रदाह फफोलों में भी लाभ प्रदान करती है ।

वाह्य प्रयोग विधि :- नीली बिजली को बाह्य प्रयोग में लाने के लिए रोग की अवस्था के अनुसार 20 के 50 बूंद तक नीली बिजली, 4 से 6 औसं स्वच्छ पानी में मिलाकर लोशन को छोटे घावों मे कम पर्त की गद्दी तथा दीर्घाकार घावों में 15-20 पर्त की गद्दी रखनी चाहिये । उपर से पट्टी बाँध सकते हैं । जबकि घाव में मरहम हेतू 30 Drop B.E. तथा आवश्यक औषधि तथा एक औंस बैसलीन में घोट कर बनाना चाहिये ।

इसी के साथ B.E. को रक्त प्रकृति की स्त्री रोगियों में भी उत्तम माना जाता है । इसके प्रयोग से मूत्र में रक्त, अम्लीयता, कफ, श्वास कष्ट, रक्तीय प्रवाहि का, शुक्रदोष, (वीर्य दोष) अश्मरी से रक्त श्राव में शीघ्र लाभ प्राप्त होता है ।

16. हरी बिजली (Green Electricity or Fluid Green) "G.E."

परिचय :- हरी बिजली पर ''ऋणात्मक'' (Nagative) चार्ज होता है।G.E. को इलैक्ट्रो होम्योपैथी की शल्यक औषधि का दर्जा प्राप्त है। इसी औषधि द्वारा समस्त शरीर की त्वचा अस्थि, शिराओं, हृदय के दाहिने भाग की स्नायु नाड़ियों पर प्रभाव पड़ता है। अतः रक्त शिराओं में अवरूद्धता गाँठे, शरीर में रक्त दूषित होकर पूयश्राव में परिवर्तित होने वाली अवस्था पर हरी बिजली शीघ्र कार्य करती है। इस औषधि के निर्माण में निम्नलिखित औषधि घटकों की मूलसत्व मात्रा को मिश्रित किया जाता है।

क्रमांक S.No.	औषधिय घटक Components	भाग Parts
1.	Althea officinalis	10
2.	Conium Maculatum	10
3.	Ervum lens	20
4.	Hamamelis Virginica	20
5.	Phytolacca Decandra	10
6.	Populus Alba	25
7.	Populus Tremuloids	25
8.	Sambucus nigra	10

विशेष प्रयोग :- यह तरल बिजली पकन, सड़न, पूयश्राव युक्त घावों फोड़ों आदि रोगो में बाह्य व आन्तरिक रूप से प्रयोग की जाती है।

गुणधर्म एंव उपयोग :- हरी बिजली (-) ऋणात्मक होने के कारण धनात्मक (+) स्थानों पर बाह्य रूप से प्रयोग में लायी जाती है। इस तरल बिजली के प्राकृतिक गुण पूयश्राव निसारक, पीड़ा नाशक, जोड़ सन्धि वेदना जैसे गठिया बाई, जख्म, घाव भरने वाली (पोषक) तथा संक्रमण नाशक होते हैं।

G.E. एक तीव्र क्रिया कारी तरल बिजली है। अतः इस के प्रयोग से अतिशीघ्र परिणाम की आशा रहती है।

इस बिजली को प्रत्येक प्रकार के दुर्गन्ध युक्त जख्म घाव, रक्त संचय, टयूमर, गूमड़, सख्त गाँठे, त्वचीय विकार मस्सें, उभार, श्लेष्मिक कला, बवासीर, गुदा व्रण, अधपके फोड़ों सन्धि शोथ, बाई, पुययुक्त फोड़ो, स्नायु और अस्थि की क्षय

या निर्जीव अवस्था, जीर्ण पीलश्राव जुकाम, आदि रोगों में सफलता के साथ प्रयुक्त किया जाता है।

हरी बिजली "C" समहू की औषधियों के साथ ऐसे ही सहयोग प्रदान करती है। जैसे नीली बिजली के साथ (एन्जियाटिको) A समहू की औषधि।

G.E. को तब भी उपयोगी पाया गया है। जब B.E. की हल्की से हल्की मात्रा प्रयोग से हृदय रोगी उत्तेजना को अनुभव करें। तब ऐसे रोगियों को B.E. या G.E. आन्तरिक रूप से सेवन नहीं करना चाहिये। बल्कि मात्र बाह्य प्रयोग से ही लाभ प्राप्त करना चाहिये।

हरी बिजली को पूययुक्त खुले दुगर्न्धयुक्त घावों में भी प्रयोग करने से समस्त विषैला पूयमल, स्वंय बाहर निष्काषित हो जाता है। फिर धीरे-२ घाव स्वतः प्राकृतिक रूप जैसे ही भरना प्रारम्भ हो जाता है।

बाह्य प्रयोग :- G.E. को तरल रूप से त्वचा के मस्सों, उभार अर्श के मस्सों आदि पर प्रयोग करने से शीघ्र ये कष्ठ समाप्त हो जाते हैं। $GE+C_5$ का मरहम उस समय प्रयोग करते है। जब फोड़ा निर्मित हो रहा हो। यदि पूयउत्पन्न हो चुकी है। तब यह मरहम फोड़े को पका कर फोड़ देगा। या यही मरहम उस फोड़े को दबा कर समाप्त कर देता है।

इसके अतिरिक्त मोच, गठिया, रक्तसंचय से प्रदाह, माँस पेशियों व संधि में वात प्रदाह, संक्रामक जख्म टिठठे, चेचक का टीका, स्वर भंग, प्रदाह नासूर, दन्तशूल, आदि रोगों में लोशन का बाह्य प्रयोग हितकारी होता है।

आन्तरिक प्रयोग :- G.E. एक तीव्र प्रकार की औषधि है। अतः इसका सावधानी पूर्वक ही आन्तरिक रुप में प्रयोग करते हैं। इसको फोड़े, कफ, क्षय में गलन, ऐंठन, विषावता, शुक्रदोष में देते हैं। लेकिन श्वेत प्रदर आमाशय शोथ आन्त्र में रक्ताश्राव, वायु दोष, गर्भावस्था, हृदयरोगी, वृक्क रोगी, इत्यादि दुर्बल व जीर्ण रोगी को इसका आन्तरिक प्रयोग कदापि न कराना चाहिये।

G.E. का अधिक सेवन वायुशूल उत्पन्न कर देता है। अतः G.E. की मात्रा सदैव हल्की ही रखनी चाहिये। अधिकाँश चिकित्सक G.E. को बाह्य रूप से तथा 'आवश्यकता पड़ने पर अन्तः प्रयोग की भी सिफारिश करते हैं।

17. पीली बिजली (Yellow Electricity) Fluid Yellow "Y.E."

परिचय :- पीली बिजली (-) ऋणात्मक चार्ज युक्त तरल औषधि होती है। अतः इसका बाह्य प्रयोग शरीर के समस्त धनात्मक (+) स्थानों पर किया जाता है। इसका प्रभाव शरीर के सभी स्नायु तन्त्रों पर अति शीघ्र पड़ता है। पीली बिजली के संगठन में निम्नलिखित औषधीय घटकों की शक्ति को मूल सत्व के रूप में उचित मात्रा में मिश्रित किया जाता है।

क्रमांक S.No.	औषधिय घटक Components	भाग Parts
1.	Allium Cepa	10
2.	Chelidonium majus	20
3.	podophyllum Peltatum	20
4.	Ruta Graveolens	30
5.	Sambucus Nigra	20

विशेष प्रयोग :- पीली बिजली को आन्त्र कृमि, ऐंठन तथा तीव्र कण्डू में बाह्य रूप से प्रयोग किया जाता है।

गुणधर्म एंव उपयोग :- पीली तरल बिजली शरीर के स्नायु संस्थान आन्त्र तथा कार्यवाहक माँसपेशियों पर विशेष रूप से प्रभाव डालती हैं। अतः आपेक्ष ऐंठन कब्ज, मितली मलअबरूद्धता, वेदना आदि दोषों पर प्रभावकारी पायी जाती है।

पीली बिजली के विशेष गुणों में :- यह कब्जनाशक, कृमिनाशक, स्नायु पीड़ा नाशक तथा आपेक्ष व वात सूत्रों को बलवान बनाने वाली होती है। इसका प्रयोग वातज उष्णता को शान्त तथा कृमियों को निष्काषित कर रोगमुक्त करता है। साथ ही इसका प्रयोग रक्तश्राव पर वर्जित है। क्योंकि यह धमनी व सूत्रों में प्रसारक गति प्रदान करती है। जिससे रक्तश्राव में गतिशीलता व्याप्त होने का भय रहता है।

पीली बिजली को गृघसी पीड़ा, आमाशियक वेदना तथा शोथ में बाह्य प्रयोग करने से शीघ्र लाभ मिलता है।

कब्ज तथा जामोगा, ऐंठन, मिर्गी, तसन्नुज में 5-10 बूंद प्रयुक्त करने पर उत्तम

लाभ मिलता है ।

मलअवरूद्ध तथा पीड़ा में 10 बूंद YE शीघ्र मलनिस्काषित कर जुल्लाब की भांति फल प्रदान करती हैं ।

पीली बिजली, लाल बिजली की प्रतिकूल, होने की दशा से उत्पन्न अतिरेक की अवस्था को भी सामान्य करने की सक्षमता रखती है । Y.E. के प्रयोग से अतिरिक्त उत्तेजना शान्त पड़ जाती है । साथ ही अंगों में शक्ति संचार होकर निर्बलता समाप्त होती है ।

पीली बिजली वाह्य रूप में S_5 के साथ प्रयोग से खुजली अकौता, दाद, उत्तेजना आदि को शीघ्र कम कर देती है । प्रत्येक प्रकार के कृमि उपस्थिति में यह वर्मीफ्युगों को सहयोग प्रदान करती है । YE को Ver_2 के साथ उचित मात्रा में प्रयोग किया जाता है । क्योंकि इसमें कृमि नाशन की शक्ति है । अतः कृमियों को आन्तों सें बाहर निकाल देती है । अन्य रोगों में वेदना, कै, उल्टी, वात पीड़ा, हैजा, वृक्करोग, बधिरता, कब्ज, नेत्र विकार, पक्षाघात, यकृत व्याधि, जमोगा, जैसी ऐंठन, मानसिक अस्थिरता वायुगोला इत्यादि में भी लाभ दायक पायी गयी है ।

पीली बिजली पकने, पूयश्रावी घाव जिनमें कृमि हो वहाँ भी लाभ प्रदान करती है ।

मात्रा

1. पीली बिजली को कब्ज, उदर ऐंठन में 10 बूंद पानी के साथ प्रयोग करना चाहिये ।
2. इस औषधि को गृघसी में कम्प्रेस के रूप या खालिसरूप में स्थान न० 14 की नाड़ी पर चुपड़ना चाहिये ।
3. पीली बिजली को वातज उत्तेजना में 1-3 बूंद ही पिलाने से शान्ति का आभास होने लगता है ।
4. त्वचा रोगों में S_5, S_3, C_5 के साथ प्रयोग करना चाहिये । जैसे तीव्र खुजली में YE+S_5 का मरहम
5. पीली बिजली को दौरों, तशन्नुज में प्रयोग करने से शीघ्र लाभ मिलता है।

18. लाल बिजली (Red Electricity-Fluid Red)

"R.E."

परिचय :- लाल बिजली तीव्र गुणी होती है । यह शरीर में उत्तेजना तथा उष्णता व बल प्रदान करती है । रोगियों के शरीर से सुस्ती, आलस्य, दुर्बलता आदि मन्द क्रियाओं को समाप्त कर लाल बिजली उनकी क्रिया में तीव्रता कर के तेजी व स्फुर्ति उत्पन्न करती है । इस बिजली पर (+) घनात्मक चार्ज होता है । अतः इस लाल बिजली को (-) ऋणात्मक स्थानों पर बाह्य रूप से प्रयोग किया जाता है । R.E. के निर्माण में निम्नलिखित औषधिय घटकों की शक्ति का सहयोग प्राप्त किया जाता है ।

क्रमांक S.No.	औषधिय घटक Components	भाग Parts
1.	Aconitum Napellus	20
2.	Rhododrendon Ferrugineum	30
3.	Rosa Canina	20
4.	Rosmarinus officinalis	30
5.	Vitis Vinifera	20

विशेष प्रयोग :- लाल बिजली लकवा, नपुंसकता, वात वेदना आदि रोगों में बाह्य रुप से प्रयोग में लाया जाता है ।

गुणधर्म एंव उपयोग :- R.E औषधि एक तीव्र गुणी तरल औषधि है । और इस में पीड़ा नाशक कन्ठमाला नाशक, उत्तेजन शीलता, शक्तिदायक, कामोत्तेजक तथा प्रदाह नाशक, शीत नाशक जैसे गुण पाये जाते हैं ।

लाल बिजली "S" समहू के साथ रस प्रकृति वाले रोगियों में अति लाभदायक परिणाम प्रदान करती है । लाल बिजली कार्य वर्धक अर्थात योगात्मक औषधि है । इसका प्रभाव ऐच्छिक कार्यवाहक नाड़ियों व मस्तिष्क की अनैच्छिक नाड़ियों तथा माँस पेशियों, नेत्र, उदर, ह्रदय क्षेत्र के स्नायुओं पर पड़ता है । इस औषधि का प्रयोग स्नायु तन्त्रों को शक्ति प्रदान करता है । जिससे उत्तेजित होकर अंग-२ में नयी चेतना भर जाती है । इसको बच्चों में चन्दिया तथा सौर्य जालिका (Solarplexus) गुद्दी पर लगाने में शिशुओं में समुचित विकास होने लगता है । आन्तरिक प्रयोग से भी उष्णता व फुर्तीला पन उत्पन्न कर देती है ।

वाहय प्रयोग :- R.E. रस प्रकृति के रोगियों में विशेष कर दाहिनी ओर की पीड़ा, वेदना आमाशियक पीड़ा, निर्बलता, भोजन में अरूचि, शरीर के अवयवों की कार्यहीनता, माँसपेशियों में रक्त संचालन की कमी तथा अंगों में दुर्बलता, पक्षाघात, हाथ पैरों का लकवा, वाई, सन्धि शोथ, मस्तिष्क पीड़ा, गठिया आदि रोगों में बाह्य रूप से प्रयुक्त की जाती है ।

कमजोर रोगियों को R.E. की 3-5 बूंदे पानी में मिलाकर पिलाने से रक्तअल्पता, रक्तसंचालन की सुस्ती समाप्त होकर, रोगी शीघ्र स्वस्थ होने लगता है ।

इसके अतिरिक्त लाल बिजली का प्रभाव नेत्रों लसिका ग्रन्थियों, माँस पेशियों, स्नायु संस्थान तथा गले के कष्टों पर भी उत्तम प्रकार से पड़ता है ।

(Impotency) नपुंसकता में रोगी की कमर (Lumber Resion) तथा शिश्न (Penis) पर R.E. का बाह्य प्रयोग करना चाहिये । इसी प्रकार लाल बिजली को बतौड़ी, कैंसर तथा घाव के चारों लगाने से ग्रन्थियाँ उत्तेजित होकर शीघ्र लाभ प्राप्त होने लगता है ।

(फालिस) लकवा से अंग ग्रस्त होने पर इसको चुपड़ने से उत्तम परिणाम मिलता है ।

आन्तरिक प्रयोग :- लाल बिजली का आन्तरिक प्रयोग नाड़ी दुर्बलता विष प्रभाव, बेहोशी, नाड़ी में ऐंटन, अनिन्द्रा, मानसिक असन्तुलन में भी लाभ प्रदान करता है । इस तरल औषधि का अधिक प्रयोग उत्तेजना तथा दिल घबराना आदि अतिरेक अवस्था उत्पन्न कर देता है । तब R.E. औषधिको जल में हल्की मात्रा में घोलकर देना चाहिये । इसी के साथ न्यूमोनिया, गृघसी, श्लीपद, सन्धि शोध, आम वात, नसों में सरसराहट गठिया, वाई, वीर्य दोष, नपुंसकता, सूखारोग आलस्य, चेहरे पर पीलाहट रक्तअल्पता, लकवा आदि रोगों में भी लाल बिजली उत्तम प्रभाव कारी है ।

प्रयोग विधि :- बाह्य प्रयोग के लिए शुद्ध तरल बिजली 5-20 बूंदे ब्रुश से लगानी चाहिये । व लकवा से पीड़ित अंग पर आवश्यकता के अनुसार तरल औषधि लगा सकते हैं । आन्तरिक सेवन के लिए 3-5 बूंद पानी में मिलाकर दिन में 3-4 बार पिला सकते हैं । उत्तेजना बढ़ने पर औषधि की मात्रा शीघ्र कम कर देनी चाहिये ।

19. एकुआ पेरला पैली (Aqua Perla Pelle- A.P.P.)

त्वचा जल (Skin Water - S.W.)

परिचय :- A.P.P. एक ऐसी बाह्य प्रयोग की औषधि है । जो समस्त प्रकार के त्वक दोषों पर तीव्र प्रभावी कार्य करती है । इस औषधि में निम्नलिखित घटकों की औषधिय शक्ति को स्पेजेरिक एसेंस के रूप में उचित मात्रा में मिलाया जाता है ।

क्रमांक S.No.	प्रयुक्त घटक Components	भाग Parts
1.	Arnica Montana	10
2.	Evonymus Europaeus	5
3.	Pinus Nigra	20
4.	Scrofularia Nodosa	20
5.	Smilex Medica	5
6.	Taraxacum Officinalis	10
7.	Vinca Minor	10
8.	Vitis Vinifera	20

विशेष गुण :- A.P.P. त्वचा से दाग, घब्वे, मुँहासे, समाप्त कर वर्ण उज्जवल कर देती है । निरन्तर बाह्य उपयोग करते रहना आवश्यक है ।

गुणधर्म एंव उपयोग :- इस औषधि में त्वचा शोषक, रक्तसचालक, कोमलता, तथा त्वक चिकना पैदा करने के गुण पाये जाते हैं ।

A.P.P. का प्रभाव त्वचा पर ही नहीं अपितू अन्य ग्रन्थियों तथा सूत्रों पर विशेष रूप से पड़ता हैं । इस औषधि को अधिकतर बाह्य रूप से प्रयोंग करने पर ही प्रकाश अधिक डाला गया है । जबकि A.P.P. का आन्तरिक प्रयोग भी प्रदाह शोथ, नाशक होता है । क्योंकि जब यह बाह्य रूप से ही वात सूत्रों व रक्त संचालन तथा त्वचा की वसीय ग्रन्थियों को प्रभावित कर उपरी त्वचा पर कोमलता प्रदान कर देती है । जिससे त्वचा स्वच्छ मुलायम, उज्जवल, चमकदार, उत्तम हो जाती

है। तब इसका आन्तरिक उपयोग भी अवश्य लाभकारी होता होगा। मुखमण्डल पर A.P.P. का बाह्य प्रयोग त्वचा से सम्पूर्ण अस्वास्थकारक पदार्थों को समाप्त कर त्वचा व चेहरे को सौदंर्यता प्रदान करता है।

A.P.P. को शिशुओं की त्वचा पर प्रयोग करने से त्वचा में पोषण होता है।व शिशु बचपन से ही कोमल व उत्तम वर्ण के बने रहते हैं।

जवानी की उम्र में नबयुवकों व नवयुवतियों में मुख दूषिकांए, मुँहासे (Acne) एक प्रमुख समस्या हुआ करती है। इन सभी के बाद मुँह की त्वचा पर भद्दे चिन्ह रह जाते हैं। तब उपरोक्त सभी समस्याओं को A.P.P. सम्पूर्ण समाधान करने में सक्षम मानी जा सकती है। इस औषधि का मरहम व एक लीटर पानी में 20-40 बूँद (A.P.P) औषधि मिलाकर इस जल से स्प्रे करना अवश्य लाभ प्रदान करता है। इसके अतिरिक्त त्वचा में खराश, त्वचा में उदभेद, दाने उत्पन्न होना, अकौता फंगस में खुष्की, छीप या भूसीगिरना चेहरे में झाईयाँ, कील, काले दाग इत्यादि त्वचीय दोषों में A.P.P. का प्रयोग हितकर रहता है।

इस औषधि को जीर्ण जुकाम में नाक में एक दो बूंद डालना शान्ति प्रदान करता है।

नेत्र पीड़ा, नेत्र, दुर्बलता में इस औषधि का नेत्र के चारों ओर बिलेपन लाभ प्रदान करता है।

A.P.P. को किसी सुगन्धित वैसलीन में मिश्रित कर नित्य प्रतिदिन प्रयोग करने से त्वचा स्वस्थ व कोमल बनी रहती है।

A.P.P. का उस स्थिति में प्रयोग लाभ प्रदान किया करता है। जब किसी स्थान पर वेदना व त्वचा बदरंग हो रही हो।

वर्तमान में A.P.P का बाह्य प्रयोग के अतिरिक्त आन्तरिक प्रयोग लाभकारी सिद्ध हो रहा है।

तथा आवश्यकता व अनुभव के आधार पर A.P.P आन्तरिक प्रयोग में बिजलियों के समान एक स्थान प्राप्त कर सकती हैं।

भाग - 3

औषधियों का तुलनात्मक अध्ययन (संक्षेप में)

(Comperative Study of Medicines)

इलैक्ट्रो होम्योपैथिक औषधियाँ मिश्रित होने के कारण इनकी कार्य सीमा बहुत वृहद रूप की होती है। सभी औषधियाँ विभिन्न उचित अनुपात में घटकों को मिलाकर बनायी जाती है। फिर कुछ औषधियाँ पुनः औषधियों के सयोजन से निर्मित की जाती हैं। ऐसी अवस्था में इन औषधियों का प्रभाव व्यापक होता है। साथ ही अनगिनत लाभ प्रदान करने की स्थिति में आ जाती हैं।

औषधियों अपने समहू के अनुसार प्रकृतिगत रोगियों के लक्षण शान्त करती है। कुछ औषधियाँ विशेष अवयवों पर ही अपना प्रभाव डालती है। जिन्हें अवयवीय व्याधि, दोष, क्रियाहीनता में उपयोगी पाया गया है। इसके अतिरिक्त सम्पूर्ण शरीर पर प्रत्येक रोग, प्रत्येक रोगीय अवस्था को स्वस्थयता प्रदान करती है। जैसे S,, SY, W.E.,

अनेक औषधियों में समता पाये जाने के उपरान्त भी उनमें अन्तर पाये जाते हैं। जैसे प्राकृतिक गुणधर्मो, कार्यसीमा, सगंठन आदि में इन्हीं अन्तरो की तुलनात्मक विश्लेषण करके ही औषधियों के प्रत्येक पृथक गुण से अवगत होने का अनुभव होता है। जिससे औषधि की सटीक क्रिया शीलता ज्ञात होती है। अन्यथा समस्त औषधियों को मोटेतौर पर अध्ययन करने से उनके कार्य, लाभ प्रयोग सभी एक समान ही प्रतीत होते हैं। जबकि वास्तविकता का अनुमान तुलना (परख) ही कराती है।

कभी इलैक्ट्रों होम्योपैथिक की औषधियाँ गलत विधि से रोगी को देने (सेवन कराने) पर भी अवस्था में सुधार ला देती हैं। और चिकित्सक स्वंय को व औषधि को सम्पूर्ण समझ बैठता है। बल्कि ऐसा नहीं होता ! होता यह है कि इलैक्ट्रो होम्योपैथी की औषधियों में अनेक औषधिय घटकों का मिश्रण होता है। और कोई न कोई घटक रोग की अवस्था में अनुकूल होकर लाभ कर देता है। यही गुण इलैक्ट्रो होम्यो की औषधियों में चमत्कार है। फिर भी चिकित्सक का दायित्व बनता है। कि बह पहले औषधियों को सम्पूर्णता से समझें। फिर रोगी के रोग का निदान करें। तभी उचित उपचार करें सफलता निश्चित रूप से मिलेगी।

1. S_1 तथा A_1 की तुलना

S_1	A_1
घटक :- S_1 में माल 9 घटकों से औषधि शक्ति मूल सत्वों के रूप में सम्मिलित की जाती है ।	**घटक :-** A_1 में पांच घटकों की औषधि शक्ति का संगठन किया जाता है । जिसमें Avena Sativa का मुख्य स्थान है ।
समूह :- यह स्क्रोफोलोसो समहू की प्रथम व मुख्य औषधि होती है ।	**समहू :-** यह एन्जियाटिकों समहू की औषधि होती है । तथा रक्त की प्रभावी औषधि है ।
प्रकृतिय गुण :- इस औषधि के रस प्रकृति के लिए अनूकूल माना जाता है । इसमें विषनाशक, शक्तिवर्धक, रस वर्धक पाचक, रोगनिरोधकता जैसे विशेष गुण पाये जाते हैं ।	**प्रकृतियगुण :-** इस औषधि में रक्त प्रकृति वाले रोगियों में लाभकारी माना जाता है । इसमें रक्तवर्धक, क्षयनाशक, रक्त गति में तीव्रता प्रदान करने वाले, ऐंठन, पित्तनाशक तथा कब्जनाशक जैसे गुण पाये जाते है ।
विशेष प्रयोग :- S_1 को किसी भी रोग में लसिका प्रकृति वाले रोगी को प्रदान किया जाता है । इसी लिए इस औषधि को ''यूनिबर्सलरमेडी'' कहा जाता है ।	**विशेष गुण :-** A_1 को रक्त के गति की कमी में घनात्मक मात्रा में तथा रक्तश्राव, रक्त बहने, मासिक धर्म की अधिकता जैसे कष्टों में हल्की (ऋणात्मक) डायलुशन में प्रयोग में लायी जाती है ।
उपयोग :- S_1 को विष, नशा दुर्बलता, पाचन शक्ति की हीनता, स्नायुदुर्बलता, संक्रामक रोगों से सुरक्षित, जीवनी शक्ति की अल्पता में उपयोग में लाया जाता है ।	**उपयोग :-** A_1 को हृदय रोगों, रक्त की कमी, रक्तश्राव, नक्सीर बेहोशी, फुफ्फुसों, यकृत, की प्रदाह, गर्भश्राव, मासिक धर्म की अनियमित होना, ज्वर, इत्यादि रोगों में उपयोग में लाया जाता हैं ।
विशेष निष्कर्ष :- अन्त में हम निष्कर्षतः यह अनुमान लगा सकते है । कि S_1 को	**विशेष निष्कर्ष :-** A_1 रक्त प्रकृति वाले रोगियों की समस्यायों पर शीघ्र घनात्मक

लसिका (Lymphatic) प्रकृति वाले रोगी के कष्टों के समापन में अति तीव्र प्रभावीगुण पाया जाता है ।

तथा S_1 एक अति गुणकारी, तथा सफल औषधि का भूमिका निभाती है । जैसे जीर्ण व उग्र रोगों की अवस्था में इसको प्रयोग करने से शीघ्र सफलता प्राप्त होती है ।

कार्य कर उनके वृद्धि को शान्त कर देती है । इसके अतिरिक्त इस औषधि को रक्त संचालन को तीव्र व हल्की गति प्रदान करने में अति सक्षम पाया गया है । S_1 की भांति A_1 भी तत्सम्बन्धित प्रकृति के लिए महौषधि का कार्य करती है ।

2. **C_1 तथा S_1 की तुलना**

C_1	S_1
प्रकृति :- C_1 मिश्रित प्रकृति वाले रोगियों के अनेक रोगों की हितकारी औषधि होती है ।	**प्रकृति :-** S_1 कफ या रस प्रकृति के रोगियों पर अत्यन्त नाम प्रदान करती है । तथा सम्बन्धित कष्टों को समाप्त कर देती है ।
घटक :- इस औषधि को निर्मित करने में पांच प्रमुख घटकों के मूल सत्व को मिश्रित किया जाता है ।	**घटक :-** इस औषधि में प्रमुखनौ, औषधिय घटकों की मूलसत्व शक्ति को प्रयुक्त किया जाता है ।
समहू :- यह कैन्सरोसो समहू की प्रथम व महत्वपूर्ण औषधि होती है ।	**समहू :-** यह स्क्रोफोलोसो समहू की प्रमुख व गुण कारी होने के कारण बिशेष स्थान रखती है ।
विशेष प्रयोग :- यह औषधि सूत्रों तक व श्लेष्मिक कला पर प्रभाव डालती है । इसीलिए स्त्रियों के लिए परमौषधि का दर्जा रखती है ।	**विशेष :-** यह औषधि सर्वप्रथम आमाशय पर क्रिया का पाचन ठीक करती है । इसीलिए लसिका सम्बन्ध रोगों को नियन्त्रित करने में सक्षम होती है ।
गुणधर्म :- इसमें कैसरनाशक, प्रदाहनाशक, प्रदरनाशक, मल मूत्र निसारक, कण्ठमाला नाशक आदि गुणधर्म पाये जाते है ।	**गुणधर्म :-** इस औषधि में शक्ति वर्धक, रस वर्धक, नशा, विषनाशक सन्याय नाशक तथा सर्वरोग हरने के गुणधर्म पाये जाते है ।

उपयोग :- इस औषधि को श्लेष्मिक कला के रोगों, अंगों का गलन, जननअंगों की व्याधियों, त्वचीय रोग, प्रसव क्रिया को प्राकृतिक रूप देने आदि कष्टों, रोगों में सफलता के साथ प्रयोग में लाया जाता है ।

निष्कर्ष :- इस प्रकार C_1 एक उत्कृष्ट औषधि का स्थान रखती है । जो कि मिश्रित प्रकृति, जीर्ण रोगों तथा स्त्री रोगों पर उत्तम कार्य करती है। निसन्देह इस का प्रभाव S_1 जैसा ही है । परन्तु जीर्ण व मिश्रित प्रकृति के रोगियों में इस औषधि का व्यापक रूप से होता हैं ।

उपयोग :- इस औषधि को रस प्रकृति के पाचन दोषो, दुर्बलता सभी अवयवों की श्लेष्मिक कला, प्रदाह दर्द तथा चयापचय क्रिया द्वारा रस रक्त श्वास के रोगों, जनन रोगों, ज्वरों, सक्रांमक रोगों इत्यादि में उपयोग किया जाता है ।

निष्कर्ष :- C_1 की भांति S_1 भी एक विशेष क़ार्य क्षमता धारण किये हुए औषधि होती है । अतः S_1 को लसिका संस्थानो की प्रमुख औषधि के रूप में स्थान प्राप्त है ।

3. S_1 तथा S_2 की तुलना

S_1

प्रकृति पर प्रभाविता :- S_1 औषधि रस (Lymphatic) प्रकृति पर अपना व्यापक प्रभाव रखती है । साथ ही दुर्बलता व वात प्रकृति में हलके डायलुशन के रूप में प्रभाव डालकर लाभ प्रदान कर दिया करती है ।

उपयोग :- इस औषधि को शक्तिवर्धन व रोगरक्षा हेतू भोजन के साथ प्रयोग कराकर प्रबलता उत्पन्न कराते है ।

प्रतिकूलता :- यह औषधि पित्त प्रकृति

S_2

प्रकृति पर प्रभाविता :- यह औषधि रक्त प्रकृति वाले रोगियों पर उत्तम कार्य करती है । यह पित्त तत्त्व को शरीर में सामान्य स्वाभाविक रूप प्रदान करने की सक्षमता रखती है ।

उपयोग :- इस औषधि को पित्त, रक्त प्रकृति के रोगियों में कब्ज, मूत्राशय, पित्ताशय, यकृत दोष में प्रयोग किया जाता है ।

प्रतिकूलता :- यह प्रकृति ''वात'' वाले

तथा रक्त प्रकृति वाले रोगियों को अनुकूल नहीं आती है। रोगी को कब्ज या चक्कर आने लगते हैं ।

रोगी को देने पर दस्त ला सकती है । अथवा सूक्ष्म दोष हो सकते हैं। जो स्वतः ही शांत हो जाते हैं ।

4. S_5 तथा S_1 की तुलना

S_5

प्रकृति पर प्रभाविता :- यह ओषधि पित्त प्रकृति के रोगियों पर अत्यन्त लाभदायक परिणाम प्रदान किया करती है ।

विशेष उपयोग :- इस औषधि को त्वचा व्याधियों, कन्ठमाला, गठिया वायुदोष, वृक्क, मूत्र के रोगों घावों तथा पाचनदोषों में प्रयुक्त किया जाता है ।

निष्कर्ष :- अन्त में S_5 पित्त प्रकृति के रोगियों की तथा वृक्कों से सम्बन्धित कष्टों की प्रमुख औषधि का कार्य करती है । जो S_1 से बिलकुल पृथक है।

S_1

प्रकृति पर प्रभाविता :- यह औषधि लसिकीय प्रकृति पर अति विस्तृत रूप से प्रभाव डालकर उनके रोगों को शान्त कर के रोगी को सुरक्षित रखने का कार्य करती है ।

विशेष उपयोग :- यह औषधि सम्पूर्ण रस सम्बन्धि रोगों पर व्यापक रस सम्बन्धि रोगों पर व्यापक प्रयोग की जाती है । जिनमें पाचन, स्नायु, अवयव के रोग प्रमुख है

निष्कर्ष :- जैसा कि S_1 लसिकीय प्रकृति के रोगियों पर उत्तम कार्य करती है । इसमें सर्वरोग हरने के भी गुण व्याप्त हैं । परन्तु पित्त प्रकृति में यह अपना प्रभाव नहीं डालती ।

5. S_3 तथा C_3 औषधियों की तुलना

"S_3"

समहू :- यह औषधि स्क्रोफोलोसो समहू की औषधि होती है । S_3 त्वचा में स्पर्श शक्ति जागृत करने की औषधि होती है। जिसका "S" समहू में क्रम तीसरा होता है ।

"C_3"

समहू :- यह औषधि कैन्सरोसो समहू की औषधि है ।

गुण :- S_3 के प्रमुख गुणों में यह सम्वेदना स्नायु तन्त्रों को बल प्रदान करने वाली, दस्तरोधक, वातज उष्णता, त्वचा रोग नाशक तथा शक्तिवर्धक आदि गुण से युक्त होती है ।

कार्य :- S_3 को प्रमुख रूप से दस्त संग्रहणी, त्वचा दोष जैसे खुजली संग्रहणी, त्वचा दोष जैसे खुजली उभार, छाजन आदि, नंपुसकता शारीरिक दुर्बलता, सूजन, सिर दर्द, आमाशय पीड़ा, जोड़ों में वेदना, ग्रन्थियों की निष्क्रियता हृदय दुर्बलता इत्यादि रोगों में उत्तम कार्य करती है। तथा अन्य औषधियों के साथ भी उत्तम कार्य करने की क्षमता रखती है ।

गुण :- इस औषधि का प्रमुख गुण सरतान नाशक, ग्रन्थियों पर क्रियाकारी संधि शोथ, अस्थियों पर प्रभावी तथा मल को रोकने वाले इत्यादि होते हैं ।

कार्य :- C_3 को प्रमुख रूप से गलगण्ड सन्धिशोथ, अस्थि वेदना, दस्त, पेचिश सूजन, झुलसना, अस्थि मृदुता, दाद क्षयरोग, घाव, प्रदर, फोड़े, नेत्रदोष गठिया बाई इत्यादि रोग में उत्तम कार्य करने हेतू प्रयोग में लाया जाता है। जीर्ण त्वचा, सूत्रों, ग्रन्थि दोषों में यह लाभकर है । इस प्रकार S_3, C_3 एक समान पर व्यापक प्रभावी औषधि हैं ।

5. "S_6" तथा "C_6" में तुलना

S_6

समहू :- यह औषधि स्क्रोफोलोसो समहू की छटी औषधि है। जो अपने क्रम के अनुसार ही प्रभावी मानी जाती है ।

कार्य क्षेत्र :- इस औषधि का कार्य क्षेत्र वृक्क तथा मूत्र नली, पर होता है। अतः यह अवयवीय औषधि होती है ।

प्रयोग :- S_6 को वृक्क प्रदाह मूत्र की

C_6

समहू :- C_6 कैन्सरोसो समहू की ही औषधि होती है। अपने गुणों के कारण पर्याप्त महत्वपूर्ण स्थान रखती है ।

कार्यक्षेत्र :- इस औषधि का कार्य क्षेत्र समस्त वृक्क संस्थान व उसकी बनावट तक पर अत्यन्त बृहद रूप से पड़ता है। इसी लिए यह औषधि अन्य औषधियों की सहयोगी है ।

प्रयोग :- C_6 को भी वृक्क प्रदाह, मूत्र

अवरूद्धता अश्मरी, एलब्यूमिन अण्डकोष की नसों की सूजन विजातीय पदार्थों का एकत्र होना, धमनियों की कठोरता वृक्क की निष्क्रियता, मूत्र का वेग कम होना, इत्यदि रोगों में उपयोगी पाया गया है।

S_6 तथा C_6 मूत्र संस्थान की औषधियाँ है।

रूकना पत्थरी, सफेदी आना, मधुमेह मूत्राधिकता वृक्कों की क्षय, मूत्र दोष भंयकर कब्ज, रक्तश्राव, जीर्ण ज्वर, मूत्र की गन्दगी व रक्त आना इत्यादि में प्रयोग में लाया जाता हैं। अर्थात यह वृक्क की सूक्ष्म संरचनाओं कोषा एंव सूत्रों को भी प्रभावित करती है।

6. A_1 तथा A_2 में तुलना

A_1

गुण :- A_1 के प्राकृतिक गुणों में यह औषधि रक्त परिसंचरण तन्त्र पर प्रभावी क्षयनाशक, कब्ज नाशक, रक्तश्राव पर गुणकारी, वातशामक, ऐंठननाशक इत्यादि गुणों वाली औषधि होती है। इसीलिए इसकों रक्त प्रकृति की मुख्य औषधि का दर्जा प्राप्त है।

कार्य :- इस औषधि का कार्य क्षेत्र हृदय प्रदेश के बाये भाग पर शरीर की कुल धमनियों एंव कोशिकाओं पर अत्यन्त उत्तम रूप से होता है। इसीलिए A_1 विभिन्न उत्तकों, अवयवों इत्यादि में शुद्ध रक्त संचालन को सामान्य दशा बनाने में सहयोग प्रदान करती है। तथा A_1 बाहय रूप से प्रयोग न करके धनात्मक व डायलुशन औषधि मात्रा में ही आवश्यकता के अनुसार प्रयोग की जाती है।

A_2

गुण :- A_2 के प्राकृतिक गुण भी A_1 के समान हैं। परन्तु इनकी सीमा अत्यन्त गहरी होती है। यह औषधि भी कब्ज, पित्त, वात इत्यादि दोषों पर प्रभाव रखती हैं।

कार्य :- इस औषधि का कार्य हृदय प्रदेश के दाहिने भाग पर शीघ्र पड़ता है। जिसमें अशुद्ध रक्त रहता है। तथा सम्बन्धित समस्त शरीर की शिराओं और कोशिकाओं पर भी होता है। यह औषधि हर प्रकार रक्त की रूकावट की समस्या को सामान्य कर देती है। तथा A_2 को बाह्य रूप से भी प्रयोग में लाया जाता हैं।

यही इनका तुलनात्मक अन्तर हैं।

6. A_1 तथा A_3 में तुलना

A_1	A_3
A_1 धमनियों की विशेष औषधि मानी जाती है ।	A_3 हृदय की विशेष औषधि मानी जाती है ।
A_1 सामान्यतः रक्त प्रकृति के हृष्ठ पुष्ठ रोगियों में उत्तम कार्य करती है ।	A_3 A_1 से अधिक मृदु स्वभावी है । इसीलिए रक्तअल्पता वाले दुर्बल, कोमल, शिशुओं स्त्रियों में उत्तम कार्य करने की क्षमता रखती हैं यही औषधि रक्त के निर्माण में भी कार्य करती है । जिसका प्रभाव स्नायुओं पर भी होता है ।
A_1 केवल रक्त रोगों पर कार्य करती है। इसका कार्य रक्तश्राव में हल्की मात्रा में देने से रक्त संचालन को रोकना तथा तीव्र मात्रा में रक्तसंचालन में वृद्धि करना होता है ।	A_3 (R.B.C) लाल रक्त कणों पर प्रभाव डालकर रक्त को बलबानता प्रदान करने की क्षमता रखती है । तथा इस औषधि-कों शक्तिवर्धक (Tonic) भी कहा जाता है। विशेष A_1 तथा A_3 की तुलना करने पर आभास होता है। कि इनके गुण तथा कार्य पृथक-२ हैं ।
A_1 जरा तीव्र स्वभाव की औषधि है अतः यह कोमल, नौजवान, वात स्त्रियों पर प्रयोग नहीं करनी चाहियें ।	

7. S_5 तथा C_5 में तुलना

S_5	C_5
समहू :- यह औषधि स्क्रोफोलोसों समहू की प्रमुख औषधि होती है ।	**समहू :-** यह औषधि केन्सरोसो ग्रुप की एक महत्वपूर्ण औषधि होती है ।
प्राकृतिक गुण :- इस औषधि को पित्त प्रकृति के रोगियों में प्रयोग किया जाता है। इसके गुण गठिया बाई नाशक, त्वक दोष, यक्ष्मा नाशक, वृक्क, मूत्राशय पर प्रभावी तथा मुख्य रूप से माँस पेशियों,	**प्राकृतिक गुण :-** यह औषधि मिश्रित प्रकृति या जीर्ण अवस्था प्राप्त कर चुके रोगियों की उत्तम औषधि है। इसके गुण कैंसरनाशक बलवर्धक, पाचन, तथा प्रतिरोधक क्षमता प्रदान करने वाली होती है ।

पाचन तथा वायु दोषों पर कार्य करती है ।

विशेष प्रयोग :- S_5 को विशेष रूप से वायु दोषों, त्वचा, गाठिया बाई तथा वृक्क सम्बधी कष्ठों में प्रयोग कर उत्तम लाभ प्राप्त किया जाता है ।

कार्य :- इस औषधि का प्रमुख कार्य मूत्र द्वारा यूरिक एसिड या अश्मरी को बाहर निकलना है । व त्वचा व्याधि को दूर करता है ।

विशेष प्रयोग :- C_5 मुख्य रूप से सर्म्पूण त्वचा दोषों, घावों, केन्सर, जोड़ो की शोथ प्रत्येक अवयव की श्लेष्मिक कला तथा उसके दोषों पर प्रभावी है ।

कार्य :- इस औषधि का प्रमुख कार्य सूत्रों तथा माँसपेशियों पर होता है । अतः इस औषधि को नेत्र, अस्थि मूत्राशय, वृक्क प्रणाली, त्वचा दोष में प्रयुक्त करते है ।

उपयोग :- इस औषधि को अतिरिक्त प्रयोग करके उत्तम लाभ प्राप्त किया जाता है । जैसे मूत्र की पथरी, गठिया, जोड़ों का दर्द, फोड़े फुन्सी, खुजली, पित्ती, दस्त, कब्ज, जुकाम आदि तथा बाह्य रूप से घाव केश गिरने गंज, खुजली वायु की वेदना, कीट दंश सूजन, इत्यादि दोषों से मुक्त कर दिया करती है।

निष्कर्ष :- इस प्रक़ार हम यह अनुमान लगाते है । कि S_5 माँस पेशियों, तथा वलवर्धक तथा पित्त प्रकृति को सम्पूर्ण दोषों को समाप्त करके रोगी को स्वास्थ्य प्रदान करती है । S_5 का बाहय रूप से भी उत्तम कार्य कारी औषधि मानी जाती है ।

उपयोग :- C_5 को रक्तदोष, स्नायविक दोष ग्रन्थि प्रदाह, मधुमेह, कारबंकल, मलनावस्था यक्ष्मा, सिरवेदना, स्वप्नदोष, पक्षाघात, वृक्क, मूत्राशय की पथरी, गठिया, स्तन व औंठ के रोग, घावों स्त्री रोगों, पाचन दोषों, अर्थात सूक्ष्म से लेकर दीघ्र कैंसर तक पर उपयोग में लाकर लाभ प्राप्त किया जाता है ।

निष्कर्ष :- इस तरह C_5 भी S_5 की भांति बाहय व आन्तरिक दोनों रूप में प्रयोग में लाया जाता है । जबकि इस औषधि को प्रभाव जीर्ण रोगों पर है । और S_5 का नवीन रोगों पर अर्थात वाह्य रूप में यह औषधि भी एक अत्यन्त महत्वपूर्ण व उत्कृष्ट औषधि का कार्य करती है ।

8. "S_{10}" तथा "C_{10}" में तुलना

S_{10}	C_{10}
घटक :- इस औषधि को निर्मित करने हेतू पन्द्रह उपयुक्त घटकों से प्राप्त मूल सत्व को संगठित किया जाता है ।	**घटक :-** इस औषधि में 10 औषधिय घटकों को मिश्रित किया जाता है । जिनका प्रभाव पाचन दोषों पर पड़ता है।
गुण :- इस औषधि में S_1, F_1 जैसे गुण पाये जाते है । जिनमें महामारी नाशक, पाचक वातनाशक, बलवर्धक, ज्वरनाशक विशूचिका नाशक आदि पाये जाते है ।	**गुण :-** यह औषधि कैसरनाशक, कृमिनाशक मल मूत्र उत्र्सजक, आन्तों को उत्तेजित शीलता प्रदान करने वाली तथा वलवर्धक होती है ।
विशेष प्रयोग :- इस औषधि को पेचिश, दस्त, उल्टी सूर्योदय सिर पीड़ा, संक्रामक रोगों से सुरक्षा हेतू प्रयोग किया जाता है ।	**विशेष प्रयोग :-** इस औषधि को कब्ज आतों के रोगों व अधिक कामुकों की नपुंसकता में प्रयोग की जाती है ।
उपयोग :- इस औषधि का उपयोग अत्यन्त विस्तृत रूपी है । जैसे नाड़ी दुर्बलता दस्त, विशूचिका, ज्वर मानसिक दोष ऐंठन, खाँसी, सर्दी, इन्फ्लूएन्जा प्रदाह, दुर्बलता, खट्टी डकारें, आमाशय व आन्त्रों में रूकावट लसिकीय दोष, पेट दर्द, अरूचि वक्ष की जलन, अपस्मारं, वायुगोला चेचक, खसरा, पित्ताभाव, स्वेदा अभाव, यकृत दोष, पित्ताशय में व्याधि, बातजपीड़ा अर्थात वातसूत्रों पर अत्यन्त उत्तम प्रभाव डालती है ।	**उपयोग :-** C_{10} का प्रमुख उपयोग कब्ज यकृत की कठोरता नासूर, ऐठन गर्भिणी की मितली गुर्दे के रोगों, पित्तशूल कामला, मानसिक भ्रम, कृमि, वायुशूल कशेरूकी क्षय, आमाशय का सरतान, उपदंश नाकड़ा आन्त्र पीड़ा, यकृत प्रदाह, प्लीहा का निष्क्रिय होना, रस, रक्त की अशुद्धता आँन्तों में आंकुचन शक्ति का ह्रास होना, मलेरिया ज्वर की चिकित्सा से उत्पन्न दुष्परिणाम से होने वाले यकृत, रक्त पित्ताशय के रोगों में इस औषधि का प्रयोग करने से लाभ प्राप्त होने की आशा रहती है।
निष्कर्ष :- S_{10} औषधि एक सुरक्षात्मक	**निष्कर्ष :-** इस C_{10} औषधि का प्रभाव

कार्य करती है । अतः इसको कवच कें रूप में प्रयुक्त किया जाता है । साथ ही यह बलप्रदान करती है। समस्त लसिका, तथा वातसूत्रों को बल प्रदान कर शरीर को स्वस्थ बनती है ।

यकृत, आन्त्र, उपान्त्र, वृक्क पित्ताशय पर व्यापक रूप से पड़ता है। जो कि आन्त्रों में रूकावट, इन फ्लू रक्तसंचय में सर्वोत्तम कार्य कारी होती है । इसका कार्य ऐसी अवस्था में S_{10} (F_1, S_1) के लाभों जैसा ही हआ करता है। लेकिन, यह औषधि इन अवयवों के सूत्रों तथा अन्तिम अवस्था पर भी प्रभाव डाला करती है ।

9. "A_1" तथा "P_1" में तुलना

A_1

गुण :- A_1 रक्त परिसंचरण तन्त्र पर तथा रक्त प्रकृति वाले रोगियों के दोषों पर सीधे प्रभाव डालती है। इस औषधि को रक्त सम्बन्धी बीमारियों को ठीक करने का भी गुण भी प्राप्त है ।

कार्य :- A_1 से सम्पूर्ण शरीर की रक्त बाहिनियों पर प्रभाव पड़ता है। यह अन्य अंगों पर किसी भी अवस्था में प्रभाव डालकर रक्तश्राव व रक्तीय दोषों को नियन्त्रित करती है । A_1 कोई विशेष अवयव ही नहीं अपितू सम्पूर्ण शरीर के अवयवों पर कार्य करती है ।

P_1

समहू व गुण :- यह "पेटोरेल" श्वास सम्बन्धी कष्ठों पर प्रभावी है । जबकि इसमें कफ नाशक, फुफ्फुस प्रदाह नाशक तथा श्वास प्रणाली पर प्रभाव डालकर उनको रोग मुक्त करने का गुण प्राप्त है।

कार्य :- P_1 से फुफ्फुस की रक्त बाहिनी पर प्रभाव पड़ता है । उसके उपरान्त वायुप्रणाली या उनकी श्लेष्मिक कला पर प्रभाव डालकर श्वास संस्थान के बलगम, श्राव, नजला, स्वरयन्त्र में सरसराहट को नियन्त्रित करती है ।

इस प्रकार P_1 भी रक्तीय समहू की ही भांति पर मात्र अवयवीय कार्य करती है ।

P_2 तथा P_3 में तुलना

P_2

यह पेटोरेल समहू की तेज औषधि है।

गुण :- P_2 कफ नाशक, बलगम निसारक क्षय रोग नाशक, रेजिस नाशक, कामुक व्यक्तियों की राजयक्ष्मा पर प्रभावी, कफ में रक्त आना आदि रोगों में अपना गुण प्रदर्शित करती है।

प्रयोग :- P_2 को जीर्ण कफ, यक्ष्मा निमोनिया, वायुप्रणाली की सड़न गलना स्वरभंग कालीखांसी, ब्रोकाइटिस अर्थात फुफ्फुसों की प्रत्येक व्याधि में प्रयुक्त की जाती है। साथ ही यह प्रबल शक्ति शाली रोगियों पर उत्तम कार्य करती है।

P_3

यह भी पेटोरेल समहू की औषधि है। पर मृदु है।

गुण :- P_3 भी कफ नाशक, रेजिसनाशक क्षयनाशक, दमानाशक, काली खाँसी कफ को सरलता से निकालने वाली फुफ्फुस प्रदाह गलन, इत्यादि श्वास सस्थानों के रोगों में गुणकारी है।

प्रयोग :- इस औषधि को कुकुर खाँसी, दमा, खाँसी, नजला, फुफ्फुसी-प्रदाह स्वरभंग पसली चलना, यक्ष्मा इत्यादि में प्रयोग में लाया जाता है। परन्तु इस औषधि को कमजोर तथा वातप्रकृति व कोमल स्त्रियों, शिशओं में ही प्रयोग किया जाता है।

यही P_2 और P_3 से तुलनात्मक महत्वपूर्ण कार्य होते है।

10. F_1 तथा Ver_1 में तुलना

F_1

प्राकृतिक गुण :- F_1 औषधि के प्राकृतिक गुणों में ज्वरनाशक मूत्रानिसारक, निद्रादायक, शक्ति प्रदायक, पीड़ा नाशक, तथा पाचक व शक्ति वर्धक होती है। इसी लिए इसका प्रभाव स्नायविक सूत्रों द्वारा शीघ्र होता है।

लाभ :- F_1 से प्रमुख लाभों में यह औषधि स्नायुदुर्बलता ज्वर, मलेरिया, ज्वर, अपस्मार,

Ver_1

प्राकृतिक गुण :- Ver_1 के प्राकृतिक गुणों में कृमिनाशक, मल विसर्जक, बातोत्तेजना नाशक कीटाणुनाशक कब्जनाशक, ऐंठन व दौरे नाशक इत्यादि गुण पाये जाते हैं। यह औषधि कीड़ों का नाश करने की क्षमता रखती है।

लाभ :- Ver_1 शरीर से कृमियों को जीवित या मृतावस्था में बाहर निकाल

वायगोला, सन्या-स, रक्तदोष कब्ज, सिरदर्द, स्वेदाभाव, दस्त, पेचिश आमाशय पीड़ा, टान्सिल प्रदाह, प्रदर अनिन्द्रा, कामला, त्वचा रोग, मियादी ज्वर, सर्दी जुकाम आदि प्रमुख कष्टों में प्रयोग की जाती है। F_1 स्नायु व दुर्बलता से उत्पन्न मलेरिया व ज्वरों पर लाभ कर है।

देती है। इसके अतिरिक्त यह औषधि दाद, खुजली, कब्ज ऐंटन, कृमि उपस्थिति से पेट दर्द, कमरदर्द अनिन्द्रा, वायुशूल, खाँसी, क्षय, कर्कट, पूयमेह, कुकुरखाँसी, मलेरिया, मिर्गी वमन मितली, अपच, कृमि ज्वर, आपेक्ष, पेचिश, बहम, मानसिक उत्तेजना इत्यादि में लाभकारी है। Ver_1 कृमिय स्नायु व मलेरिया पर कारगर होती है।

11. L_1 तथा S_1 में तुलना

L_1

गुण :- L_1 के प्रमुख गुणों में यह पाचक प्रदाह नाशक, वातनाशक, शरीर से अम्लता निसारक रस तथा रक्त को शोधक रखने का गुण रखती है। यह औषधि रस और रक्त मिश्रित प्रकृति वालों को अत्यन्त लाभ पहुँचाती है।

उपयोग :- L_1 का सीधा प्रभाव लसिका तथा रक्त की श्वेत रक्त कणिकाओं पर हैं। अतः इसको पाचन दोष, गठिया बाई नामर्दी, दुर्बलता, ग्रन्थिरोग, पागलपन, प्रदर त्वचा रोग, जीर्ण खुजली, मितली, इत्यादि लसिकीय रोगों में उपयोग में लाई जाती है।

निष्कर्ष :- इस प्रकार L_1 रस और रक्त मिश्रित प्रकृति की औषधि है। जबकि S_1 सर्वरोग हारी व रस प्रकृति पर ही प्रभाव डालती है।

S_1

गुण :- जैसा की अन्यत्र वर्णन हो चुका है कि यह औषधि रस प्रकृति के रोगियों के रोगों में उत्तम गुणकारी है। जिनमें शक्तिवर्धक, सक्रमण नाशक, वायुशूल विषनाशक, आमाशय तथा आन्त्र पीड़ानाशक इत्यादि गुणों से भरपूर है।

उपयोग :- इस औषधि को प्रत्येक रोग में तथा शक्ति वर्धन हेतू भोजन के साथ प्रयोग में लाया जाता है। वायुशूल, दुबर्लता, विष संक्रामण, हकलाना, दमा खाँसी ज्वर पाचन दोषों में उपयोग की जाती है।

निष्कर्ष :- S_1 सर्वहारी औषधि है। परन्तु यह केवल रस प्रकृति में ही अनुकूल है। जबकि L_1 इससे कुछ भिन्न होती है।

12 A. S_6 तथा S_5 में तुलना

S_6

गुण :- S_6 शरीर से विजातीय पदार्थों को मूत्रमार्ग, त्वचा में स्वेद द्वारा निस्काषन करने का गुण रखती है। वह चाहे ध्मनियों की कठोरता हो, अन्यथा वृक्कों में अश्मरी ही हो।

लाभ :- इस औषधि को गुणों के अनुसार मूत्र में रेत वृक्क की दुर्बलता मूत्रानाश मधुमेह, बहुमूत्र और नसों, धमनियों की सूजन, जोड़ों गठिया, जलन आमाशय में सूजन, शैयामूत्रण, सीने में अम्ल से जलन इत्यादि में। यह औषधि S_5 से अधिक गति से लाभ करती है।

S_5

गुण :- यह औषधि शरीर से केवल यूरिक एसिड़ गठिया बाई के विष को शरीर से बाहर निकालने का कार्य करती है। वह चाहे सधियों या वृक्क, प्रणाली में हो। परन्तु कठोर तम पदार्थों में S_6 की अपेक्षा कम कार्यकरती है।

लाभ :- S_5 को पाचन दोषों जिसमें "पित्त" कारण ज्ञात हो उत्तम लाभ करती है। इसीलिए त्वचा दोष कब्ज, दस्त अम्लता, मूत्र में जलन, अस्थि संधियों शोथ, सूजन, जलन, वृक्क में अश्मरी आदि कष्टों में लाभकारी माना जाता है। जबकि S_6 से यह कम निष्काषन करती है।

B. S_6 तथा C_{17} में तुलना

S_6

कार्य :- यह औषधि मूत्र सस्थान को अवयवों के कार्यों के बढ़ा या नियन्त्रित कर उनकों उचित प्राकृतिक अवस्था प्रदान करती है। जैसे वृक्क प्रदाह, मधुमेह, मूत्र का रूकना, मूत्रानाश आदि।

C_{17}

कार्य :- परन्तु C_{17} तो मूत्र प्रणाली के अवयवों में गति प्रदान कर मूत्र का परिमाण में वृद्धि कर देती है। जब मूत्रानाश हो तब उसके घनात्मक मात्रा बढ़ा देती है। इसके विपरीत अधिक मूत्र को घटा देती है। जबकि S_6 अवयवों पर प्रभावी है। परन्तु C_{17} नही।

C. C_2 तथा S_2 में तुलना

C_2

उपयोग :- C_2 को मूत्राशय के साथ-२ मलाशय के रोगों जैसे बवासीर जीर्ण कब्ज, घावों, मूत्र में जलन, प्रदर, बहुमूत्रता, मूत्राशय मे बतौड़ी इत्यादि में लाभ हेतू उपयोग में लाया जाता है ।

प्रभाव :- इस औषधि का प्रभाव मत्राशय बृहद आन्त्रों तथा मूलाशय के कार्यों व उनकी संरचना के सूत्रों तक पर होता है ।

S_2

उपयोग :- S_2 को मूत्राशय के रोग जिनमें प्रदाह, वेदना, पित्ताशय के दोषों जैसे कामला, पित्तशूल, दर्द आदि के अतिरिक्त रक्त प्रकृति के उन व्यक्तियों में लाभकारी है । जिन्हें S_1 चक्कर व कब्ज उत्पन्न करती है ।

प्रभाव :- इस औषधि का मूत्रवाहक व पित्ताशय पर प्रभाव डालकर इनके कार्य को सुचारू बनाती है । परन्तु C_2 इनकी संरचना पर भी प्रभावी होती है ।

13. W.E. तथा A.P.P. में तुलना

W.E.

कार्य क्षेत्र :- यह तरल बिजली उदासीन होती है । इसके गुण प्रदाह नाशक शक्तिप्रदायक उत्तेजनशीलता नाशक तथा निद़ादायक इत्यादि होते है । इसको शरीर के किसी भी भाग पर निसंस्कोच होकर बाह्य या आन्तरिक रूप से लगा सकते है । इस औषधि का प्रयोग अंग दुर्बलता वेदना घाव, ऐंटन, वातजपीड़ा, शारीरिक कष्ट, प्यास, बैचेनी में अर्थात शरीर के सम्पूर्ण रोगों में उपयोग होता है ।

A.P.P.

कार्य क्षेत्र :- यह कोई बिजली नहीं अपितु औषध तरल है । जो सम्पूर्ण रूप से त्वचा पर प्रभाव डालकर उसे स्वस्थ बनाती है । अतः इस को त्वचा जल भी कहा जाता है । इस औषधि को बाह्य रूप से त्वचा पर दाग, धब्बा, मुँहासें, खुष्की जलन, बंदरंगी इत्यादि के साथ शान्ति हेतू आन्तिरिक सेवन भी अब कराने लगे हैं । फिर भी यह मात्र त्वचा की सुरक्षा हेतू ही उत्तम कार्य करती है ।

14. R.E. तथा G.E. में तुलना

R.E.

गुण :- यह औषधि "+" चार्ज वाली तरल बिजली है । इसको केवल " - " स्थानों पर ही प्रयुक्त किया जाता है । जैसे लकवा, दुर्बलता, आमवात, सन्धि वात, सियाटिका नाड़ी में ऐंठन, मूर्छा, रक्त सचांलन की कमी, उत्तेजन हीनता, शिश्न दुर्बलता, इत्यादि वात सूत्रों की दुर्बलता वाले रोगों में प्रयोग की जाती है ।

G.E.

गुण :- यह तरल विजली "-" चार्ज वाली होती है । इसको केवल "+" स्थानों पर लगाया जाता है । तथा इस औषधि को बाह्य व अन्तप्रयोग में सड़ेगले घाव, कारवकल, रक्त संचय से प्रदाह, पूयश्राव मांसपेशियों और हड् डी की वेदना, टयूमर, कर्कट घाव, जख्म, इत्यादि रोगों को अचूक लाभ देती है । पर BE के विपरीत कार्य करती है ।

15. BE तथा Y.E. में तुलना

B.E.

लाभ :- यह औषधि "+" चार्ज की होती है । इस औषधि को केवल "-" स्थानों पर लगाते है । गुण के अनुसार BE को रक्तश्राव, ह्दय दुर्बलता, रक्त किसी भी अंग या अवयव से बहें, स्वरयन्त्र, फुफ्फुसीय रोग, सूखे बलगम, मस्तिष्क से रक्त प्रवाह, शुक्र दोष खूनी पेचिश गर्भाशय से रक्तश्राव, दस्तों में रक्त दमा, रक्तमेह, मूत्राशय में रक्त आना अर्थात रक्त प्रकृति के रोगियों के पर अचूक कार्य करती है । रक्त की धमनियों, शिरा पर अचूक प्रभाव डालती है ।

Y.E.

लाभ :- यह बिजली "-" चार्ज की होती है । इसको "+" स्थानों पर लगाया जाता है । रस प्रकृति को यह अनुकूल है । इस औषधि को कृमि, खुजली, कब्ज ऐंठन, आपेक्ष, ग्रधसी, मिर्गी त्वचा पर प्रचण्ड खारिश होना, कै, मितली वातवेदना, वातजउष्णता, इत्यादि रोगों में उपयोगी पाया है । परन्तु यह BE से विपरीत कार्य करती है । अतः इस औषधि को रक्तश्राव, घाव, चोट पर प्रयोग नहीं करते है ।

इस प्रकार दोनों औषधि विपरीत कार्य करती है ।

16. इलेक्ट्रो होम्योपैथिक इंन्जेक्शन (अन्तक्षेषण)

(Electro Homoeopathic Injection)

आज चिकित्सा के क्षेत्र में इलेक्ट्रो होम्योपैथिक चिकित्सा पद्धति अन्य चिकित्सा पद्धतियों की तरह ही एक महत्वपूर्ण स्थान बनाती जा रही हैं। क्योकि अन्य चिकित्सा पद्धतियों की भाँति इलेक्ट्रो होम्योपैथी में भी इन्जेकशनों का प्रयोग किया जाता है। जिनको अधिकतर त्वचा के नीचे (Hypodermic) लगाया जाता है। जिनका व्यौरा क्रमबद्ध इस प्रक्रार है।

इन्जेक्शन न० -1

प्रयुक्त औषधियाँ:- A_1, S_5, Ven_1 और WE तीव्र मात्रा में प्रयोग की गयी है।

लाभ :- जहाँ उपरोक्त औषधियों के अन्तरीय प्रयोग बताये गये है। उन्हीं रोगों को निगेटिव दशा में इसका प्रयोग किया जाता है। और विजातीय पदार्थों को शरीर से बाहर निकालने में जो उपदंश के कारण को सहायता करता है। त्वचा रोग, कुष्ठ, प्रदाह युक्त रोगों में इससे अधिक लाभ होता है। दूसरे दर्जे की उपदंश में जबकि घाव उत्पन्न हो गये हो। श्लेष्मिक कला या त्वचा में ग्रन्थियाँ उत्पन्न हो गयी हो, प्रयोग करते है।

इन्जेक्शन न० -2

प्रयुक्त औषधियाँ :- इस इन्जेशन में A_3, Ven_1, C_5 और GE तीव्र मात्रा में प्रयोग किये गये है।

उपयोग लाभ :- इसका प्रभाव पुरुष तथा स्त्रियों की जनेनीद्रियों पर है। इस इन्जेक्शन का प्रयोग सदा ऐसी अवस्था में किया जाता है। जबकि प्रकृति शरीर से विजातिय पदार्थों का निष्कासन करने में असमर्थ हो रही हो (टयूबरकुलम सिफिलिटिकय) उपदंश रोग के कारण भिन्न-२ अवयवों के केन्सर में भी लाभ दायक सिद्ध हुआ है।

इन्जेक्शन न०-3

प्रयुक्त औषधियाँ - इस इन्जेक्शन में S_2, Ven_1, C_{17}, G.E औषधियाँ तीव्र मात्रा में प्रयोग किये गयी है।

उपयोग लाभ - यह इन्जेकशन मूत्र प्रणाली में रूकावट हो जाने पर, जीर्ण सुजाक जिसको Gleet कहते हैं। भगन्दर और मस्सों के टीक करने के लिए प्रयोग किया जाता है। यह मूत्र प्रणाली मूत्राशय, त्वचा और उसकी श्लेष्मिक कला से रोगों में भी प्रयोग होता है।

इन्जेक्शन न० 4

प्रयुक्त औषधियाँ - इसमें S_1, $Linf_1$, F_1, Ver_1 और WE तीव्र मात्रा में प्रयोग किये गये हैं।

उपयोग लाभ :- यह इन्जेक्शन रक्त, लसीका, वातसूत्र, फुफ्फुस तथा यकृत से सूत्रों की बरबादी में अत्यन्त लाभदायक हैं।

इन्जेक्शन न० -5

प्रयुक्त औषधियाँ :- इस इन्जेक्शन में S_1, A_1, WE, औषधियाँ तीव्र मात्रा में प्रयोग की गयी है।

उपयोग लाभ :- यह मिश्रित प्रकृति के स्त्री और पुरूषों के लिए अत्यन्त बलवर्धक है। हर प्रकार की प्रदाह को नष्ठ करके रक्त व लसीका को बलवान बनाता है।

इन्जेक्शन न० -6

प्रयुक्त औषधियाँ :- इसमें P_1, C_5, F_1, W.E. तीव्र मात्रा में प्रयोग किये गये है।

उपयोग लाभ :- इस इन्जेक्शन को खाँसी, बुखार, आरम्भिक क्षय प्रथम दर्जे वाली, प्रयोग करते है। यह पानी के साथ होने वाली कै, दस्त, जिसमें श्लेष्म गिरता हो, दमें में भी प्रयोग कर सकते है। फुफ्फुस रोग, यकृत रोग जैसे इनकी प्रदाह में भी लाभदायक है।

इन्जेक्शन न० -7

प्रयुक्त औषधियाँ :- इस इन्जेक्शन में A_1, C_5, P_2, BE तीव्र मात्रा में प्रयोग किये गये हैं।

उपयोग :- इस इंजेक्शन को जीर्ण ज्वर, फुफ्फुस की क्षयी में जब रोगी रक्त भी थूकता हो तब प्रयोग किया जाता है।

इन्जेक्शन न०-8

प्रयुक्त औषधियाँ :- इस इन्जेक्शन में P_2, C_5, Ven_1, GE औषधियाँ तीव्र मात्रा में प्रयोग की गयी है ।

उपयोग :- इसको पैतृक फुफ्फुसों की क्षय में जब कि फुफ्फुसों की बरबादी आरम्भ हो गई हो और बदबूदार रंग बिरंगा या पीले रंग का बलगम निकलता हो तब आवश्य प्रयोग किया जाता है । कैन्सर, फेफड़ों की क्षय के इससे अच्छा दूसरा इन्जेक्शन नहीं होता है । इसलिए फेफड़ों की वायु प्रणाली, उनकी श्लेष्मिक कला पर इसका प्रभाव अति उत्तम है ।

इन्जेक्शन न०-9

प्रयुक्त औषधियाँ :- इस इन्जेक्शन में A_1, C_5, S_5, $Linf_1$, WE औषधियाँ तीव्र मात्रा में प्रयोग की गयी है ।

उपयोग :- यह इजेक्शन जीर्ण रोगों में जैसे कोढ़, जोड़ों की प्रदाह, बाई, गठिया इत्यादि रोगों में लाभदायक है । साथ ही यह हर प्रकार के फोड़ों और जख्मों में भी प्रयोग किया जाता है । सूजन, जोड़ो का पथराना, और शारीरिक पीड़ा जो प्रदाह के कारण हो में अत्यन्त लाभ दायक है ।

इन्जेक्शन न०-10

प्रयुक्त औषधियाँ :- इस इन्जेक्शन में C_5, S_1, A_3 और GE औषधियाँ को तीव्र मात्रा में प्रयोग किया गया है ।

उपयोग :- इस को आमाशय के घाव, तथा सरतान में प्रयोग किया जाता है ।

इन्जेक्शन न० -11

प्रयुक्त औषधियाँ :- इस इन्जेक्शन में A_2, C_5, GE औषधियाँ को तीव्र मात्रा में प्रयोग किया है ।

उपयोग :- इस इन्जेक्शन को बबासीर, जीर्ण प्रकार के रक्त संचय में, घाव, जहर बाद, सरतान, विषैले गुमड़, में प्रयोग किया जाता है । बादी बबासीर, नासूर के लिए यह इंजेक्शन अत्यन्त लाभ दायक सिद्ध हुआ है ।

इन्जेक्शन न० -12

प्रयुक्त औषधियाँ :- इस इन्जेक्शन में A_2, C_5, और BE औषधियों को तीव्र मात्रा में प्रयोग किया है ।

उपयोग :- यह इन्जेक्शन Varicose Veins के लिए लाभदायक है । और खूनी बबासीर में प्रयोग किया जाता है । व हृदय के धड़कने तथा बाई के कारण हृदय में उत्पन्न होने वाले कष्ठों को दूर करता है । तथा हर प्रकार के रक्त संचय को शर्तिया अच्छा करता है ।

इन्जेक्शन न० -13

प्रयुक्त औषधियाँ :- इसमें C_5 और GE औषधियाँ तीव्र मात्रा में प्रयोग की गयी है ।

उपयोग :- यह इन्जेक्शन हर प्रकार की घाव, बतौड़ी, जहर बाद नासूर, पीप दार जख्मघाव अथवा उपंदश के विष द्वारा उत्पन्न घाव हो सभी में सर्वोत्तम कार्य करता है ।

इन्जेक्शन न०-14

प्रयुक्त औषधियाँ :- इस इन्जेक्शन में S_1 और RE औषधियाँ तीव्र मात्रा में प्रयोग की गयी हैं ।

उपयोग :- यह इन्जेक्शन मूर्छा को दूर करता है । और नाड़ी डूबने, हृदय की गति मन्द होने, ठन्डा पसीना आने व मृत्यु के निकट होने पर भी प्रयोग किया जाता है ।

इन्जेक्शन न० -15

प्रयुक्त औषधियाँ :- इस इन्जेक्शन में Ven, और GE औषधिया तीव्र मात्रा में प्रयोग की गयी है ।

उपयोग :- यह इंजेक्शन सूजाक के लिए अत्यन्त लाभदायक होता है ।

इन्जेक्शन न० -16

प्रयुक्त औषधियाँ :- इस इन्जेक्शन में F_1 और YE तेज मात्रा में प्रयोग की गयी

है ।

उपयोग :- इस को दौरे के साथ होने वाले रोगों जैसे मिर्गी, जाड़ा, बुखार, हिस्टीरिया आदि में प्रयोग किया जाता है ।

इन्जेक्शन न० -17

प्रयुक्त औषधियाँ :- इस इन्जेक्शन में Ven, और YE औषधियाँ तीव्र मात्रा में प्रयोग की गयी है ।

उपयोग :- इस इजेक्शन का उपयोग हर प्रकार के कृमियों को दूर करने के लिए करते है । और कृमि रोगों में भी ।

इन्जेक्शन न० -18

प्रयुक्त औषधियाँ:- इस इंजेक्शन में लिम्फैटिको और सफेद बिजली (L_1, WE) औषधियों को तीव्र मात्रा में प्रयोग किया जाता है ।

उपयोग :- यह इन्जेक्शन बाई और गठिया बाई के लिए रामबाण हैं । तथा यह ग्रन्थियों के बढ़ जाने से उत्पन्न रोगों में भी प्रयोग किया जाता है ।

इन्जेक्शन न०-19

प्रयुक्त औषधियाँ :- इस इन्जेक्शन में P_2 और (WE) सफेद बिजली तीव्र मात्रा में प्रयोग की गयी हैं ।

उपयोग :- इस इंजेक्शन को फुफ्फुसों की प्रदाह तथा क्षय में सफलता पूर्वक प्रयोग किया जाता है ।

इन्जेक्शन न०-20

प्रयुक्त औषधियाँ :- इस में C_{13} और हरी बिजली औषधियाँ तीव्र मात्रा में प्रयोग की गयी हैं ।

उपयोग :- इस इन्जेक्शन को हलक के जीर्ण रोग जैसे डीफ्थीरिया, तथा कैन्सर में प्रयोग किया जाता है । पुरानी पेचिश, जिसमें आंतों में घाव हो जाते हैं । मल में साथ रक्त व पीप आती है । ऐसी अवस्था में इसको प्रयोग किया जाता हैं ।

इन्जेक्शन न०-21

प्रयुक्त औषधियाँ :- इस इन्जेक्शन में C_4 और GE नामक औषधियाँ तीव्र मात्रा में प्रयोग की गयी है ।

उपयोग :- इस इन्जेक्शन को हड्डी के टूट जाने, नासूर, क्षयरोग तथा हड्डी गलने में अधिक प्रयोग करते हैं । इसके साथ-साथ दाँतों के रोगों में जैसे पायरिया आदि को भी यह लाभ पहुँचाता है ।

इन्जेक्शन न०-22

प्रयुक्त औषधियाँ :- इसमें S_5 और RE औषधियों को तीव्र मात्रा में प्रयोग किया गया है ।

उपयोग :- यह इन्जेक्शन लकवा, फालिज रोग के लिए बहुत हित कर हैं । यह शुष्मुणा नाड़ी (Spinal Cord) तथा ग्रन्थियों के कार्य को उत्तेजित करता है । इसलिए बिशेष कर यकृत विकारों में आशातीत लाभ पहुँचाता है ।

इन्जेक्शन न०-23

प्रयुक्त औषधियाँ :- इस इन्जेक्शन में F_1, Ver_1, S_1 और YE औषधियों को तेज मात्रा में प्रयोग किया गया है ।

उपयोग :- यह इन्जेक्शन विशेषकर सा.ज्वर. मलेरिया, ज्वर, कब्ज ऐंठन युक्त दौरों, इत्यादि रोगों में प्रयोग किया जाता है ।

इन्जेक्शन न० -24

प्रयुक्त औषधियाँ :- इस इंजेक्शन में S_{10} व सफेद बिजली तीव्र मात्रा में प्रयोग की गयी है ।

उपयोग :- इसको वातज रोग, पाचन विकार से उत्पन्न रोगों में प्रयोग किया जाता है। तथा यह वात संस्थान को बल प्रदान करता है। और यह मतली, दस्त, पेचिश, और हैजे के लिए अच्छा होता है ।

इन्जेक्शन न० -25

प्रयुक्त औषधियाँ :- इस में केवल लाल बिजली (RE) का ही प्रयोग किया गया

है ।

उपयोग :- यह इंन्जेक्शन वात नाड़ी उत्तेजित करने के लिए, हृदय तथा नाड़ी को बलवान बनाने के लिए, टंडा पसीना रोकने और शरीर में गर्मी करने के लिए प्रयोग किया जाता है। तथा सियाटिका (लगड़ी का दर्द) फालिज और सुन्न बहरी के लिए बहुत लाभदायक होता है ।

इन्जेक्शन न०-26

प्रयुक्त औषधि :- इस इन्जेक्शन में केवल पीली बिजली YE का प्रयोग किया जाता है ।

उपयोग :- यह इन्जेक्शन 25 का विपरीत काम करता है। व उसके दोषीय प्रभाव को समाप्त करता है ।

इन्जेक्शन न० -27

प्रयुक्त औषधियाँ :- यह इन्जेक्शन केवल नीली बिजली BE से तैयार किया जाता है ।

उपयोग :- इस इन्जेक्शन को हृदय के धड़कने में प्रयोग करते हैं । तथा रक्त श्राव को रोकने के लिए हल्की मात्रा में प्रयोग किया जाता है ।

इन्जेक्शन न०-28

प्रयुक्त औषधि :- इस इन्जेक्शन में केवल हरी बिजली (GE) औषधि प्रयोग की गई है।

उपयोग :- इस इजेक्शन को विषैले और सड़े गले हुए घावों, जहरवाद में प्रयोग करते है। टी.बी. रोग के कारण अवयवों में सड़न (क्षय) गलन पैदा हो गई हो। तब इस इन्जेक्शन से आशातीत लाभ मिलता है। परन्तु कैन्सर की पीड़ा को नाश करने के लिए भी रामबाण का काम करता है ।

इन्जेक्शन न०-29

प्रयुक्त औषधि :- इस इन्जेक्शन को केवल सफेद बिजली (WE) से तैयार किया जाता है ।

उपयोग :- यह इंजेक्शन वातज पीड़ा, तथा हर एक अवयव की प्रदाह को दूर करता है। और निर्बलता को भी फायदा करता है। यह रक्त की कमी को भी दूर करता है। अनिन्द्रा समाप्त करता हैं। और मस्तिष्क को शांति देकर ठन्डक पहुँचाता है।

इन्जेक्शन न०-30

प्रयुक्त औषधि :- यह इंजेक्शन S_1 औषधि अल्प मात्रा द्वारा तैयार किया जाता है।

उपयोग :- इस इन्जेक्शन को वातज रोग जैसे Insomnia, Insanity या Madness तथा अन्य वात रोगों में प्रयोग किया जाता है। तथा यदि इन्जेक्शन न० 14 से यदि किसी रोगी में उत्तेजना बढ़ गयी हो तब उसे शान्त करता है।

इन्जेक्शन न०-31

प्रयुक्त औषधि :- इस इन्जेक्शन में S_5 अल्प मात्रा में प्रयोग किया जाता है।

उपयोग :- यह इन्जेक्शन न०-22 का उतार है। तथा यह त्वचा के दाने तथा सूखी खुजली को शान्त करने में अत्यन्त लाभप्रद है।

इन्जेक्शन न०-32

प्रयुक्त औषधि :- इस इंजेक्शन में S_{10} औषधि अल्प मात्रा में प्रयोग की जाती है।

उपयोग :- यह इन्जेक्शन न० 24 की रियक्शन को दूर करता है। और वात प्रकृति के रोगियों के लिए लाभदायक है। और मिर्गी जैसे वातज रोगों को दूर करता है।

इन्जेक्शन न० -33

प्रयुक्त औषधि :- इस इन्जेक्शन को F_1 औषधि की अल्प मात्रा से तैयार किया जाता है।

उपयोग :- यह इंजेक्शन जीर्ण तरह की वातज पीड़ा, तीव्र और जीर्ण ज्चर में प्रयोग किया जाता है। तथा यह इंजेक्शन न० 16 से यदि कोई कष्ट बढ़ गया हो तो उसको शान्त करता है।

इन्जेक्शन न०-34

प्रयुक्त औषधि :- इसमें केवल P_2 औषधि अल्प मात्रा में प्रयोग की जाती है ।

उपयोग :- यह इन्जेक्शन फेफड़े की क्षय में जब खाँसी और कष्टअत्यन्त वढ़ गया हो तब उसे टीक करता है । और यदि इंजेक्शन न० 19 के प्रयोग से यदि फुफ्फुस रोगों में कोई कष्ठ बढ़ गया हो । तब उसे शान्त करता है ।

इन्जेक्शन न०-35

प्रयुक्त औषधि :- इस इन्जेक्शन में लिम्फैटिको औषधि अल्प मात्रा में प्रयोग की जाती है ।

उपयोग :- इस इन्जेक्शन को प्रदर रोग में प्रयोग करते हैं । तथा यदि इन्जेक्शन न० 18 से कोई कष्ठ बढ़ गया हो तो उसको भी दूर करता है ।

इन्जेक्शन न०-36

प्रयुक्त औषधि :- इस इंजेक्शन में C_5 औषधि अल्प मात्रा में प्रयोग किया जाता है ।

उपयोग :- यह इंजेक्शन बतौड़ी और कैन्सर में जब इन्जेक्शन न० 13 ने कोई लाभ न किया हो । तब प्रयोग करते हैं ।

सावधानियाँ :- इलैक्ट्रो होम्योपैथिक इन्जेक्शन त्वचा के नीचे (Hypodermic) प्रयोग में लाये जाते हैं । अतः इनके प्रयोग से पूर्व सावधानी पूर्वक पहले रोग अवस्था का अध्ययन करना चाहिये । तथा इन्जेक्शन धनात्मक व ऋणात्मक दोनों प्रकार के निर्मित किये जाते हैं । अतः आवश्यकता के अनुसार उपर्युक्त इन्जेक्शन का चुनाव करना चाहिये । इसके साथ ही शिशुओं में आधा सी.सी तथा व्यस्कों में एक सी.सी. सम्पूर्ण सावधानी से स्वच्छ सीरिजं द्वारा प्रयोग करना चाहिये । इन्जेक्शन विश्वसनीय फार्मेसी द्वारा निर्मित होना चाहिये । साथ ही इन्जेक्शन लगाने वाले चिकित्सक को आवश्यक ज्ञान व प्रर्याप्त अनुभव होना अनिवार्य है । अज्ञानता से सदैव अहित होने का भय रहता है ।

17. औषधि मात्रा निर्धारण विधि (Posology)

इलैक्ट्रो होम्योपैथिक चिकित्सा पद्धति में रोग की अवस्था के अनुसार ही औषधि का प्रयोग किया जाता है। तथा रोग की अवस्था भी दो प्रकार की मानी जाती है।

1. **तीव्र अवस्था (Acute Stage) :-** यह रोग की वह अवस्था होती है। जिसमें रोग उग्र रूप धारण किये हुए अकस्मात आक्रमण करता है। रोगी को तीव्र पीड़ा बैचनी, भय, प्यास, ज्वर आदि लक्षण होते है। रोग की अवधि कुछ घण्टों से लेकर केवल **3-4** दिन तक ही होती है। फिर धीरे-२ लक्षणं शान्त पड़ने लगते है। इस अवस्था में प्रथम शक्ति से आरम्भ करके **III or Vth** शक्ति का डायलुशन ही प्रयोग कराये जाते हैं। तथा रोगी की उचित देखभाल करनी भी आवश्यक होती है। उचित निदान, चिकित्सा से रोगी के प्राण बच कर कष्ट कम हो जाते हैं।

2. **जीर्ण अवस्था (Chronic Stage) :-** यह रोग की जीर्ण, शीर्ण रूप धारण कर लेने पर अवस्था आरम्भ होती है। इस अवस्था में रोग उग्र रूप, प्रदर्शित करने के पश्चात जीर्ण रूप में व्याप्त हो जाता है। रोग शरीर में आन्तरिक अवयवों तक को प्रभावित कर देता है। इस प्रकार की अवस्था **10** दिन से लेकर कम से कम चालीस दिनों में आरम्भ हो जाती है। कभी-२ जीर्ण रोग वर्षो तक कष्ट देता रहता है। इस अवस्था में रोगी में दुर्बलता, ज्वर, अवयवों का प्रभावित होना निराशा, उनके अन्यत्र, रोगावस्था जैसे लक्षण उत्पन्न हो जाते है। इस जीर्ण अवस्था की चिकित्सा हेतू रोगी को **Vth Dilution** से लेकर उचित चिकित्सा की देखाभाल में हजारवें, लाखवें, शक्ति के डायलुशन उपयुर्क्त अवस्थानुसार, उचित, समयान्तराल पर प्रयोग कराये जाते हैं।

पुस्तकों में निदेशित डायलुशनों की शक्तियाँ आवश्यक नहीं कि रोगी को अनुकूल आ जायें। बल्कि उचित शक्तिकृत डायलुशन का चुनाव चिकित्सक के अनुभव तथा रोग अवस्था व उसके ज्ञान पर निर्भर करता है।

रोग अवस्था के साथ ही औषधि की मात्रा का उचित निर्धारण करना भी एक प्रमु,ख कार्य होता है प्रत्येक रोग की उत्पति में उस रोगी की प्रकृति का भरपूर

योगदान रहता है । अतः प्रकृति के अनुसार लक्षणों का विश्लेषण करके प्रकृति वत औषधि का चुनाव करना चाहिये ।

इसके पश्चात जब रोगी की ज्ञातवय शक्ति में शिथिलता, वात संस्थान में दुर्बलता होने पर परिलक्षित होती है । इसलिए जब रोगी को ज्वर हो प्राकृतिक दुर्बलता, अर्थात उष्णता में वृद्धि हो तब उसे हल्के शक्ति के घोल लाभ प्रद होते हैं । तथा यदि रोगी की शारीरिक शक्ति अधिक हो तब चिकित्सक डायलुशन घटाकर तीसरी शक्ति का कर सकता है । तीव्र रोग जैसे पाचन दोष, पीड़ा, ऐंटन, कमजोरी आदि में प्रथम शक्ति या उससे भी तेज औषधिकृत द्रव्य (द्रव में गोली गलाकर) शीघ्रता से पिलाकर लसिका, रक्त में तीव्रता उत्पन्न होकर कार्य संचालन बढ़कर शरीर की अवरूद्ध क्रियाएं पुनः आरम्भ हो कर दोष समाप्त हो जाते है । परन्तु शिशु अथवा, बृद्ध, दुर्बल आदि रोगियों की शक्ति के अनुसार ही औषधि सेवन कराना चाहिये ।

रोगी की दुर्बलता, तथा ग्रीष्म ऋतु का मौसम होने पर हल्की शक्ति के डायलुशन लाभ दायक होते है । परन्तु रोगी की अवस्था शक्तिशाली हो व शरद ऋतु का मौसम होने पर तृतीय जैसे तेज शक्ति के डायलुशन प्रयुक्त करने चाहिये ।

कभी-२ औषधि कार्य करते-२ अकस्मात प्रभाव नहीं करती । तब औषधि डायलुशन के साथ मध्यावधि में सूखी गोलियाँ देने से रोगी में अनूकुलता उत्पन्न होने लगती है । फिर हल्के शक्ति के डायलुशन तेज गति से कार्य करने लगते हैं । अथवा तेज डायलुशन को और तेज कर देना हल्के डायलुशन को और अधिक हल्का कर देने से भी पुनः लाभ मिलना आरम्भ हो जाता है । इसका निष्कर्ष यह भी निकल सकता है । कि रोगी, की बदलती अवस्था के अनुसार चिकित्सक को औषधि शक्ति में भी परिवर्तन करते रहना लाभ प्रद फल के लिए उचित रहता है ।

चिकित्सक को औषधि मात्रा निर्धारण में रोगी की रोगितावस्था कैसी है । रोगी व स्त्री है या शिशु, बलशाली युवा, शरीर का मेदूपन या दुबलेपन आवासीय अवस्था, स्वभाव, मिजाज (प्रकृति) ऋतु काल, वातावरण जीवोपार्जन कार्य, आदि सभी पक्षों को मस्तिष्क में रखकर ही औषधि की मात्रा निश्चित करना चाहिये ।

यह कोई निश्चित दृढ़ नियम नहीं है । कि अमुक औषधि की अमुक शक्ति का

डायलुशन या सूखी गोलियाँ प्रत्येक रोगी को लाभ पहुँचायेगी। औषधि तोहर एक रोगी को अलग-२ ही शक्ति की आवश्कतानुसार दी जाती है। कभी किसी व्यक्ति को केवल 10 वाँ डायलुशन लाभ देता है। तो किसी रोगी को 30, 100 इत्यादि शक्ति के डायलुशन लाभ पहुँचाया करते हैं। कहीं भी लकीर का फकीर नहीं बनना चाहिये। बल्कि अपनी समझ से रोगी की अवस्था के अनुसार औषधियाँ देनी चाहिये। साथ ही जब आवश्यकताहो तब़ उसमें समुचित परिवर्तन करना अनिवार्य होता है।

प्रथम शक्ति का डायलुशन जल्दी-२ अधिक समय तक दिये जा सकते हैं। तीसरा, पाँचवी शक्ति के डायलुशन को चम्मच से दिन में पाँच, छः बार, उपयोग कराया जा सकता है। 30 तीसवाँ डायलुशन दिन में दो-तीन बार, दौ सौ वाँ डायलुशन प्रति सप्ताह में एक बार, पाँच सौ वाँ शक्ति के डायलुशन को प्रति दो सप्ताह पर पिलाना चाहिये। हजारवे डायलुशन को मासिक (माह में एक बार) कर देना चाहिये। इसी प्रकार लाखवीं शक्ति के घोल की उचित अन्तराल में रोगी को प्रयोग कराना चाहिये।

रोगी की अवस्था के अनुसार निचले डायलुशन से आरम्भ कर ऊँचे डायलुशन तक प्रयोग कराना चाहिये।

कभी-२ ऊँचे डायलुशन से नीचे की तरफ भी डायलुशन प्रयोग करना चाहिये जैसे कोढ़ रोगी को।

18. (औषधि का उचित निर्वाचन)

(Selection of a Remedy)

इलैक्ट्रो होम्योपैथिक चिकित्सक को सर्वप्रथम रोगी की प्रकृति ज्ञात कर उचित औषधि का चुनाव करना चाहिये ।

इसके पश्चात रोग की अवस्था पर ध्यान करना चाहिये । रोग की निदानात्मक प्रक्रिया सम्पन्न कर उसको श्रेणिवत करना चाहिये । जैसे रोग ऋणात्मक है। अन्यथा धनात्मक (Nagativedis.) ऋणात्मक रोग में रोगी को सूखी गोलियाँ व द्वितीय या तृतीय शक्ति का डायलुशन जल्दी-२ पिलाना चाहिये । जैसे विषम ज्वर, कब्ज, और नपुंन्सकता, बहरापन, दर्द ऐंठन धनात्मक रोग (Positive disease) इसमें रोगी को हल्की औषधिय मात्रा अर्थात ऊँचे डायलुशन दिये जाते हैं । तथा ऐसा करने से अतिरिक्त क्रियाएं नियंत्रिण हो कर स्वास्थ्य लाभ हुआ करता है ।

इसके अतिरिक्त चिकित्सक को रोगी के अन्य विकार, जैसे नाड़िया ँ रोग (स्नायु दुर्बलता), आदि की भी चिकित्सा करनी चाहिये । तीव्र रोगों के संक्रमण के नियन्त्रण हेतू S_{10}, S_1 का प्रयोग कराना चाहिये तथा जब रोगी की शारीरिक अंग, चपापचय, क्रिया ही उचित रूप से होगी ।

तब रोगी का रोग भी उपर्युक्त औषधि सेवन से ठीक हो जाता है । यदि वंशज व्याधि का इतिहास मिले तब Ven समहू की औषधि देना लाभ बढ़ाने वाली विधि होती है । रोगी को बाह्य रूप से उपयुक्त तरल बिजली का प्रयोग हित कर रहता है । इसके साथ रोग से सम्बन्धित शरीर के मुख्य स्थानों पर लोशन मरहम लगाकर स्नायु को दोष मुक्त कराना चाहिये ।

औषधि निर्वाचन में सावधनियाँ

1. रोगी को उचित मात्रा में रोगावधि अनुसार औषधि दें ।
2. रोगी को धनात्मक/ऋणात्मक रोग में ऋणात्मक/धनात्मक औषधि दें ।
3. लसिका रोगों में L, S समहू, फुफ्फुस रोगों में P समहू रक्त रोगों में A समहू, उपंदशी रोगों में Ven समहू, कृमि रोगों में Ver, ज्वर रोगों में F_1

जीर्ण रोगों में C group, लेकिन साथ ही W.E. को पीड़ा नाशक, RE को उत्तेजन शीलता के लिए Y.E. को ऐंठन तथा कृमि G.E. को सड़न गलन, B.E. को रक्तीय रोग, रक्त श्राव तथा A.P.P. को त्वचा रोगों में प्रयोग में लाना चाहिये ।

19. औषधियों का आन्तरिक प्रयोग

(Internal use of Medicines)

औषधियों का अधिकाशतः आन्तरिक प्रयोग ही किया जाता है। जिसका स्वरूप गोली या तरल डायलुशन हो सकता है। लेकिन गोलियों का प्रयोग क्योंकि धनात्मक मात्रा माना जाता है। अतः रोग का ऋणात्मक होना, या तीव्र कठिनाई होने में ही ऐसी मात्राएं प्रयुक्त होती है। जैसे कीट दंश, यात्रा करने से मस्तिष्क में चक्कर आने, मितली आना, बेहोशी, (संन्यास) लकवा, विषपान, ऐंठन श्वास प्रणाली का कफ से अवरूद्ध होना, शरीर में सर्दी से शीत, कम्पन होना, मूत्रावरोध, अतिसार लगना, उदर पीड़ा आदि, कष्टों में सूखी गोलियाँ ही शीघ्रता से देने से लभा प्रद सिद्ध होती है। घनात्मक मात्रा की गोलियाँ मूल सत्वकी होती है। इसका कारण स्पष्ठ है। कि शरीर के अवयवों की शक्ति क्षीण हो कर, उनमें रूकावट या ह्रास हो जाता हैं। इसको धनात्मक मात्रा नियमित कर देती है। ऐसी अवस्थाओं में डायलुशन का परिणाम उतना, तीव्र व शीघ्र परिणामी नहीं होता। डायलुशन का प्रयोग तो केवल जीर्ण व बढ़ी हुई उत्तेजना से उत्पन्न रोगों में लाभदायक होता है। साथ में यदि, डायलुशन प्रयोग के मध्य में हम सूखी गोलियाँ भी प्रयुक्त करें। तो ऐसा करने से डायलुशनों की कार्यक्षमता बढ़ जाती है।

अब यदि किसी रोगों को फोड़ा है तथा उसमें पीड़ा है, परन्तु पककर उसका दूषित पदार्थ नहीं निकल रहा है। तब उसकों e समहू की 1-2 गोलियाँ के उपयोग से घाव अतिशीघ्र भरने लगता है। तथा घाव की स्वच्छता हेतू मरहम का उपयोग भी अनिवार्य कार्य होता है। जीर्ण प्रकार के रोगों में सूखी गोलियाँ अधिक समय तक प्रयोग नहीं करना चाहिये। ऐसा करने से शरीर में निरन्तर अवयव उत्तेजित रहते है। तथा कब्ज, आदि दोष हो सकते हैं।

इलैक्ट्रो होम्योपैथिक औषधियाँ का आन्तरिक उपयोग सूचिबेध व चूर्ण रूप में भी किया गया है। यह चूर्ण तब देते है। जब रोगी की अवस्था गोलियों व डायलुशन ग्रहण न करने की हो या जब औषधि उपलब्ध न हो व सेवन कराना आवश्यक है। अन्यथा रोग कष्ठ कैसे दूर होगा। इस समस्या का समाधान केवल पाउडर औषधि होती है। पाउडर निर्माण (1:9 में) कर रोगी उससे समुचित स्वस्थ्य लाभ प्राप्त कर लिया करता है।

अत्यन्त जीर्ण-शीर्ण अवस्था वाले रोगी में रोग शरीर की सूक्ष्म से सूक्ष्म कोषाओं तक में अपना दुष्प्रभाव फैला देता है। तब उस व्याधि के उपचार हेतू डायलुशन ऊँची शक्ति के प्रयोग करने पड़ते हैं। तथा इस प्रकार डायलुशन के आन्तरिक प्रयोग से रक्त और रस में औषधि विलेय होकर शरीर से सम्पूर्ण दोष को समाप्त करने का कार्य आरम्भ कर देती है। तथा धीरे-२ रोग समाप्त होता जाता है।

परन्तु जब रोगी की ज्ञातव्य शक्ति ही दुबर्लतम हो जाये। तब औषधियों का तीव्र मात्रा का विलयन दिया जाता है। जिसमें 10 से लेकर 30 गोलियाँ (सुगर आफ मिल्क) आवश्यक मात्रा में पानी में घोलकर तैयार करते हैं। और रोगी को पिलाना आरम्भ करते है। तीव्र मात्रा के आन्तरिक प्रयोग से रोगी की ज्ञातव्य शक्ति में वृध्दि हो जाती है। तथा रोगी की अवस्था में परिवर्तन हो जाता हैं। तब पुनः रोगी की अवस्था तथा व्याधि स्वरूप के अनुसार हल्के डायलुशन प्रयोग कराने आरम्भ करते हैं। या धीरे-२ डायलुशन को हल्का करते जाते हैं। जैसे III से V से 10th से 30 से ....200 वे शक्ति का घोल पिलाते हैं। इस प्रकार औषधियों का आन्तरिक प्रयोग रोगी की अवस्था पर निर्भर करता है।

20. औषधियों का बाह्य प्रयोग

(External use of Medicines)

औषधियों को आन्तरिक सेवन कराने के साथ ही साथ कुछ आवश्यक उपर्युक्त औषधियों को बाह्य रूप से प्रयुक्त किया जाता है । ऐसा करने से रोगी की शारीरिक क्रियाओं पर बाह्य रूप से अतिरिक्त क्रिया प्रारम्भ होती है । जिससे रोगी की त्वचा, अंग प्रतिअंग शीघ्र अति शीघ्र अपनी सामान्य अवस्था में आ जाते हैं ।

बाह्य रूप से प्रयुक्त औषधियों का प्रभाव प्रत्यक्ष रूप से होता है । तथा औषधियों को भी सुविधानुसार रूप में परिवर्तित करके उपयोग में लाया जा सकता है । बाह्य रूप में गोलियाँ, औषधियों का प्रयोग, लोशन, मरहम, फाहा, डूश गरारे, (Gargle) स्नान, सेंकाई, प्लास्टर, सूचिबेध, आदि रूप में किया जाता है। प्रत्येक रूप में औषधि को विभिन्न मात्रा व विधियों में प्रयुक्त किया जाता है । कुछ अत्यन्त प्रमुख निम्न वत हैं ।

कम्प्रेस (Compress) :- यह एक प्रकार से औषधि को फाहे पर तह की हुई पट्टी पर रखकर पीड़ित स्थान पर रखने की विधि होती है। इस में या तो उपर्युक्त औषधि को ही कपड़े में शोषित कर लेते हैं । अथवा आवश्यक योगात्मक तरल बिजली को भी मिश्रित कर लेते हैं। जैसे बहुधा ज्वर में स्थान न० 24 पर F_2 + YE का मिश्रित कम्प्रेस रखा जाता है ।

प्रकार :- कम्प्रेस दो प्रकार के प्रयोग में लाये जाते है ।

(1) ठन्डा (शीत कम्प्रेस) (Cold Compress)

इस कम्प्रेस में कोई मुख्य विधि नहीं अपनायी जाती है। अपितु सामान्य कपड़े की (गद्दी) परत बना कर उसको औषधि में (कृत) भिगों लेते है । तथा पीड़ित स्थान पर रखते रहते हैं । व अंग या पीड़ित स्थान द्वारा औषधि शोषण करने के पश्चात पुनः औषधि में कम्प्रैस को भिगो लिया जाता है ।

(2) उष्ण कम्प्रेस (Hot Compress)

इस प्रकार के कम्प्रैस में औषधि की मात्रा लगभग ठन्डे कम्प्रेस जैसा ही होता

है। केवल कम्प्रेस को गर्म करके रखते है। इससे पीड़ित स्थान में शीघ्र ही औषधि से लाभ होना प्रारम्भ हो जाता है । ऐसे कम्प्रेस शीत, जन्य व्याधियों, पूययुक्त विद्रधि, आदि अवस्थाओं में प्रयोग करते हैं । गर्म कम्प्रेस से शीघ्र लाभ मिलता है । अधिकाशतः सामान्य कम्प्रेस से ही उपर्युक्त लाभ प्राप्त हो जाया करता है । किसी विशेष परिस्थिति में गर्म कम्प्रेस का उपयोग किया जाता है। यदि आवश्यक हो या जहाँ स्वतन्त्र रूप से कम्प्रेस न रखा जा सकें। तब चिकित्सक उस कम्प्रेस को पट्टी या कपड़े से बांध सकता है। जीर्ण प्रदाहों, छाले, घावों में कम्प्रेस को उचित समय के पश्चात बदला जाता है। व उसके स्थान पर पुनः नया कम्प्रेस रखा जाता है ।

लोशन, तीव्र घोल (Lotion)

यह औषधि युक्त जल में बना तीव्र घोल होता है। जिसमें आवश्यक औषधि की 20 से लेकर 30 गोलियाँ तथा 20-30 बूंद तरल बिजली व छः औस साधारण या आसुत जल होता है। औषधियों का अनुपात, व पानी की मात्रा का निर्धारण चिकित्सक की आवश्यकता व रोगी की अवस्था पर निर्भर करता है । अर्थात इस लोशन को तनु या सान्द्र भी किया जा सकता है । यदि लोशन से किसी अंग या स्थान को पूर्णतः भिगोना या चुपड़ना है। तब किसी स्वच्छ से कपड़े या रूई का उपयोग करते हैं । यदि कुछ समय तक पीड़ित स्थान पर रखना हो तब लोशन का किसी परत वाले कपड़े में भिगोकर रखते हैं । अथवा कहीं आन्तरिक अंग पर (स्प्रे) छिड़कना हो तब किसी पिचकारी द्वारा करते हैं । जैसे स्वरयन्त्र, मूत्रनली, कान, नाक, मूँह, आँख हितकर होता है । तथा आवश्यकता पड़ने पर घाव, गूमड़, हृदय, तथा प्रदाह में चुपड़ते है । लेकिन गूमड़, प्रदाह में लोशन सान्द्र हो सकता है । परन्तु हृदय पर लोशन (हल्का) तनु ही लाभ दायक हुआ करता है। लोशन जख्म पर सफाई हेतू व जख्महर के रूप में भी उत्तम कार्य करता है ।

पेन्ट, चिक्कण (Unctions):- यह चिकना, द्रव्य होता है। जिसमें औषधि, तथा आसुत जल (गर्म) तथा तीन-चार ड्राम रेक्टीफाइटस्प्रिट आवश्यक अनुपात में मिश्रित होते है।इस पेंट की विशेषता ही चिकनेपन की होती है । इस प्रकार के अर्क या चिक्कण का वहाँ प्रयोग किया जाता है। जिस स्थान पर खुष्की हो

तथा मरहम न लगाया जा सकें। इस पेण्ट की सहायता से आन्तरिक, बाह्य रोगित स्थान को भली प्रकार से चुपड़ा जाता है।

अन्तक्षेपण सूचिबेध व पिचकारी (Injection) :- समस्त प्रकार के रोगों में औषधियों का आन्तरिक पेयरूप में औषधि सेवन किया जाता है। तथा आधुनिक युग में सूचिबेधता प्रत्येक चिकित्सा पद्धति में पायी जाती है। इजेक्शन इलैक्ट्रो होम्योपैथी में भी प्रयोग में लाये जाते है। इनका निर्माण उत्पादन, विशेष सावधानी पूर्वक किया जाता है। क्योंकि अन्तक्षेषण द्वारा औषधि तत्काल ही रक्त में समावेश करा दी जाती है। अतः कभी-भी औषधि में अस्वच्छता असन्तुलन माध्यम द्रव्य में मिलावट रोगी को लाभ के स्थान पर हानि पहुँचा सकते है। विश्वसनीय, फार्मेसी द्वारा उत्पादित इन्जेक्शन अत्यन्त लाभ पहुँचाते हैं। इन्जेक्शन अधिकतर त्वचा में ही लगाये जाते है। (Hypodermic) इसके साथ ही वाह्य रूप में पिचकारी का भी प्रयोग किया जाता है। जैसे, कब्ज, अन्तावरोध व एनीमा, आँख, नाक, कान, मुँह के विभिन्न रोगों में औषधियाँ पिचकारी द्वारा उपर्युक्त स्थान पर पहुँचायी जाती है।

पिचकारी विधि :- लगभग 10 गोलियाँ उपयुक्त औषधि तथा 10 बूंद से लेकर 30 बूंदे तरल बिजली, तथा इनको लगभग छः से आठ औंस पानी (आसुत या साधारण) में मिश्रित कर लेते हैं।

उदाहरण :- रक्त अर्श में A_2+BE की पिचकारी गुदाद्वार में देते हैं। आन्त्रकृति में Ver_2+YE की पिचकारी गुदाद्वार में देते हैं। सरतान या कैंसर की शंका होने पर C_5+BE, or WE का प्रयोग लाभदायक होता है।

प्लग, पिन्चु डाट (Tampone) :- पिन्चु औषधि से युक्त सनी (तर) एक रूई या चिकने कोमल कपड़े की गद्दी द्वारा बनी होती है। इसका प्रयोग आन्तरिक भी किया जाता है। जैसे प्रदाह रक्तश्राव में फुरेरी या प्लग लगाया जाता है। इसके प्रयोग से रक्तश्राव या पूयश्राव समाप्त होकर पीड़ित स्थान सामान्य हो जाता है। प्लग आवश्यकता के अनुसार छोटी या वृहदाकार की भी हो सकती है। कभी-२ रोगिणी की योनिद्वार में भी फुरेरी का प्रयोग किया जाता है। इसको विशेष अनुभव के उपरान्त ही प्रयोग करना चाहिये।

वर्तिका, गुदावर्ति (Suppository) :- वर्तिका विभिन्न अंगों में उपयोग की जाती है। अतः इसके लिए जिन औषधियों की आवश्यकता होती है। उसको किसी बेस मोम व रूई में शोषित में कर लिया जाता है। अब अवश्यकतानुसार सूक्ष्म, या दीर्घाकार, पतली, छोटी, गोल, चपटी आदि रूपों की वर्तिकाएं बना यी जाती है। यह मलयन्त्र के विभिन्न रोगों व्याधियों पर तत्काल प्रभाव डाला करती है। जैसे रक्तार्श, पीड़ा, अवरोधता आदि में।

गर्भाशय धारक वलय (Pessaries) :- यह गर्भाशय में स्थित किया जाता है। जिससे गर्भाशय स्थिर, अर्थात उसका टेढ़ा होना समाप्त हो जाता है। इसकी आकृति अँगूठी के जैसी होती है। इसे महिला चिकित्सक ही रोगिणी को उपर्युक्त रूप से स्थित कर दिया करती है।

गरारा (Gargles) :- यदि गरारा की संक्षिप्त व्याख्याकी जाये तो "A wash for the throat" अर्थात गले की धुलाई। अब स्वर यन्त्र की धुलाई भी गर्म जल से जो उपयुक्त औषधियां हो, उससे की जाती है। गरारा, हलक के रोग, ग्रन्थियों की प्रदाह, डिफ्थीरिया आदि के साथ ही स्वरलोप, घाव में अच्छा प्रभाव रखता है। तथा रोगी को केवल दो-तीन बार ऐसी क्रिया करने से ही लाभ तथा अति शीघ्र लाभ की अनूभूति होने लगती है।

अभिश्वसन अन्तःश्वसन (Inhalation) :- समस्त गले, फेफड़े, मुँह साँस की नली के दोषों में अन्तः श्वस्न विधि अत्यन्त प्रभावी मानी जाती है। इस में 20-30 गोली औषधि की 200 मि.ली. जल में डालकर गर्म करते हैं। जब पानी का वाष्पी करण होना प्रारम्भ होने लगे। तभी उस औषधिय वाष्प में तेजी के साथ रोगी को श्वसन क्रिया करायी जाती है। यही वाष्प अन्तः श्वसन क्रिया (Steam Inhalation) कहलाती है। तथा कभी किसी परिस्थति में लोशन से भी आन्तःश्वसन कराया जाता है। परन्तु वाष्प द्वारा ही शीघ्र लाभ हेतू दमा, ऐंटन आदि रोगों में अभिश्वसन क्रिया की जाती है।

सिकाई (For mentations) :- इस विधि द्वारा पीड़ित या प्रदाहित रूग्ण स्थान पर पहले तरल बिजली या मरहम को लगाया जाता है। फिर ऊपर से गर्म कपड़े की तहें रखकर उस अंग को सेंकते रहते हैं। इसके अतिरिक्त कभी-२ गर्म लोशन में कपड़ा भिगोकर उस को पीड़ित स्थान पर रखते है। इससे उद्देश्य

केवल अंग में उष्मा पहुँचाना आवश्यक होता है। जिसके परिणाम स्वरूप रक्त का थक्का, संचालित होकर, सूजन व पीड़ा नाश हो जाता है।

विचूर्ण पाउडर (Power) :- औषधिय गोलियाँ को बारीक पीस कर उनका सफूफ विचूर्ण बना लिया जाता है। यह अत्यन्त हल्का होता है। इसकों घाव, जख्म, सरतान, आदि की अवस्था में उपर से छिड़का जाता है। इसको जख्म में पहुँचाने के लिए नली का इस्तेमाल किया जाता है। तथा जब गलितावस्था, या पट्टी लोशन, मरहम भी उपयोगी न सिद्ध हो तब पाउडर को ही छिड़का जाता है। उदाहरणतः उपदंश के लिए पर जख्मों में, वेनिरियों, हलक के रोगों में डाम्फिन, ग्रन्थियों में लिम्फैटिको, नेत्रों की व्याधि में मैरीना, साधारण जख्मों पर कैन्सोरोसों आदि का प्रयोग अतिशीघ्र गलितावस्था से मुक्ति दिलाने में सहायक सिद्ध होता है।

पलस्तर (Plaster) :- यह भी पीड़ित स्थान पर औषधिलेपन की एक सुदृढ़ विधि होती है। इसको दो भागों में विभाजित किया जा सकता है।

1. **चिपक पलस्तर (Adhesive Plaster)**
2. **पलस्तर युक्त पट्टी (Bandage Plaster)**

पलस्तर को मरहम से थोड़ी अधिक कठोर रूप किया जाता है। इसको कड़ा रूप देने हेतू ही तीन भाग वेसलीन एक भाग मोम मिलाया जाता है। इसको पट्टी पर लगाकर वृक्क प्रदाह, सूजन, प्रदाह, अस्थि भंग तथा वेदना युक्त स्थानों पर रख देते हैं। इसको लगभग ऐक या दो दिन के पश्चात आवश्यकता पड़ने पर बदलते हैं। पलस्तर को स्थिर रहने हेतू उपर से कपड़ा बाध दिया जाता है।

स्नान (Bath) :- यदि साधारणतः स्नान का अर्थ निकले तो "जल द्वारा शरीर का शुद्धी करण" प्राप्त होता है। अतः शरीर के शुद्धी हेतू गर्म या शीतल जल में कुछ आवश्यक औषधियाँ को प्रयोग करते है। कुछ प्रमुख स्नानों का विवरण निम्नवत है।

सम्पूर्ण स्नान (Whole Bath) :- इस विधि में सम्पूर्ण शरीर का स्नान गर्म जल में कराते हैं। रोगी अपने शरीर को खूब रगड़ कर स्वच्छ करता है। फिर दूषित

पदार्थ को बहाने हेतू अन्त में पानी से शरीर को धोते हैं। इसके पश्चात किसी स्वच्छ वस्त्र से शरीर को स्वच्छ कराते हैं। तथा रोगी को कपड़े पहना दिये जाते हैं। इस विधि में 30 से 50 बूंद तरल बिजली और औषधि की गोलियाँ लगभग 8 से 10 लीटर जल में मिलायी जाती हैं।

लाभ :- सम्पूर्ण शरीर के स्नान से ज्वर, त्वचारोग यकृतदोष, वृक्क सम्बन्धी रोग सुस्ती अनिन्द्रा, पीड़ा, स्वेदावरोध, उत्तेजनाहीनता को समाप्त करने में सहायता करता है। सम्पूर्ण स्नान में L_2, A_2, C_5, WE का उपयोग आवश्यकतानुसार करते हैं।

वाष्प स्नान (Vapour bath) :- वाष्प स्नान उस रोगी व्यक्ति को दिया जाता है। जिसके शरीर की त्वचा से स्वेदश्राव उत्सर्जित न हो रहा हो। तथा उस स्वेद के कारण शरीर में विकार उत्पन्न हो रहें हों। तब वाष्प स्नान देने के लिए सर्वप्रथम रोगी को एक पंलग पर लिटा देते है।फिर तीन-चार बर्तनों में पानी भर कर उनको गर्म कराते है। इसमें बर्तन (पतीली) का मुंह बन्द कराकर वाष्प को रोके रहते है। तब खूब उष्मीय जल होने लगता है। तब उसमें आवश्यक औषधि मिलाकर उस पानी से बर्तनों को रोगी की आराम शैय्या के नीचे रखकर उनका मुँह खोल देते हैं। तथा रोगी को कम्बल, चादर से ढक देते हैं। नीचे पहला बर्तन सिर, दूसरा पार्श्व तथा तीसरा, टाँगों के ठीक नीचे रखना आवश्यक होता है। जब वाष्प रोगी के शरीर पर लगती है। तब शरीर की त्वचा गर्म होकर स्वेद श्राव करने लगती है। ऐसा 15-20 मिनट करने पर रोगी के शरीर से अत्याधिक मात्रा में स्वेद, मल, दूषित रूप में बह कर श्रावित हो जाता है। इसके तुरन्त बाद रोगी का किसी साफ कपड़े से स्वच्छ करके उसे कटि प्रदेश का शीतल स्नान कराते हैं। इसके बाद रोगी को वास्त्रधारण करा देते हैं।वाष्प स्नान आवश्यकतानुसार कराते हैं।

कटि स्नान (Hip Bath) :- इस प्रकार का स्नान केवल कटि प्रदेश तक ही कराया जाता है। इसमें टब में जल भरकर उसमें ½ चम्मच तरल बिजली तथा 40-50 गोलियाँ औषधि की मिश्रित की जाती है। रोगी को टब में बैठाकर उसके पेंढू तथा वृक्क प्रदेश तथा पेट को जल से निरन्तर स्नान कराते है। तथा किसी कपड़े आदि से इन भागों को मलवाते हैं। जब पानी का स्वभाव गर्म होने

प्रारम्भ हो जाए । तब पानी बदल देते हैं । या रोगी को निकाल लेते है । तथा उसे साफ करके आराम शैया पर लिटा देते है। कटि स्नान से वृक्क प्रदाह, अश्मरी, गर्भाशय विकार, पेट के विकार, कटि शूल में लाभ हुआ करता है ।

शरीर आर्द्रवस्त्रावेष्टन (Body Pack) :- इस विधि में वस्त्र के वेष्टन द्वारा शरीर को स्नान कराया जाता है । रोगी की आराम शैय्या पर एक चादर गीली करके उस पर औषधि डाल देते है । फिर रोगी को लिटा दिया जाता है । अब रोगी के उपर F_2 का कम्प्रेस भी लगा देते हैं । फिर उपर से कम्बल द्वारा रोगी के सिर हाथ पैर सभी भलीभाँति प्रकार से ढका देते हैं । तथा रोगी को विश्राम करने या निन्द्रा कर लेने को कहते हैं । तब कपड़े व कम्बल व शरीर के परस्पर सहयोग से शरीर से दूषित मल त्वचा तथा अन्य ग्रन्थियों से श्रावित होकर उन्हीं कम्बल व चादर द्वारा शोषित कर लिया जाता है । लगभग 1 घण्टे के पश्चात रोगी के शरीर को साफ करके उसको कपड़े पहना दिये जाते हैं । तथा इस स्नान से रोगी की वातज उष्णता, ज्वर तथा स्वेदश्राव से मुक्ति शीघ्रमिल जाती है । व रोगी अपने शरीर को सक्षम पाता है ।

उपनाह प्रलेय (Pultice) :- उपनाह (पुल्टिस) में हम औषधि को किसी तेलीय द्रव्य या अन्य गर्म छिल्कों जैसे प्याज, धृतकुमारी आदि पर नमक लगाकर, थोड़ी सा गर्म करके पीड़ित स्थान फोड़े, पूययुक्त कारबंकलण प्रदाहयुक्त चोट आदि पर लगाकर किसी तेलरोधक कपड़े द्वारा बांध देते हैं । प्रलेय के निष्क्रिय होने पर पुनः उसके जैसी मात्रा की अन्य प्रलेय रख देते है ।इस प्रकार तीसरी उपनाह बांधने तक ही पूयश्राव बह निकलता है । प्रदाह समाप्त हो जाती है। तथा दूषित पूयश्राव व अन्य त्वककील के निकल जाने पर पीड़ित स्थान की वेदना समाप्त हो जाती है । तथा रोगी को शान्ति मिल जाती है । रक्त संचालन उचित करने व दूषित पन समाप्त होने से सूजन (Swelling) शीघ्र समाप्त करने के लिए पुल्टिस एक अच्छा कार्य करती है ।

21. मरहम, विलेपन, मलहम

(Ointment) Salve

जब औषधि को किसी वसीय जैली या द्रव्य में सर्वाग मिश्रित किया जाता है। तब उस मिश्रित वसीय द्रव्य को मरहम, विलेपन के नाम से जाना जाता है। बाह्य रूप से प्रयुक्त होने वाले औषधि का यह एक प्रमुख स्वरूप है। मरहम त्वचा, घाव द्वारा शीघ्र अवशोषित कर लिया जाता है। इसी के द्वारा उपत्वचा व अन्तत्वचा में हुआ विकृत रूप शीघ्र सामान्य रूप में परिवर्तित हो जाता है। मरहम आवश्यकता के अनुसार कभी-भी निर्मित किया जा सकता है।

मरहम बनाने की विधि :- मरहम बनाने हेतू आवश्यक औषधि की 30 गोलियाँ तथा 30 बूंद उक्त सहयोगी तरल बिजली की मात्रा पहले मिश्रित कर लेते हैं। अब इनको एक औंस सफेद उत्तम बेसलीन में स्पेचुआ या चाकू द्वारा कम से कम आधा घण्टा तक मिलाते हैं। मरहम को शक्तिशाली करने हेतू इससे भी अधिक समय तक मिलाना चाहिये। क्योंकि अधिक समय तक घर्षित किया बिलेपन ही अधिक शक्तिशाली होता है।

मरहम बनाने के नियम :- कुछ औषधियों के समहू का संयोजन या सहयोग पृथक-२ तरल बिजलियों के साथ ही उत्तम है। वैसे उदासीन तरल बिजली (W.E) में कोई भी मरहम बन सकता है। लेकिन अन्यों तरलबिजली का संयोजन निश्चित होता है। जैसे

Red Electri - लाल बिजली में (स्क्रोफोलोसो) S ग्रुप का

Blue Elect. - नीली बिजली में एन्जयाटिको व पेटोरेलो ग्रुप का (A & P Group)

Green Elect. - हरी बिजली में केन्सोरोसो समहू का (C ग्रुप)

Yellow Elect - पीली बिजली में भी S, Ver ग्रुप का ही

White Elect. - किसी भी समहू की औषधियों के मरहम बन सकते है। तथा मिश्रित बिलेपन तैयार केवल W.E. में ही किये जाते हैं।

22. कुछ मरहम व उनके लाभ

(Some Salve and their use)

1. **C_5+GE :-** यह मरहम अत्यन्त लाभ दायक होता है। क्योंकि इस के द्वारा पूय (Pus) तथा दूषित रक्त (Pus Blood) निकल कर हर प्रकार के फोड़ो (Abcess) को स्वच्छ कर देता है। फिर शनैः, शनैः जख्म (Sore) को भर देता है। इस प्रकार इसके द्वारा सरतान (Cancer) भी अपना प्रभाव अल्प कर देता है। इस मरहम का लेपन करने से मोच आना (Sprain) अभिधात, घेंघा (Goiter) ग्रन्थियों की उत्सेध (Swelling of Glands) गाँठ का निकलना (Cyst) कटि वेदना (Lumber pain) जोड़ों की तीव्र वेदना आदि पर उत्तम परिणाम मिलता है। इसके साथ ही वक्ष पर प्रयोग से यह कास (Caugh) फुफ्फुस प्रदाह (Pneumonia) को भी शांत कर देता है। फोड़े, फुन्सी यदि तीव्रावस्था में हो और पूर्ण रूप से विकसित न हुआ हो तब इस मरहम से वह बैठ जाता है। अन्यथा पूय होने पर (Necusis) पूयश्राव निकाल देता है।

2. **C_5+W.E :-** यह विलेपन उपरोक्त से कुछ तनु होता है। इसको किसी भी स्थान पर लगाया जा सकता है। इस विलेपन द्वारा त्वचा रोग, (Skindisease), प्रदाह (Inflammation), पीड़ा (Pain) आदि व्याधियों का कष्ट शान्त हो जाता है।

3. **S_5+R.E :-** S_5 का लाल बिजली में मिश्रित हुआ यह मरहम अत्यन्त उष्ण गुणों वाला होता है। यह कफ प्रकृति के रोगियों के लिए अनूकुल होता है। प्रत्येक प्रकार की पीड़ा जैसे अस्थि वेदना, कैन्सर विष से शारीरिक उदभेद होने पर, अंगों की दुर्बलता, लकबे, पक्षाघात की दुर्बलता, अंगों में रक्त अल्पता, विष कीटों, मच्छरों, नंपुन्सकता आदि में तत्काल प्रभाव दिखता है।

4. **S_5+W.E :-** यह मरहम उन निर्बल रोगियों में लाभ देता है। जिन्हें S_5 + R.E का विलेपन प्रतिकूल हो। अर्थात वात प्रकृति के रोगियों को लाभ पहुँचाता है। जैसे स्त्रियों, अध्ययनी व्यक्तियों, हल्के फुल्के व्यक्तियों में उपयोगी है। त्वचा रोग जैसे Eczema Iching. Ring worm, Urticaria आदि में तथा दंश सूजन, दर्द में भी उत्तम पाया जाता है।

5. **A_2+B.E :-** इस विलेपन का प्रयोग हृदय पर किया जाता है। इसके प्रयोग करने से समस्त हृदय रोग नियन्त्रित हो जाते हैं। जैसे हृदय धड़कन सम्बन्धी रोग Heart Beat disease हृदय धड़कना (Pal pitation of Heart) प्रदाह (Inflammation) तथा शिरा के रोगों में समुचित परिणाम प्राप्त होता है। इसके अतिरिक्त रक्तश्राव (Bleeding), रक्तार्श (Haemorrhoids), कटना (Cuts) आदि रक्त संचालन सम्बन्धी व्याधियों में अच्छा लाभ पहुँचाता है।

6. **L_2+W.E :-** इस मरहम का उपयोग माँसपेशियों तथा हड्डी सम्बन्धी व्याधि-यों जो वायुजन्य हो, वहाँ शीघ्र प्रभाव डालता है। त्वचा रोग (Dermis disease), फोड़ो (Boils) कटिशूल (Backache), शीतवेदना, आदि में भी लाभ दायक होता है।

7. **F_2+Y.E. :-** इस विलेपन को उपयोग हेतू समस्त ज्वरों की अवस्था में स्थान न० 24 पर रखा जाता है। इसके प्रभाव से यकृत प्रदाह (Hepetitis), प्लीहा व्याधि (Miltor Spleen disease), ज्वर (Fever), रक्त-वातज दोष (Nervous & Blood disease) यकृत फोड़ा (Hep-Abscess) आदि समस्त बीमारियाँ टीक होती है। इसको W.E. में हल करके भी बनाया जा सकता है। इसके लाभ भी वहीं होते हैं। यह वातज पीड़ा में भी उपयोगी माना जाता है।

8. **Ven_1+W.E :-** इस मरहम का प्रयोग समस्त आतशक के दुष्परिणाम जैसे अस्थिवेदना, उपदंशी घाव, दानें तथा अस्थि का अपने स्थान से विचलित हो जाने पर भी लाभ दायक सिद्ध होता है। इसका प्रभाव थोड़ा उष्ण होता है।इसी लिए सावधानी से प्रयोग करना चाहिये।

9. **P_2+B.E. :-** इसका प्रभाव समस्त फुफ्फुसीय प्रणाली व श्वास प्रणाली के अंगों पर होता है। अतः इन अंगों के प्रमुख रोगों में वक्ष तथा गले पर इसका लेपन किया जाता है। इसके प्रभाव से फुफ्फुस प्रदाह (Pneumonia), राजयक्ष्मा (Tuberculosis), पीड़ा (Pain), जिद्दी खाँसी Whooping Cough. Bronchiti बलगमी (खाँसी) आदि पर है।

10. **C_{13}+W.E. :-** इस विलेपन का उपयोग हलक रोग (Throat disease)

में गले पर तथा आन्त्र सम्बन्धी (Intestinal problem) में पेट पर लगाया जाता है। जैसे टान्सिल प्रदाह (Tonsilitis) स्वरभंग (Loss of Voice) पेट फूलना (Tympanites), पेट में उदहरण प्रदाह (Peritonitis), अवटुशोथ (Thyroditis) गले का दाह (Sore Throat), कनपेडशोथ (Parotitis).

11. Ver_2+Y.E :- इस मरहम के उपयोग से समस्त ऐंठन, कृमि, वायु आदि दोष समाप्त हो जाते हैं। इस मरहम को पेट पर लेपित कर दिया जाता है। इसके प्रभाव से अफारा (Flatulence), कब्ज (Constipation), टेपकृमि (Tape-worm) सूती कृमि (Thread Worm), गोल कृमि, फीता कृमि आदि निष्काषित हो जाते हैं।

12. C_{15}+W.E :- इस मरहम का प्रयोग आन्त्रों में बल पड़ने, आन्त्र पीड़ा, आन्त्र उतरने, तथा पैरों में सुदृढ़ धर्षक गाठों पर किया जाता है।

ये सभी मरहम सीमित उपयोगी नहीं है। लेकिन कभी-२ इनका कोई अन्य उपयोग भी अनुभव में आता है। अतः अपने अनुभव के आधार पर भी हमें विलेपनों का प्रयोग करना चाहिये। जैसे कुछ मिश्रित करके W.E. में विलेपन बनाये जा सकते हैं। इनका लाभ क्रम निम्नलिखित हैं।

A_2+C_5+W.E. :- रक्त संचय यकृत, प्लीहा बढ़ने आदि रोगों में

A_2+C_5+P_2+W.E. :- समस्त जीर्ण फुफ्फुसीय विकारों में

S5+C5+W.E. :- इस मरहम का प्रयोग समस्त यकृत व त्वचा रोगों में किया जाता है।

A_2+C_5+L_2+W.E. :- नपुंसकता, गठिया वाई, अंग घुमने में उपयोग किया जाता है।

विशेष :- यह ध्यान रखना आवश्यक होता है। कि कोमल त्वचा पर अधिक बैसलीन में मिली कम मात्रा में औषधियों का प्रयोग करना चाहिये। बैसलीन अधिक तरल होने पर उसमें शुष्क मोम आवश्यकतानुसार मिला लेना चाहिये।

23. औषधियों द्वारा अतिरेक

(Aggravation by Medicines)

जब किसी रोगी को आवश्यकता से अधिक मात्रा में औषधि सेवन करा दी जाती है। तब रोगी की व्याधि में कुछ अतिरिक्त लक्षण उत्पन्न हो जाते हैं। इसी अवस्था को अतिरेक (Aggravation) कहते हैं ।

यदि अतिरेक को इलैक्ट्रो होम्योपैथी के सिद्धान्त के अनुसार परिभाषित करें। तो निष्कर्ष प्राप्त होता है । कि जब औषधि की धनात्मक मात्रा धनात्मक रोग में या औषधि की ऋणात्मक मात्रा ऋणात्मक रोग में रोगी को दे दी जाती है। तब उसकी व्याधित अवस्था में लक्षणों में द्वि गुणित वृद्धि हो जाती है । तथा रोगी का रोग, मुक्त होने के स्थान पर और अधिक लक्षणों का विस्तार रूप लेलेता है । इसी अवस्था को प्रतिक्रिया की संज्ञा दी जाती है ।

इलैक्ट्रो होम्योपैथिक चिकित्सा विज्ञान की औषधियाँ समहू के अनुसार, आँगिक लक्षण उत्पन्न करती है। जिन लक्षणों का सार संकलन समहू अनुसार निम्न लिखित प्रकार से है ।

Angiotico group :- A_1, A_3 इन औषधियों की जब अनावश्यक रूप से तीव्र मात्रा प्रयुक्त की जाती है । तब रोगी का रक्त परिसंचरण तेज हो जाता है । उसको रक्त सम्बन्धी कष्ट जैसे नाक से रक्तश्रावण मलद्वार से रक्तश्राव (बबासीर वालो में) कनपटी भारी, कानों में विचित्र स्वर आभास, सिर चक्कराना, हृदय की धड़कन में तेजी, दुर्बलता, मस्तिष्क में रक्त एकत्र होना आदि लक्षण उत्पन्न हो जाते हैं ।

Scrofoloso group :- S_1 to S_{12} इन के अधिक प्रयोग से रोगी की रस सम्बन्धी व्याधि के लक्षण उत्पन्न हो जाते हैं। जैसे त्वचा पर दाने उभरना, कब्ज या अपचन, कभी-२ चक्कर, अरूचि, बैचेनी रक्त मिश्रित प्रकृति वालों को हो सकते हैं। अधिकतर रोगियों को यह (ग्रुप) समहू अनुकूल ही आ जाता है।

Pettorales group :- "P" समहू की औषधियाँ समस्त श्वास संस्थान पर प्रभाव रखती है। इस ग्रुप की औषधियों की प्रतिक्रिया होने पर रोगी के फुफ्फुसों में प्रभाव पड़ता है । जिससे खाँसी तेज हो जाती है । बलगम अधिक निकलने

लगभग P_2 या P_4 से गले में खराश में वृद्धि हो कर खाँसी तेज होने लगती है। रोगी निढाल हो जाता है ।

Canceroso group :- "C" ग्रुप की औषधियों के अधिक प्रयोग से अतिरेक होने पर कब्ज उत्पन्न हो जाती है । श्लेष्मिक कला में कार्य क्षमता वृद्धि होने से श्वेत प्रदर, वीर्य प्रमेह होने का भय रहता है। रोगी को चक्कर आना अपचन हो जाता है । लेकिन C समहू ओर P समहू मिलने पर तेजी के साथ छीके आने लगती है। तथा खाँसी बढ़ जाती है। C_{13} व C_{14} की अधिकता से गले में सरसराहट काँटे लगने जैसा आभास होता है ।

Venereo group :- यदि Ven समहू की औषधि से दुष्प्रभाव हो जायें तो उनमें उपदंश का उभरना, त्वचा पर खुजली, दाने उत्पन्न होना, तथा रोगी को गर्मी अधिक लगने लगती है । बैचेनी बढ़ जाती है ।

Febrifugo group :- F_1 के अधिक मात्रा देने से रोगी का शरीर गर्म हो जाता है। स्वेदश्राव बढ़ जाता है। दौरों का वेग बढ़ जाता है ।स्नायु संस्थान उत्तेजित हो जाता है । रोगों को सिर भारी तथा निन्द्रा सी आती है । कभी-२ पेट में कांटे से चुमने लगते हैं ।

चिकित्सा उपाय :- प्रत्येक अधिक मात्रा की प्रभाविता को उसकी हल्की मात्रा (उच्च डायलुशन) समाप्त करने वाली होती है । अतः दी गयी मात्रा के ठीक विपरीत मात्रा में औषधि देवें । अर्थात ऋणात्मक मात्रा को घनात्मक तथा घनात्मक मात्रा को ऋणात्मक कर देनी चाहिये। अथवा नीबू का रस, सिरका, S_1 का प्रयोग भी प्रति क्रिया समाप्त करने में सहायक होता है । सूखी मात्रा से रोग अतिरेक होने पर 300, 200 वे डायलुशन पिलावें ।

23. ऊँचे डायलुशन व उनके प्रयोग

(High Dilution & their uses)

ऊँचे विलयन औषधियों की ऋणात्मक मात्रा होती है। यह सूक्ष्म सिद्धान्त के अनुसार डायलुशन को शक्तिकृत बनाकर ही ऊँचे डायलुशन निर्मित किये जाते हैं। इन विलयनों में औषधि की मात्रा सूक्ष्म होती है। तथा उसकी क्रियाशील क्षमता तीव्र होती जाती है। इस शक्ति के सम्पन्न होने में औषधि की सूक्ष्ममात्रा से विघटित हुए अणु परमाणु का सहयोग होता है। इसी लिए उच्च शक्ति के डायलुशन जीर्ण, जिद्दी व्याधि से विकृत, उत्तकों, अंग की असामान्य कार्य शीलता को समाप्त कर उनमें शुद्धता रस व रक्त की क्रियाशीलता निश्चित कर शरीर को रोग मुक्त करते हैं। इनमें आवश्यकता के अनुसार 10, 30, 100, 200 ....प्रयोग होते हैं। इलैक्ट्रो होम्यों की आरम्भिक समय काल में उच्च शक्ति के विलयनों का प्रचलन अत्यधिक नहीं था। किन्तु बाद में इस दिशा में प्रयास करने पर परिणाम आशा से भी अधिक सकारात्मक रूप में प्राप्त हुआ। निसन्देह ऊँचे डायलुशनों के सफल परिणामों से इस चिकित्सा पद्धति के कार्य क्षेत्र में असामान्य बिस्तार हुआ है। तथा जीर्ण रोगों (घनात्मक रोगों) को समाप्त करने में आशा से अधिक सफलताएं प्राप्त हुई है। प्रत्येक समहू की चयनित औषधियों ऊँचे डायलुशनों के सम्भावित लाभों का सार संकलन संक्षिप्त रूप से निम्न वत है।

एन्जियाटिकों समहू (Angiotico's group) :- औषधि A_1 or A_3 के उच्च शक्ति के डायलुशन बढ़े रक्त संचालन को रोक देते हैं। इनमें धमनी, शिरा, केशिका को संकुचित करने का गुण पाया जाता है।

A_1 - 1000 वीं शक्ति के डायलुशन द्वारा रक्तवमन, रक्तश्राव अत्यधिक मासिक धर्म अति रक्त की मात्रा में उत्तम लाभ होता है।

A_1- 30 वीं शक्ति के डायलुशन को नाक से रक्तश्राव होने, फेंफ़ड़ों से कफ में रक्त जाना, आदि रोगों में शीघ्र लाभ प्रद माना जाता है।

A_1 - 100 वीं शक्ति के घोल के द्वारा गर्भारक्तश्राव A_1+ (C_1 का 100 D.) खूनी पेचिश, रक्तार्श, रक्त की उल्टी में अच्छा परिणाम मिलता है।

A_2 & L_1 - 200 इस शक्ति के घोल से ''विसर्प'', ''जलनाभास'' अन्तः त्वक जलने

में देते हैं ।

A_3-Vth इस डायलुशन से हृदय धड़कने में F,P, समहू के साथ देते हैं ।

केन्सेरोसो समहू (group Canceroso) :- इस औषधि समहू में कुल 17 औषधियाँ पायी जाती हैं । इनके ऊँची शक्ति के घोल श्लेष्मिक कला, तथा रस के श्राव को सन्तुलित कर देते है । इन का मिश्रित प्रकृति के रोगियों पर व्यापक प्रभाव है ।

C_1- 10 वी शक्तिः इस शक्ति के डायलुशन के स्त्रियों सम्बन्धी रोग जैसे गर्भाशय से रक्तश्राव में A_1-10 वी शक्ति विलयन के साथ देने पर आशा जनक लाभ मिलता है ।

C_2 - 1000 :- इस डायलुशन का प्रयोग जीर्ण श्वेत प्रदर, प्रदाह के साथ-२ सर्वागशोथ, जलशीर्ष आदि में किया जाता हैं ।

C3 - 30 to 1000 Pot. :- इस डायलुशनों में कोई उचित आवश्यक शक्ति के घोल के प्रयोग से जूलीपित्ति, मधपान दोष, विजातीय पदार्थ, भ्रम, काल्पनिक बातें करना, तथा अति रक्तदाब आदि में लाभ होता है ।

C_4 - 1000 Potancy :- इस उच्च शक्ति के डायलुशन को अस्थि सम्बन्धी दोष जैसे अस्थि व्रण, जीर्ण कर्णश्राव, जीर्ण गठिया, तथा दुर्बलता, अशक्तपन को नियन्त्रित करने में प्रयोग किया जाता है ।

C_5 1000 Pot :- इस शक्ति के इस डायलुशन का प्रयोग आन्तरिक या बाह्य किसी भी प्रकार के जख्म, व्रण में करते है । परन्तु C_5 के IIIrd to Vth शक्ति के डायलुशन को विभिन्न त्वचा सम्बन्धी रोगों में जैसे गाँठ, खुजली चरता, त्वकप्रदाह आदि के अतिरिक्त तीव्र आमवात, फुफ्फुस शोथ, वायुप्रणाली शोथ, कटिवेदना, जैसे भंयकर रोगों में भी देने पर आशा जनक लाभ मिलता है । इस प्रकार C_5 की विभिन्न उच्च शक्तियों का प्रभाव विस्तृत रोगों पर होता है ।

C_6 10th Pota :- C_6 की उच्च शक्ति वाली वियलन को हम विभिन्न रोगों में तब प्रयोग करते हैं। जब वृक्क दोषों से कठोरता, गठिया सन्धि वक्रता, सन्धिशोथ, जैसे रोग उत्पन्न हो गये हों। तथा जब रक्तश्राव में A समहू असफल हो जाए तब भी C_6 की उच्च शक्तियाँ लाभ प्रदान करती है।

C_{10} III & 30 Pot :- C_{10} की तृतीय डायलुशन क्षमता द्वारा तीव्र आन्त्रपरिशिष्ठ शोथ पर अच्छा प्रभाव होता है। परन्तु C_{10} की 30 वीं शक्ति के डायलुशन का प्रभाव व्रणयुक्त वृहद आन्त्र प्रदाह, तथा जीर्ण कब्ज, जीर्ण आन्त्र परिशिष्ट प्रदाह पर है।

C_{13} III & Vth Dil :- इस डायलुशन द्वारा ग्रसनी स्वरयन्त्र, प्रदाह, कन्ठमूल शोथ, तथा काकलक शोथ (Uvallitis) आदि हलक सम्बन्धी रोग टीक होते हैं।

C_{15} IIIrd Dilution :- इस डायलुशन को S, IIIrd डायलुशन के साथ प्रयोग करने से वंक्षण, आन्त्र उतरना, आन्त्रों में प्रदाह आदि कष्ठ टीक हो जाते हैं।

C_{17} - 100th Dilution :- इसके प्रयोग से अदृश्य मधूमूत्र, शैया मूत्रण स्वप्न में मूत्र करना, अत्यधिक मूत्र आना, जैसे मूत्राशय सम्बन्धी रोगों में लाभ हुआ करता है!

स्क्रोफोलोसो समहू (Scrofaloso Group) :- S ग्रुप की औषधियों के ऊँची शक्ति के डायलुशन लसिका, वाहिकाओं की नलियों को सकुंचित कर देता है। इसी लिए त्वचा पर निकलने वाले उभार, दानों को समाप्त कर देता है। साथ ही अन्य लाभ जैसे पाचन दोष, चक्षु दोष, मितली स्नायु दुर्बलता आदि पर भी प्रभावशाली हैं।

S_1 - 1000 Dilution :- S_1 का यह उच्च शक्ति का डायलुशन फोतों की कण्डू, दद्रु मण्डल, भोलापन, अहमकपन, आदि जैसे स्नायु दोषों में लाभ पहुँचाता है।

S_2 200 Dilution :- इस डायलुशन के प्रयोग से मितली, कै, वातज उष्णता, ग्रधसी वेदना, मस्तिष्क पीड़ा, अण्डकोष में तरल आदि रोगों की अवस्था में सुधार हो जाता है ।

S_3 III to 10th Dilution :- इसके प्रयोग करने से विद्यार्थियों का सिर दर्द (चाहे आधिकांश, अध्ययन विद्वान हो) ठीक होने की आशा रहती है ।

S_3 - 50 to 1000 Dilution :- इन में से उपयुक्त शक्ति के डायलुशन के प्रयोग करने से तीव्र खुजली, चित्तियाँ उत्पन्न होना, सूक्ष्म फोड़े में वेदना उभरना, मिर्गी, आदि रोगों में लाभ दिखाई देता है।

S_5 500 & 1000 Dilution :- इसके प्रयोग के कारण त्वचा पर अभद्र चित्ती सारे शरीर में खुजली, जूलीपित्ती, में सफलता मिल जाया करती है।

S_6 III & 1000 Dilution :- S_6 के IIIrd Dilution से वृक्क प्रदाह, मधुमूत्र वृक्क में पथरी में C_6 III शक्ति के डायलुशन सहयोग से लाभ होता है । S_6 के 1000 वे डायलुशन द्वारा मधुमूत्र, बहूमूत्र को नियन्त्रित किया जा सकता है ।

$Limf_1$ 1000 Dilution :- यह लार की अधिकता, अतिस्वेद श्राव में लाभ दायक होता है ।

S_{10} 200 or Dilution :- S_{10} जियापून के 200 वें डायलुशन से जलोदर मृगी, बाई की पीड़ा, पेचिश, आदि रोग औषधि अनुकूल होने पर ठीक हो जाते हैं। परन्तु हजारवीं शक्ति के बिलयन से जीर्ण दौरे, मिर्गी, पागलपन, जैसे वातज रोग उचित अन्तराल में सेवन कराने के ठीक हो सकते हैं ।

S_{11} - 200th Dilution :- (A.M.M) S_{11} के 200 वी शक्ति के डायलुशन को उल्टी, दिल मचलाना, मिचली, उत्क्लेश में उपयोग किया जाता है ।

S_{12} - 30 or 10th Dilution :- इस डायलुशन के प्रयोग से मोतिया बिन्दु नेत्रप्रदाह,

व नेत्राश्राव में A_1 के साथ देने से लाभ होता है।

फेब्रीफ्युगो समहू (Febrifugo group) :- F_1 & F_2 औषधियों के उच्च शक्ति के डायलुशन के प्रयोग करने से समस्त यकृत, व स्नायु संस्थान पर प्रभाव पड़ता है। तथा इनसे सम्बन्धित रोग भी नियन्त्रित होते हैं।

F_1 - 200 or 1000 Dilution :- F_1 के 200 वे डायलुशन से ज्वर, स्नायु दोष, यकृत प्रदाह तथा प्लीहा का बढ़ना, इस शक्ति के घोल से शरीर का अधिक तापमान थोड़े समय में ही घट जाता है। लेकिन साथ में अति ज्वर रोगी पर बाह्य औषधियाँ भी प्रयोग की जाती हैं।

F_2 Vth Dilution:- इस डायलुशन का परिणाम आमवात ज्वर तथा प्रलेपक ज्वर में आशा जनक मिल जाया करता है।

वैनिरियो समहू (Venereo Group) :- इस समहू की औषधियों का प्रमुख कार्य उपंदशीय सम्बधित रोगों दोषों से सुरक्षित रखना है। इसकी (तनु) हल्की मात्रा दोषों का ह्रास करती है।

Ven_1 30th Dilution :- Ven_1 के 30वी शक्ति के डायलुशन से जीर्ण सुजाक, उपंदश, पर है। तथा त्वचा पर उभरे दुष्प्रभाव पर लाभ प्रदान करता है।

Ven_1 1000 Dilution :- इस ऊँची शक्ति के डायलुशन का प्रभाव आनुवंशिक उपदंश सुजाक व अन्य निकटस्थ दोष जैसे चक्षुदोष, कुष्ठ, बाई पर होता है।

बर्मीफ्युगो समहू (Vermifugo group) :- रोगी के शारीरिक दोष में यदि वे कृमि के कुप्रभाव से हों। तो Ver समहू की औषधियाँ कृमि पर प्रतिकूल प्रभाव डाला करती है। साथ ही आन्त्रदोष, ऐंठन, दौरों पर भी लाभ प्रदान करती हैं।

Ver_1 - III & 30th Dilution :- Ver_1 के IIIrd डायलुशन से दस्त, बहम मृर्गी तथा कृमि जैसे धागे दार, कद्दूदाने जीवित या मृतावस्था

में इस के प्रभाव से ज्चर का अतिताप, श्रावीय अकौता, जिसमें तीव्र खुजली का लक्षण हो आदि रोग ठीक हो जाया करते हैं ।

Ver_1 1000 Dilution :- Ver_1 के इस उच्च शक्ति के डायलुशन से वातज रोग, जैसे जीर्ण ऐंठन, आक्षेप जो आन्त्र कृमियों से उत्पन्न हुए हो, उनमें अच्छा परिणाम मिला करता है ।

Ver_2 III :- Ver_1 के असफल होने पर जीप्र ऐन्ठन की समस्या Ver_2 III Dilution से ठीक हो सकती है ।

Pettorale group :- "P" समहू की समस्त औषधियों का प्रभाव समस्त श्वास संस्थान Respiratory System पर है। अत: P ग्रुप से इनसे सम्बन्धित रोगों पर उत्तम परिणाम मिला करता है ।

P_1 IIIrd Dilution :- इसके प्रभाव से वयस्कों के समस्त फुफ्फुसीय दोषों पर अच्छा लाभ मिलता है। जैसे वायु प्रणाली प्रदाह, बलगमी कफ आदि

P_2 200 & 1000 Dilution :- P_2 के 200 वें शक्ति के डायलुशन से क्षय, जीर्ण खाँसी, फुफ्फसीय आवरण की प्रदाह आदि रोग ठीक होते हैं। तथा 1000 वीं शक्ति के घोल से राजयक्ष्मा की द्वितीय अवस्था, तथा आवश्यकता अनुसार अन्य प्रकृतियों की उचित औषधि का प्रयोग भी निहित है। जैसे S ग्रुप, C ग्रुप, आदि

P_3 - 10 & 200 Dilution :- P_3 के V or 10th Dilution का प्रयोग कुक्कुर खाँसी, दुर्बल स्त्रियों व बच्चों की खाँसी में होता है। जबकि P_3 - 200 वीं शक्ति के प्रयोग से स्त्रियों की सूखी खाँसी, रेजिस आदि जैसा कष्ट समाप्त हो जाता है ।

P_4 III :- इस शक्ति से स्वर यन्त्र प्रदाह, नासा विवर, जीर्ण जुकाम स्वर भंग आदि रोग दूर होते हैं ।

P_4 1000 :- इस उच्च शक्ति के डायलुशन से प्रौढ़ों के श्वस्न दमा गले में बलगम भरने में आदि रोग नियन्त्रित हो जाते हैं ।

1. भाग - 4

इलैक्ट्रो होम्यो औषधियों की क्रियाशीलता

(Activeness of E.H. Medicine)

इलैक्ट्रो होम्योपैथी की औषधियाँ (शीतासव) कोहोबेशन विधि द्वारा निर्मित की जाती है । कोहोबेशन विधि द्वारा पौधों की आदिशक्ति को एकत्रित किया जाता है । यह आदि शक्ति वही वनस्पतियों की प्रमुख शक्ति होती है । जिनको कि उन्होंने जीवन पर्यान्त आकाश से प्रकाश, हवा, पानी आदि द्वारा एकत्रित किया था ।

इस प्रकार पौधों से जब स्पैजरिक एसेन्स (मूलसत्व) प्राप्त किया जाता है । तब उस ऐसेन्स में विद्युत शक्ति, प्रकाश शक्ति, आकर्षण शक्ति और उष्ण गुण शक्ति आदि का समावेश होता है । अतः इन शक्तियों से परिपूर्ण इलैक्ट्रो होम्योपैथिक औषधियों का जब रोगित मानव शरीर पर प्रयोग किया जाता है । तो निःसन्देह ही यह सर्वशक्ति सम्पन्न मूलसत्व मानव शरीर को रोग से तत्काल मुक्त कराने में सहायक सिद्ध होता है ।

यदि एसेन्स की क्रियाओं पर ध्यानकेन्द्रित करें तो निम्न क्रियाओं का शरीर में क्रियन्वयन होने का आभास होता है ।

(क) रसायनिक क्रियाशीलता :- इस क्रिया हेतूं तब औषधि रोगी पर प्रयोग की जाती है । जब शरीर में रस और रक्त की अशुद्धता तो निश्चित होता है । इनसे दूषित पन, उत्तकों, कोषांए तथा अवयव तक में फैल जाता है । तब रोगी के शरीर की अवस्था गम्भीर हो जाती है । परन्तु जब इलेक्ट्रो होम्यो औषधि सर्वप्रथम लार द्वारा रक्त और रस में मिल जाती है । तब रसायनिक क्रियाएं आरम्भ करती है । और जब रस व रक्त शुद्ध हो जाता है । तब शनैः शनैः कोषाओं, उत्तकों, पर भी उत्तम प्रभाव पड़ने लगता है ।

(ख) यान्त्रिक प्रभाव (क्रिया) :- इस प्रकार की क्रिया का आभास भी शीघ्र ही सिद्ध होने लगता है ।

जब किसी रोगी को शरीर में यान्त्रिक विकृति, अवरोध व्याप्त हो जाता है । तव औषधि प्रयोग होने के कुछ समय के पश्चात विजातीय अनावश्यक मल पदार्थ

शरीर से बाहर निष्काषित करा दिये जाते है ।

जैसे वृक्क में प्रदाह से मूत्रानाश, कब्ज से मलावरोध, ज्वर से स्वेदश्राव का अवरूद्ध हो जाना, अथवा किसी दंशबिष का प्रभाव शरीर में होने पर, आदि इन सभी परिस्थितियों में इलैक्ट्रो होम्यों औषधियों शीघ्र यान्त्रिक क्रिया को तीव्र गति प्रदान कर उर्त्सजन तन्त्र में सहायता करती है । तथा रोगी को मल पदार्थों से मुक्त कर स्वच्छ व स्वस्थता करने का कार्य करती है ।

गतिशील क्रिया :- औषधि का कार्य प्रभाव गतिशीलता प्रदान करना भी होता है । क्योंकि रोगावस्था में आदिशक्ति क्षीण पड़ जाती है । तथा इसी आदि शक्ति के अभाव में शरीर के रस, रक्त, इत्यादि से लेकर सम्पूर्ण शरीरांग ही दुर्बल हो जाते हैं । जिससे जीर्ण रोग उत्पन्न हो जाता है । अतः जब रोग के अनुसार औषधियों का उचित चुनाव किया जाता है । तब उन औषधियों के रूप में वनस्पतियों से वैकल्पिक आदि शक्ति उर्जा ही हम शरीर को देते हैं । जिनसे शरीर की क्षीण पड़ी आदि शक्ति को उर्जा प्राप्त होती है । तथा उसमें वृद्धि हो जाती है । रस, रक्त, शुद्ध होकर सम्पूर्ण शरीराँग में गतिशीलता उत्पन्न हो जाती है । जिसके परिणाम स्वरूप रोगी, रोग मुक्त होकर, स्वास्थ्य प्राप्त कर लेता है ।

इस प्रकार इन क्रिया प्रभावों के निष्कर्ष में यह सार निकलता है । कि हर अवस्था, क्रिया प्रभाव में रक्त व रस की शुद्धता की जाती है ।

चाहे वह पाचन दोष से हो, या आदि शक्ति के ह्रास या अशुद्धता व्याप्त होने से,

इन सभी, दोषों को इलैक्ट्रो होम्यापैथी की औषधियाँ अति शीघ्र समाप्त करके अंग प्रत्यंग को शीघ्र नवजीवन प्रदान करती हैं ।

2. इलैक्ट्रो होम्योपैथिक औषधियों की विशेषताएं

(Spaciellity of E.H. Medicines)

इलैक्ट्रो होम्योपैथिक चिकित्सा पद्धति की औषधियों की बिशेषताएं ही इसके लोकप्रिय होने की स्पष्ट प्रणाम हैं । यह पद्धति अत्यन्त सरल, तत्काल लाभकर, निर्दोष सर्वगुण सम्पन्न है । अन्य विशेषताएं निम्नवत हैं ।

1. यह चिकित्सा पद्धति अपनी औषधियाँ केवल वनस्पति वर्ग से निर्मित करने का निर्देश देती है । इसलिए दवाएं विषरहित हैं ।
2. इस की औषधियों से कोई अन्य औषधिय रोग उत्पन्न नहीं होता। तथा न ही कोई प्रतिकूल प्रभाव ही होता है। इसी कारण गुणकारी व बिलकुल हानि रहित हैं ।
3. औषधियां सीमित संख्या में हैं। इनके सम्बन्ध में कोई कठिनाई नहीं होती है । साथ ही बच्चे, बूढ़े, स्त्री सभी स्वाद से ग्रहण कर लेते हैं।
4. औषधियों का निर्माण अतिसरल है। अतः आवश्यकता के अनुसार उच्च शक्ति की औषधि भी कभी भी बना ली जाती हैं ।
5. इन औषीधियों का प्रभाव रस और रक्त पर होता है। अतः कुशल चिकित्सक की देखरेख में रोगी को देने से जीर्ण रोग जैसे क्षय, कोढ़, ज्वर, केंसर आदि से मुक्त हुआ जा सकता है ।
6. औषधियों का प्रभाव कोषाओं में तथा सूत्रों में फैल कर वंशज व्याधि तक को नियन्त्रित कर देता है ।
7. औषधियों की प्रयोग विधि सरल होने से इससे सफल पशु चिकित्सा भी की जाती है ।
8. औषधियों के परस्पर संयोजन में मिश्रित सुविधा है। अतः किसी भी जरूरत में दवा मिला कर दी सकती है। तथा दवा रोग के कारण को ही हटा देती है ।
9. इन औषधियों से कोई हानि नहीं होती है । यदि अतिरेक हो भी जाय तो औषधि की विपरीत मात्रा, नीबू का रस या सिरका, कष्ट दूर कर देता है ।

10. इन औषधि के पूर्व सेवन से संक्रामण रोगों से बचा जा सकता है।

11. जीर्ण भयानक रोगों की चिकित्सा करने पर पूर्ण लाभ अथवा अवस्था में सुधार अवश्य हो जाता है ।

12. इन औषधियों को प्रकृति के अनुसार देकर शीघ्र लाभ प्राप्त किया जाता है ।

13. इन औषधियों में कोई अशुद्ध पदार्थ, विष नहीं मिलाया जाता है । संक्षेप में हम कह सकते है । कि इलैक्ट्रो होम्योपैथी अनेक विशेष गुणों वाली चिकित्सा विज्ञान हैं ।

3. सौर्य उर्जा संचालन और आदि शक्ति

(Circulation of solar Energy & od Force)

यदि हम गम्भीरता पूर्वक विचार करें तो हमें अवश्य ऐसा आभास होगा। कि हम, तथा हमारी प्रकृति सभी को क्रियान्वयन के लिए उर्जा शक्ति अवश्य ही कहीं से प्राप्त होती है। अधिक तर विचारकों ने इस शक्ति संचालन का श्रौत "सूर्य" को माना है। अर्थात सूर्य ही शक्तिमान है। लेकिन सूर्य भी कहीं से उर्जा प्राप्त करता होगा। तो उस श्रौत को सर्वशक्तिमान होने की कल्पना की जा सकती है।

संक्षेप में हम केवल सौर्य उर्जा को ही पृथ्वी व सम्पूर्ण जीवन के लिए आवश्यक मान सकते हैं।

सौर्य उर्जा का अर्थ होता है। सूर्य द्वारा उत्पन्न की गयी शक्ति या उर्जा,। आधुनिक काल में सूर्य से प्रकाश से विशेष उपकरणों की सहायता से विद्युत उत्पन्न करके कृत्रिम विद्युत उत्पादन कर अत्यन्त महत्वपूर्ण कार्य हुआ है। इस सौर्य उर्जा की प्राप्त शक्ति से यह सिद्ध होता है। कि सूर्य से आने वाली प्रकाशीय किरणों में ऐसी कोई शक्ति अवश्य है। जो सुचालक पदार्थों में उपस्थित दो इलैक्ट्रोडों के बीच बिद्युत धारा प्रवाहित करके परिपूर्ण विद्युत परिपथ का निर्माण करती है। इसी शक्ति को हम "सौर्य उर्जा" की संज्ञा देते हैं।

विद्युत उत्पन्न करने का अर्थ है। विभिन्न विपरीत आवेशों को गति प्रदान करना, अर्थात (Movement of Several opposit Charges) इसे हम एक्टीवेटर या सक्रियकारी भी कह सकते हैं। जो शारीरिक क्रियाएं (Physiological Activities) उत्पन्न कराते हैं।

विश्व या ब्रहमाण्ड के जीवों में सूक्ष्म से लेकर दीघ्र आकार वाले पौधे वनस्पतियों जीव जन्तु एवं मनुष्यों के जीवन में प्रकाश सबसे बड़ा प्रमुख शक्ति का श्रौत हैं।

सूर्य के प्रकाश के द्वारा मनुष्यों के शरीर को "विटामिनडी-V1t D" अत्यधिक मात्रा में प्राप्त होता है। जो अस्थि समहू को सुदृढ़ता प्रदान करता है। तथा वसा के पाचन में सहायक होता है। वनस्पति जगत भी सौर्य प्रकाश की सहायता

से पादप कोशिका में विद्यमान रसायनिक तत्व ''क्लोरोफिल'' की उपस्थिति में प्रकाश संश्लेषण क्रिया द्वारा ''पत्तियाँ'' अपना भोजन बनाती है। जिस क्रिया के परिणामस्वरूप CO_2 गैस अवशोषित होकर O_2 प्राणवायु निष्काषित होती है। जिसे मानव सजीव जाति की श्वसन क्रिया निर्भर करती है। इस प्रकार हम ज्ञात करते हैं। कि सूर्य के प्रकाश में वह उर्जा निहित है। जो आक्सीकरण की क्रिया को क्रियान्वित करती है। तथा उसकी दर को बढ़ाती है। इन सभी पक्षों से यह सिद्ध होता है। कि पादप कोशिका में जो रसायनिक तत्व उपस्थित होता है। अपनी परमाणवीय अवस्था (इलैक्ट्रान ग्रहण करके यानिष्काषित कर) में होकर कोशिका से प्रकृति में और प्रकृति से कोशिका में पुनः पहुँचकर दोनों की दशीय स्थिति में साम्य उत्पन्न करता है। इसी गति को विशिष्ठ अवस्था में पदार्थ (Movement of matter in spacific State) की गति कहते हैं। तथा इसी स्पेसिफिक स्टेट को प्लाज्मा स्टेट या पदार्थ की कक्षीय गति (Classical State) कहते हैं। जो उर्जा या प्रकाश का प्रमुख श्रौत है। एंव शरीर में उपस्थित रक्त व रस का सामान्य घटक (Common Component) है। इससे यह तथ्य प्रमाणित हो जाता है। कि पदार्थ में गति का कारण उर्जा या शक्ति होती है। तथा वह शक्ति जिसके द्वारा पदार्थ अपने स्पेसिफिक स्टेट या अवस्था में गति करता है। उसी को आदि शक्ति (Od Force) कहा जाता है। ओड (Od) ग्रीक शब्द ओडाइनेल से बना है।

आदि शक्ति (Od Force) का आविष्कार बोरंटम्बर्ग जर्मनी के वैज्ञानिक बोरन योन रिचैन बैच (B. Reich enbach) ने लगभग 1861-62 बर्लिन में किया था।

वैज्ञानिक रिचैनबैच ने अपनी खोज व अनुभवों के बाद निष्कर्ष निकाले। कि इस पृथ्वी पर पाये जाने सभी प्राणी, जीवधारी एक अदृश्य आदि शक्ति के अन्तर्गत रहकर कार्य करते हैं। वे प्राणी चाहे सूक्ष्माकार पृथ्वी ही नहीं बल्कि अन्य ग्रहों व ब्रहमाण्ड पर है। इस शक्ति सें चुम्बक विद्युत, उष्मा, तथा प्रकाश एंव ध्वनि शक्तियाँ आपस में एक ही बल (Force) से सम्बन्धित है। इसी को जीवन शक्ति (Force of life) कहते हैं। इसी प्रकार का विवरण सन् 1845 ई० में प्रकाशित ''एनल्स आफ कैमिस्ट्री'' में भी दिया है। डा० मैगलस दी रेक्टर प्रो डोब, एंव पीगेन्डीफ के अनुसार ''क्रिस्ट्रल, चुम्बक फिगरटिंप, रसायनिक क्रियाओं द्वारा

प्रमाणित होता है। तथा घर्षण (Friction) ध्वनि (Sound), उष्मा धातुओं के मासेज, एंव एमाफर्श बाडीज ओड के साथ चार्जेज होती है। जो विकिरण (ओडिक रेडियसन) या ओडिक लाइट या प्रकाश कहलाती है।

इन्हीं तथ्यों के आधार पर इटली के बालोग्ना निवासी डा० काउण्ड सीजर मैटी द्वारा कुछ प्रमुख वनस्पतियों से औषधिय में विद्यमान औषधिय शक्ति को आदि शक्ति (Od Froce) कहा गया है। तथा सन् 1865 ई० इलैक्ट्रो होम्योपैथी का आविष्कार हुआ । इलैक्ट्रो होम्योपैथिक औषधियाँ सेवन प्रयोग के उपरान्त सीधे प्लाज्मा में विद्यमान आयनों पर अपना प्रभाव डालती हैं। जो प्रकाश का प्रमुख गुण होता है। क्योंकि प्रकाश में जो उर्जा निहित है। वहीं स्पैजेरिक एसेन्स में आदि शक्ति के रूप में विद्यमान है। जिसका प्रभाव तत्काल सीधे तान्त्रिका तन्त्र पर होता है। और शारीरिक क्रिया उत्पन्न (Physiological Activities Created) करती है। जो मानव जाति को प्रत्येक प्रकार से आरोग्य बनाने में पूर्णतः सक्षम है। जिससे कैन्सर क्षय, कोढ़, राजयक्ष्मा इत्यादि जैसे जटिल से जटिल रोग पूर्ण रूप से समाप्त किये जा सकते हैं।

जिस प्रकार सौर्य उर्जा पदार्थों के विशिष्ट कक्षीय गति में सहायक होकर विद्युत शक्ति उत्पन्न करती है। विद्युत उर्जा को फिर कार्य में परिवर्तित किया जाता है। बिलकुल इसी सिद्धान्त के अनुसार इलैक्ट्रो होम्योपैथिक की औषधियाँ आदि शक्ति की सहायता से मनुष्य के शरीर में विद्यमान रक्त व रस में विद्यमान प्लाज्मा पर अपना तत्काल प्रभाव डालकर, शारीरिक क्रिया (Physiological Activites) उत्पन्न करके रस और रक्त की सामान्य अवस्था में साभ्यता (Stady State) स्टेडीस्टेट को सन्तुलित बनाये रखती है।

प्रकृति में सौर्य उर्जा सभी जीवों व वनस्पतियों को प्राप्त होती रहती है। जिस वनस्पति को इसका अभाव व्याप्त होने लगती है। वही शनैः शनैः निर्जर्विता की ओर अग्रसर होने लगती है। इसी प्रकार जब मनुष्यों में सौर्य उर्जा या आदि शक्ति का ह्रास या अभाव असन्तुलित हो जाता है। और इसी से धीरे-२ अवयवों में दोष उत्पन्न हो जाते है। तथा मनुष्य का शरीर रूग्णावस्था ग्रहण करने लगता है। इस के निराकरण करने का उपाय है। कि शरीर को आदि शक्ति की अतिरिक्त आपूर्ति की जाय। और वह हम वनस्पतियों से एकत्रित कर औषधि के रूप में

करते हैं। जब सौर्य या आदि शक्ति की शरीर में पूर्ण पूर्ति हो जाती है। तभी रोग से मुक्ति मिल कर स्वास्थ्य प्राप्त होने लगता है। इस प्रकार सौर्य उर्जा या आदि शक्ति को हम वनस्पति या पर आश्रित रह कर पूर्ति करते रहते हैं। शक्ति का संचालन वनस्पतियों से ही हम को प्राप्त होता है। तथा वनस्पतियों में शक्ति का संचालन प्राकृतिक श्रौतों से होता रहता है।

4. प्रकृति मिजाज, स्वभाव

(Constitution or Temperaments)

इलैक्ट्रो होम्योपैथिक चिकित्सा पद्धति में रोगी का रोग निदान, उस की अवस्था के अनुसार किया जाता है। अब रोग की अवस्था जीर्ण है। अथवा उग्र, घनात्मक है या ऋणात्मक। इसके अतिरिक्त रोगी की प्रकृति (Temperament) का भी विस्तृत रूप से अध्ययन किया जाता है। तथा रोगी की प्रकृति की पहचान करना भी निदानात्मक कार्य का ही प्रमुख अंग माना जाता है। अतः प्रकृति पहचान के लिए कुछ प्रमुख जानकारी प्राप्त करना अति आवश्यक होता है।

प्रकृति, मिजाज रोगी का अपना स्वंय का होता है। रोगी को कुछ लक्षण उसकी प्रकृति के अनुसार ही पाये जाते हैं। जिनसे व्याधि का सीधा सम्पर्क होता है। प्रकृति कोई व्याधिय अवस्था नहीं होती अपितू यह तो उसकी जन्मजात, निवास, स्वभाव के कारण निर्मित हुई होती हैं। प्रकृति के अनुसार ही अधिकांश कष्टों के लक्षण उत्पन्न होते है। जैसे रक्त प्रकृति के व्यक्ति में रक्त सम्बन्धी लक्षण मिलते हैं। जिनमें मुख्यतः हृदय विकार, धमनी रोग, नक्सीर, रक्तार्श आदि।

इस प्रकार "प्रकृति के अनुसार हीरोगी में रोग उसी प्रकार उत्पन्न हो सकते हैं। जिस प्रकार उपजाऊ मिट्टी में बीज उपज सकता है। तब प्रकृति एक माध्यम है। कोई स्वरोग या कारक नहीं हो सकती। कुछ अज्ञानता स्वरूप प्रकृति को ही रोगावस्था घोषित कर दिया करते हैं। जबकि यह वास्तविकता से उतनी ही दूर है। जितना सत्य से मिथ्या।

प्रत्येक चिकित्सा विज्ञान के वैज्ञानिकों ने गहन अध्ययन कर "प्रकृति" बाद को सत्य पाया तथा उसको अपनी सुविधानुसार व्याख्या के रूप में ढाला है। जैसे ऐलोपैथ रोग उत्पत्ति सूक्ष्म कीटाणुओं को मानते हैं। लेकिन कीटाणु भी वहीं तीव्र गति से वृद्धि करते है। जहाँ उनको अनुकूल वातावरण मिलें। अर्थात प्रकृति के अनुसार ही कीटाणु वृद्धि करते हैं।

प्राचीन चिकित्सा पद्धति "आयुर्वेद" भी प्रकृति को प्रमुख स्थान प्रदान करती है। जिसमें त्रिदोष सिद्धान्त अर्थात कफ, रक्त, वात पित्त में दोष की व्याख्या करते हैं। कोई भी रोग इनके कारण ही उत्पन्न होता है। रोगी के मिजाज को यूनानी

चिकित्सा पद्धति भी गर्म, सर्द, खुष्क और मिश्रित चार भागों में बाँटती है ।

जबकि होम्योपेथी के आविष्कारक डा० हेनिमेन महोदय भी जीर्ण रोग होने का कारण (1) सोरा (Psora) (2) सिफिलिस (Syphilis) (3) साइकोटिक (Sycotic) को मानते है । जो मैटी द्वारा वर्णित कफ, रक्त, वात, मिश्रित प्रकृतियों से मिलते है । तथा डा० ग्रेवोगेल डा० शस्लुर आदि तो रक्त और रस में परिवर्तन ही प्रकृति को मानते थे । इस प्रकार प्रत्येक चिकित्सक द्वारा वर्णित विचार धाराएं प्रत्यक्ष या अप्रत्यक्ष रूप से एक समान, होने की पुष्टि करती है ।जो "प्रकृति वाद" का स्पष्ट प्रमाण है ।

इलैक्ट्रो होम्योपैथिक के आविष्कारक डा० काउण्ट सीजर मैटी ने भी इसी विचार को प्रतिपादित किया कि "रोग के लक्षण, रोगी की प्रकृति पर निर्भर करते हैं। वे पैरासैल्सस के प्रदत्त नियमों से प्रभावित थे । पैरासैल्सस ने रोग को "प्रकृति" "ग्रहों" तथा ईश्वरीय कार्यकलापों से सम्बन्धित बताया है । परन्तु डा० मैटी ने अवयवीय संरचना उनके विशेष कार्यकलापों, चयापचय, रस रक्त को ही रोग का प्रमुख कारण माना । जबकि विष, सेवन, दुर्घटना अकस्मात होते हैं । इनके अतिरिक्त सम्पूर्ण रोग रक्त, रक्त के अशुद्ध होने से व्याप्त होते हैं । लसिका, और रक्त ही हमारे शरीर की सम्पूर्ण क्रियाओं को तथा शारीरिक कार्यों को चलाते हैं । तथा इनको आधार मानते हुए ही डा० मैटी ने तीन प्रकृतियों को माना

(1) रस प्रकृति (Lymphatic Temp.)

(2) रक्त प्रकृति (Sanguine Temp.)

(3) मिश्रित प्रकृति (Mixed Temp.)

5. रस प्रकृति (Lymphatic Temperament)

लसिका परक

रस प्रकृति वाले व्यक्तियों में लसिका परक लक्षण ही अधिक पाये जाते हैं। इन व्यक्तियों का लसिका संस्थान दूषित होने पर ही सम्बन्धित रोग उत्पन्न होते है। शरीर में सम्पूर्ण रस तन्त्र जैसे ग्रन्थियाँ (Glands), लसिका ग्रन्थियाँ (LymphaticGlands), आमाशय (Stomach, Abdomen), यकृत (Liver), आन्त्र प्रणाली (Intestinal System) सभी रूग्णावस्था के हो जाते हैं। तथा सम्बन्धित दोष व लक्षण फैल कर रोगी की अवस्था दयनीय बना देते हैं।

प्रमुख रूप से कफ प्रकृति वाले व्यक्तियों में निम्न लिखित लक्षण अत्यधिक पाये जाते हैं।

1. रोग रस संस्थान के अधिक पाये जाते हैं। जैसे पाचन दोष, त्वचा दोष, बलगम, जुकाम का जीर्ण रूप ले लेना आदि होते हैं।
2. रोगी के रोम (बाल) कोमल तथा कम घने पाये जाते है। ग्रन्थियाँ सूजती रहती है। कण्ठमाला रोग हो सकता है।
3. रक्त हल्का अर्थात लाल कणिकाओं का अभाव होता है। श्वेत रक्त कणिकाएं भी क्षमता हीन होती है। फलतः दुर्बलता होने से सर्दी का प्रभाव शीघ्र हो जाता है।
4. ऐसे व्यक्यिों की त्वचा (Skin) मसूढ़ों का रंग स्वभाविक नहीं होता। बल्कि पीला या कालापन लिये होता है।
5. पाचन दोष होने से कब्ज (Constipation) व बादी बबासीर (Piles) भी पाई जा सकती है।
6. रक्त संचालन ठीक नहीं होने से ऐसे व्यक्ति, सुस्त, आलसी तथा डरपोक प्रकृत्ति के होते हैं। इस प्रकृति के व्यक्ति या तो मोटे होते हैं। अथवा दुर्बल शरीर के होते हैं।
7. रस प्रकृति वाले व्यक्तियों को रोग जीर्ण (Chronic) ही हुआ करते हैं। उसके बाद शरीर की माँसपेशियाँ, कमजोर (Loose) ही हो जाती है।

8. इनको मूत्र में चीनी (Sugar) जाती है। इस लिए फोड़े, फुन्सी जैसे त्वकरोग भी अधिक कष्ट देते हैं।

9. यदि कफ प्रकृति की स्त्रियों के लक्षणों का संकलन किया जाय तब ज्ञात होता है। कि उनको रक्तअल्पता (Anaemia), श्वेत प्रदर (Whites, Leucorrhoea) मासिक धर्म का अनियमित होना या लोप हो जाना (Dysmenorr hea) इत्यादि रक्त अल्पता सम्बन्धी समस्याएं ही अधिक होती है।

10. शिशु जब कफ प्रकृति का हों तब उसको शरीर पर त्वचा दोष, पाचन रोग जैसे आन्त्रक्षय, अतिसार आदि हो जाते हैं। तथा शिशु का सिर बड़ा तथा टेढ़ा होना इस प्रकृति का विशेष लक्षण होता है। मुंह में छाले, लार गिरना भी हो सकता है।

प्रभावी औषधि :- कफ (रस) प्रकृति वाले व्यक्तियों के लसिका सम्बन्धी कष्टों के समाधान हेतू (Scrofoloso) स्क्रोफोलोसो तथा लिम्फैटिकों (Linfantico) समहू की औषधियाँ अत्यधिक प्रभावी मानी जाती हैं। जिनकों आवश्यकता के अनुसार प्रयोग करके समुचित लाभ प्राप्त किया जा सकता है। क्योंकि जब स्वभाविक कष्टों में कमी आ जाती है। तब अन्य रोग व कष्ठ भी उपर्युक्त औषधि सेवन से शीघ्र ही दूर हो जाते हैं।

6. रक्त-प्रकृति

(Sanguine Temperament)

रक्त प्रकति के व्यक्तियों में समस्त लक्षण रक्त के दूषित होने से उत्पन्न हुआ करते हैं । जैसे रक्त कणों (Blood Corpusele) रक्तसंचालन (Blood Circulation) से अन्य रोगों की स्थिति उत्पन्न हो जाती है। जिसमें यदि रक्त कणों का अभाब, रक्त संचालन की अधिकता से रक्ताश्राव संचय नक्सीर, रक्तार्श, सिर में चक्कर आना, सिर पीड़ा (Head pain) मानसिक अस्थिरता जैसे क्रोध, गुस्सा, उत्तेजना रक्त के संचालन के अभावता से भी अनेक कष्ठ उत्पन्न हो जाते है।तात्पर्य यह कि रक्त प्रकृति के व्यक्तियों में सदैव रक्त सम्बन्धी दोष ही अधिक मिलते हैं ।

लक्षण :- रक्त प्रकृति वाले व्यक्तियों में प्रमुख लक्षण जैसे

1. इनमें रोग सदैव रक्त सम्बन्धी होते हैं । तथा रस का अभाव पाया जाता है। जैसे जुकाम का न बहना, ग्रन्थियों की सूजन न होना आदि।
2. इस प्रकृति के मनुष्यों में रक्त संचालन तीव्र गति से होता है । इसी लिए इनकी नाड़ी तेज भरी हुई चलती है । हृदय तेज धड़कता है । खूनी बबासीर ही होती है ।
3. शरीर का वर्ण रक्त वर्ण का होने से व्यक्ति सुन्दर लगता है । आँखें सुर्ख तथा रोब दार होती हैं । व्यक्तित्व में ही तेजी व आवेश पाया जाता है ।
4. ऐसे व्यक्तियों को अनिन्द्रा (Insom nia) रोग होता है ।
5. इस प्रकृति के अधिकाँश व्यक्ति में तीव्र रोग (Acute) होते हैं। प्रसन्न चित्त, व धुक्षा वर्धन तीव्र होता है। शीघ्र गुस्सा व्याप्त हो जाता है।
6. मानसिक असन्तुलन के कारण मस्तिष्क में चक्कर अनुभव होते है। लेकिन पाचन शक्ति अच्छी होती है ।
7. रोग के अतिरिक्त स्वेद की अधिकता होती है । रक्त (Blood) में अम्लीयता (Acidity) पायी जाती है। इसी कारण त्वचा दोष जैसे फोड़े,

फुन्सियाँ (Boil, Abcess or Corbuncle) नहीं होते है ।

8. इस प्रकृति के शिशु अत्यन्त, कोमल व सुन्दर वर्ण के होते हैं । लेकिन उन्हें वक्ष की (Chest) व्याधियाँ अधिक होती है । वर्ण गुलाबी होता है ।

9. इसी प्रकार स्त्रियों में मासिक धर्म अधिकता, रक्तश्राव खूनी अर्श व्याधि, जैसे कष्ट हुआ करते हैं ।

प्रभावी औषधि :- रक्त प्रकृति वाले समस्त व्यक्तियों के कष्टों से मुक्ति के लिए (Angiotico) एन्जियाटिकों समहू की औषधि व नीली बिजली (Blue Elect) उपर्युक्त रहती है । इनके प्रयोग से रक्त सम्बन्धी कष्टों में अतिशीघ्र लाभ पहुँचा करता है ।

7. सम्बन्धित उपप्रकृतियाँ

रक्त तथा रस प्रकृति की उपप्रकृतियाँ भी पायी जाती है। जिनका प्रमुखतः रक्त संचालक अवयवों में लसिका मय वायुकारक (Gasious) दूषित पदार्थों का एकत्रित होना, कारण माना जाता है। अतः इसी लिए वात तथा पित्त को भी उपप्रकृति की श्रेणी में रखा जाता है।

वात प्रकति (Nervous Temperament)

वात प्रकृति वाले व्यक्तियों के चयापचय (Metabolism) क्रिया में विकृति उत्पन्न होने से रक्त तथा रस भी दोषयुक्त होने लगते हैं। तथा कफ में वातकारी गुण व्याप्त होकर तीव्र गति का रूप ले लेता है। जिनका दूष्प्रभाव तन्त्रिका तन्त्र (System Nervous) के सूक्ष्मतम प्रणाली पर होना प्रारम्भ हो जाता है। जिस के परिणाम स्वरूप व्यक्तियों में "स्नायु दुर्बलता" का अहसास होता है। यह एक महत्वपूर्ण प्रकृति है। इसीलिए इलैक्ट्रो होम्योपैथी में इसको सम्मिलित किया है।

लक्षण

1. इस प्रकृति के व्यक्ति नाजुक, तथा दुर्बल होते हैं।
2. इनकी हृदय तथा तन्त्रिका प्रणाली सुस्त होते है। इसीलिए नाड़ी गति तेज झटके से बारीक रूप में चलती है। दिल तेज धड़कता है।
3. वात प्रकृति वाले मनुष्य अध्ययन प्रिय तथा उच्च विचार वान होते हैं।
4. इस प्रकृति वाले मनुष्यों की त्वचा कोमल हल्की तथा उगुँलियाँ पतली होती हैं। निरन्तर पढ़ते रहते हैं।
5. ऐसी प्रकृति के व्यक्तियों में स्नायुदुर्बलता, बहम, पागलपन, अधिक हुआ करता है। शक के कारण गुस्सा जल्दी आता है।

प्रभावी औषधियाँ :- वात प्रकृति वाले व्यक्तियों में वातज रोग ही अधिक रोग होते है। अतः इनको F_1, S_{10}, F_2, P_4, A_3, C_{10}, तथा WE या (BE, GE, YE, RE) सभी लाभकारी माने जाते है। रोगी को व्यर्थ बहम शक अविश्वास नहीं करना चाहिये।

8. पित्त प्रकृति (Bilous Temperament)

पित्त प्रकृति के निर्मित होने में कफ में रक्त (Blood) की अधिकता हो जाती है। जिससे उसमें उष्मीयता (Heat) तीव्र होती है। जब पाचन तन्त्र में अधिक अम्लीय, रक्तीय पदार्थ की उत्पत्ति होती है।तब यही पदार्थ पित्त कहलाता है। पित्त में लसिका और वायु के संयोजन के कारण "नमी" या शीतता व्याप्त हो जाती है। पित्त कुपित होने से अनेक नवीन लक्षण कर दिया करता है। जिनमें कुछ प्रमुख निम्नवत कर दिया करता है। जिनमें कुछ प्रमुख निम्नवत हैं।

1. पित्त का प्रभाव पाचन अंगों तथा ग्रासनली पर होने के कारण, स्वाद ग्रन्थियाँ निष्क्रिय सी हो जाती है। इसी लिए मुँह में कटुपन तथा स्वाद (Teste) खराब रहता है।
2. पित्त प्रकृति के व्यक्तियों का शरीर सुदृढ़ होता है। हड्डी मजबूत होती हैं। बाल शीघ्र सफेद होकर अपनी स्वभाविकता खो देते हैं।
3. पित्त दोष होने के कारण शरीर की त्वचा पीले रंग की होती है। यकृत, तथा पाचन दोष अधिक पाये जाते हैं।
4. इस प्रकृति के मनुष्य (मेहनती) परिश्रमी तथा क्रोधी (Angry) होते हैं।
5. पित्त प्रकृति वाले व्यक्तियों में विशेषकर स्त्रियों को पाचन, दोष रहते हैं। कभी-२ दुर्बलता और पित्ताश्मरी से भी पीड़ित हो जाया करती हैं।

प्रभावी औषधि

यह तो स्पष्ट है। कि पित्त प्रकृति वाले व्यक्यिों में पित्त सम्बन्धी समस्याएं ही अधिक पायी जाती है। इसीलिए इसके नियन्त्रण द्वारा ही समस्या का समाधान हो सकता है। इस को नियन्त्रित करने के लिए S_5 एक विशेष औषधि मानी जाती है। पित्त शान्त होने पर अनेक कष्ट स्वतः ही समाप्त हो जाते हैं।

9. मिश्रित प्रकृति (Mixed Temperament)

मिश्रित प्रकृति वह कही जा सकती है। जिसमें रक्त या रस प्रकृति दोनों के लक्षण सम्मिलित रूप में पाये जाते हैं। हमारे भारतवर्ष में केवल एक प्रकृति के शुद्ध व्यक्ति बहुत ही कम पाये जाते हैं। यद्यपि किसी मिश्रिता प्रकृति वाले में रस लक्षण अधिक मिलेगें तो किसी में रक्त सम्बन्धी एक तथ्य और भी पाया जाता है। कि प्रकृति भी परिवर्तित होती है। क्योंकि पृथ्वी पर वातावरण, ग्रहों की स्थिति हवा, वातावरण सभी बदलते रहते हैं। इसीलिए प्रकृति परिवर्तित हो जाती है। इसको नकारा नहीं जा सकता है। लेकिन यदि एक अनुमान किया जाय तो हम कह सकते हैं। कि नवयुवक व शक्तिशाली व्यक्ति कफ प्रकृति व स्त्रियाँ (मासिक धर्म के कारण) रक्त प्रकृति तथा बच्चे व बृद्ध, दुर्वल वात प्रकृति के लक्षण ही अधिक प्रदर्शित करते हैं।

जब रोग तीव्र (नयी) अवस्था में हो तब प्रकृति के लक्षण स्पष्ट हुआ करते है। परन्तु जीर्णावस्था उत्पन्न होने पर मिश्रित प्रकृति की सी अवस्था हो जाती है। जीर्ण्र रोगों जैसे राजयक्ष्मा, कैन्सर, दमा उपदंश, कुष्ट आदि सभी में रोगी की अवस्था दयनीय होने से अनेक सूत्रों की बरबादी हो जाती है। अनेक उपद्रव भी पाये जाते हैं। किसी में रक्त प्रकृति तो कही लसिकामय लक्षण पाये जाते है। इसीलिए इनको मिश्रित प्रकृति में ही रखना उचित होता हैं।

प्रभावी औषधि :- मिश्रित प्रकृति या जीर्ण अवस्था उत्पन्न हो जाने पर सम्पूर्ण संस्थान दूषित हो जाते हैं। व लक्षण भंयकर होते हैं। अतः इनकी चिकित्सा "C" ग्रुप तथा G.E. द्वारा की जानी चाहिये। प्रकृति अवस्था के परिवर्तन होने के साथ ही औषधियों को भी बदलना आवश्यक हो जाता है। कैन्सरोसो समहू की औषधियाँ व सूत्रों पर प्रभाव डाला करती है।

10. प्रमुख अंग व उनकी प्रभावी औषधियाँ

(Organs and their effective Medicines)

इलैक्ट्रो होम्योपैथिक औषधियां अंगों कोरस व रक्त को बलवान व शुद्ध करके उस अंग को रोगमुक्त कर देती है। संक्षेप में उन औषधियों का क्रम बद्ध व्यौरा निम्नवत है।

अंग	–	प्रभावी औषधियाँ
आँख पर	–	S_{12}, S_1, C_5, RE
नाक	–	C_4, S_1, C_{13}, C_2, S_{11}, P
कान	–	C_5, S_1, S_5,
मुँह	–	S_1, S_{10}, C_5,
गला	–	S_1, S_5, C_5, P_2
हलक	–	C_{13}, P_3, P_4, S
स्वरयन्त्र	–	S_1, P_4, BE
वायुप्रणाली	–	S_1, P_1, C_5, P_2, P_4
फेफड़े	–	P_1, P_2, P_3, P_4, S_1
वातसूत्र	–	P_1, F_1, S_{10}, & WE (Every Electricity)
श्लेष्मिक कला	–	C_2,
यकृत	–	S_2, S_5, S_{10}, F_1, C_5 A, WE
प्लाही व पित्ताशय	–	S_{10}, C_5, F_1, F_2, WE
आन्त्र	–	Ver_1, C_{10}, SL, C_2, S_2, F_1, S_1, YE
लसिका ग्रन्थि	–	C_5, C_1, S_5, C_{15}, RE, C_4, S_1
आमाशय	–	S_1, S_2, S_{10}, C_5, F_1, WE

क्लोम	–	S_1, F_1, F_2, WE
आन्त्र की श्लेष्मिक कला	–	C_2, S_2,
शिरा	–	A_2, BE
रक्त	–	A_1, BE
हृदय	–	A_1, A_2, A_3, F_1, BE
धमनी नाड़ियाँ	–	A_1, BE
रक्त के लाल कण	–	A_1
वृक्कों पर	–	S_1, S_5, C_5, S_6, C_6, C_{17}, WE
मूत्र प्रणाली	–	Ven_1, S_1, C_5, S_6, C_8, C_{17}, S_2
मूत्राशय	–	C_1, S_1, C_2, S_5, S_2, C_{17}
डिब्व ग्रन्थियाँ	–	C_1, C_2, C_5, S_3, S_1,
फोतें अण्ड ग्रन्थियाँ	–	C_1, C_4, S_1, S_5, WE
गर्भाशय	–	C_1, C_5, S_1,
जनेनन्द्रियाँ	–	S_1, C_1, F_1, L_1, S_3, C_5, RE
मस्तिष्क	–	S_1, C_5, S_5, S_{10},
सुषुम्ना नाड़ी	–	C_1, S_5, C_5, S_3, (Scro 3)
अस्थि सन्धि	–	C_3, S_5,
हडिडयों पर	–	C_4, S_1,
मांस पेशियाँ	–	S_3, S_6,
कुर्री बन्धन हड्डी	–	C_3, C_4, S_{10}
नाखून, बालों पर	–	C_4, S_5, S_1

11. (Therpapeutic Hints)

साधारण रोग व उनकी इ० होम्यो चिकित्सा

(Simple disease and their E. Homoeo Treatment)

रोग साधारण हो या गम्भीर, तीव्रावस्था में पहुँचा हुआ हो, सर्वप्रथम रोगोपचार से पूर्व निदान कार्य अनिवार्य होता है । रोग जीर्ण है या उग्र नवीन, रोगी की प्रकृति कौन सी है । रोगी का उत्पन्न रोग ऋणात्मक है या घनात्मक ! क्या कारण है इन सभी जानकारियों को प्राप्त करने के उपरान्त ही किसी उपचार का निष्कर्ष निकालना चाहिये । उसी के अनुसार औषधि को सेवन कराके रोगी का रोग समाप्त कर, उसके शरीर को स्वस्थ बनाया जा सकता है ।

साधारणतः नवीन रोग में औषधि का प्रथम से तृतीय शक्ति के डायलुशन प्रयोग करते हैं । जीर्ण प्रकार के पुराने रोगों में आवश्यकता के अनुसार 10 वीं, 30वीं, ... 200 वीं ..... 1000 वीं शक्ति में प्रयोग करते हैं ।

इसी प्रकार प्रकृति की पहचान किया करते हैं । जैसे शिशु, दुर्बल, नाजुक, वृद्धों की प्रकृति वात लक्षणों की होती है । शक्तिशाली, हष्ठ पुष्ठ, जवानों की प्रकृति रस प्रकृति होती है। गोरी, रक्तम की, गुस्सेदार, पुरुषों व सुन्दर सुर्ख, स्त्रियों की प्रकृति रक्त प्रकृति होती है । वैसे अधिकतर भारत वर्ष में मिश्रित प्रकृति के रोगी मिलते हैं । जिनमें मिश्रित प्रकृति होते हुए भी उपरोक्त प्रकृति के रोगी मिलते हैं।

औषधि की पाजिटिव मात्रा एक गोली (मूल सत्व) से लेकर (आवश्यकतानुसार) - 100 या अधिक सूखी गोलियाँ तक होती हैं । (")

कुछ साधारण रोगों की इलैक्ट्रो होम्योपैथिक चिकित्सा निम्न प्रकार से की जाती है।

दस्त, अतिसार (Diarrhoea) :- इस रोग से रोगी को निरन्तर, पतले स्त्रावयुक्त दस्त आते रहते हैं । रोगी के शरीर में जल की कमी होने लगती है । कमजोरी, हल्का ज्वर, वेदना आदि के लक्षण मिलते हैं ।

चिकित्सा :- प्रत्येक दस्त के बाद S_{10} की 5-10 गोलियाँ खिलवायें । हरे पीले रंग के दस्तों में S_5 का III or Vth डायलुशन पिलवायें । S_3 भी या C_3 दे

सकते हैं । जलापूर्ति के लिए नमक चीनी का घोल पिलाते रहें । शीतल पेय, चावलों का भात, साबूदाना, बेलगिरि, अनार, केले संतरे का रस, इत्यादि मलरोधक खाद्य लेने चाहिये ।

पेट अफरना (Flatulence) :- इस रोग में रोगी के पेट में वायु संचय होने लगती है । वायु निसारकता समाप्त हो जाती है । पेट फूलकर ढोल के समान हो जाता है । रोगी बैचेनी, दर्द से छटपटाता है ।

चिकित्सा :- S_{10} का तीव्र घोल पिलवायें । C_1 व F_1 की 1-2 गोलियाँ अदल बदल कर देते रहें । S_5 + Ver; को गर्मजल से पिला सकते हैं ।

रोगी को वायुनिसारक गर्म खाद्य देने चाहिये । जैसे मेथी, मूली, लहसुन, प्याज, हींग, अदरक, माँस का शोरबा इत्यादि दे सकते हैं ।

पेट में दर्द (Colicpain) :- इस वेदना में रोगी के पेट में वायु संचय गरिष्ठ भोजन व बदहजमी आदि कारणों से उत्पन्न हो जाती है । रोगी पेट दर्द से छटपटाता है। कभी-२ सहन न कर पाने पर चीखता या रोता है ।

चिकित्सा :- रोगी को S_1 का तीव्र डायलुशन तथा S_1, WE की 10-10 गोलियाँ खिलवायें । दर्द, दाहिनी ओर यकृत के आसपास होने पर S_{10} की तीव्र मात्रा प्रयोग कराते हैं । पेट पर सफेद बिजली को लगावें । इसके साथ ही रोगी को हल्के सुपाच्य भोजन करने की सलाह देनी चाहिये ।

कब्ज (Constipation) :- कब्ज या मलावरोध में रोगी को मलविसर्जन प्राकृतिक रूप से नहीं होता । बल्कि, अत्यन्त कठिनाई के साथ खुश्क, सूखा मल गिरता है । रोगी गुदापीड़ा से परेशान रहता है ।

चिकित्सा :- रोगी को प्रथम रात्रि को SL 20 गोली गर्म पानी से प्रयोग करायें। फिर S_2 C 10 दे सकते हैं । यदि कृमि दोष या ऐंठन कारण लगें तब Ver_1 का आन्तरिक व Ver_1 + Ye + Glycirine का एनीमा दें । C_{10} के ऊँचे डायलुशन कब्ज हटा देती है । रोगी को बेल, इसबगोल, हरी सब्जियों का सेवन करायें ।

चोट रक्तस्राव (Bleeding) :- रोगी को चोट पर BE रखवायें, गम्भीर अवस्था में A_2+BE का फोहा रखना चाहिये। A_1 का X डायलुशन तथा WE का सेवन

करायें । A_1 की असफलता होने के बाद C_6 का प्रयोग करें ।

रोगी को विटामिन A,C,K युक्त भोजन, फल, सब्जी दें ।

थकावट (Tire) :- जब कोई व्यक्ति परिश्रम के साथ कार्य करता है । तब वह थकान निर्बलता को महसूस करता है ।

चिकित्सा :- S_1, F_1 या S_{10} की सूखी **10-15 गोलियाँ** गर्म दूध से प्रयोग कराते हैं ।

मूर्छा (Syncope) :- रोगी को अपने शरीर, कपड़ों, आदि का होश नहीं रहता। वह तो चुपचाप निन्द्रा की सी अवस्था में पड़ा रहता है ।

चिकित्सा :- इस अवस्था में S_1 की भारी मात्राएं प्रयोग में लानी चाहिये । मुँह न खुलने पर S_1 की तीव्र मात्रा पानी में घोलकर चम्मच से पिलाना चाहिये ।

नाड़ी लोप (Loss of Pulse):- रोगी की हृदय अवस्था, दुर्बलता, से नाड़ी बहुत ही मन्द गति से चलती है । रोगी को अत्यन्त कमजोरी अनुभव होती है ।

चिकित्सा :- रोगी को S_1 की भारी मात्रा या A_1 या A_3 का तीव्र मात्रा में प्रयोग करना चाहिये । इसको गर्म पानी से दे सकते हैं ।

जुकाम, प्रतिश्याय (Coryza) :- यह संक्रामक व्याधि होती है । इसका आक्रमण होने पर रोगी को असंख्या छीके आती है । ज्वर, पीड़ा, कफ आदि लक्षण रहते है ।

चिकित्सा :- सर्दी का सक्रंमण आरम्भ होने पर S_{10} सेवन RE को स्थान न० 3 पर रखने से रोगी सुरक्षित बच जाता है । रोग व्याप्त होने S_1+F_1 का IIIrd डायलुशन लाभ करता है । रोगी को गर्म व खुष्क साद्य सेवन कराने चाहिये। गर्म पानी, प्रयोग करावें

वमन मितली (Vomitting) :- इस व्याधि में रोगी को निरन्तर वमन उल्टी आनी प्रारम्भ हो जाती है। मन पर मितली, होने से खाली पेट या भोजन के बाद एकाएक वमन आने लगती है । रोगी को उदर पीड़ा सिर दर्द, बैचनी जैसे लक्षण रोगी पर पाये जाते हैं ।

चिकित्सा :- रोगी के कै, उल्टी, बमन से कष्ट होने पर S_{10} का प्रयोग करना चाहिये । S_{11} या S_1 या 5-10 गोली प्रत्येक कै के बाद देनी चाहिये । यदि उदर में वायु से डकारें आने पर उल्टी लगें तो C_1, F_1 का प्रयोग करते हैं । तथा कृमि दोष से वमन हो व यकृत दोष भी लगें तब S_5 और Ver_1 को प्रयोग करते है । मस्तिष्क विभेद से मितली होने पर C_1 तथा गर्भावस्था में भी मितली आती है ।

सूजन शोथ (Swelling) :- त्वचा पर शोथ फोड़े, कारब-कल के प्रसार के समय उत्पन्न होती है । कभी-२ संन्धियों में अस्थियों में सूजन हो जाया करती है । वृक्कों से मूत्र उचित रूप से न बनने, मूत्र रूकने, कीटादंश, खाँसी, चोट, अस्थि भंग आदि कारणों से भी शोथ उत्पन्न हो जाती है । S_5 का मरहम व S_5, C_6, S_6, S_6, L_1, का आवश्यकता अनुसार प्रयोग करें ।

सिरदर्द :- रोगी को सिरदर्द, सर्दी जुकाम, वायु दोष, ज्वर, रक्त संचय, मानसिक उत्तेजना, क्रोध आदि कारण से हो जाता है । रोगी दर्द से तड़पता है ।

चिकित्सा :- सिर दर्द में F_2 + WE का कम्प्रेस माथे पर रखें । S_1, F_1 को या S_{10} का प्रयोग कर सकते हैं ।

नाक बन्द होने पर C_1 + P_3 की एक या दो खुराक दें । स्थान न० 17, 37, 40 पर WE चुपड़नी चाहिये ।

रोगी को हल्के भोजन दें । चाय, दलिया, दाल का रस दें सकते हैं ।

भूख का समाप्त होना (A Norexia) :- इस रोग से पीड़ित होने पर रोगी को भोजन, ग्रहण करने से घृणा सी हो जाती है । पेट खाली रहता है । परन्तु खाना खाने की इच्छा का ह्रास हो जाता है । रोगी दुर्बल, चिड़चिड़ा होने लगता है ।

चिकित्सा :- रोगी को शीतल, स्वादिष्ट ताजा भोजन खिलाने की चेष्टा करनी चाहिये । साथ में S_1, S_{10} को पानी में घोल कर देना चाहिये । रक्तज व्यक्ति को A_3 पित्तज को L_1 से भी उपरोक्त लाभ होता है ।

नेत्र रोग (Eye disease) :- नेत्र रोग संक्रमण, अधिक अध्ययन, पोषक तत्वों की कमी, पाचन दोष, रक्तम दोषों से हो जाते हैं । रोगी की नेत्र में दर्द, दुखना,

दृष्टि हीनता, आदि कष्ट हो जाते हैं ।

चिकित्सा :- रोगी को S_{12} के साथ S_1, A_3, C_5, WE का प्रयोग कराना चाहिये - BE or WE, A_2, C_5 का लोशन नेत्र पर आवश्यकता अनुसार प्रयोग करना चाहिऐ। रोगी को फल, सब्जी, दूध, घी Vit "A" के श्रौतीय खाद्य सेवन कराने चाहिये ।

खाँसी (Cough) :- खाँसी अधिकतर सर्दी, जुकाम, संक्रमण से ही आरम्भ होती है । जो कि समय के साथ जीर्ण हो जाती है। कभी-२ कृमि दोषों, गठिया, बाई, वंशज, हृदय रोग, वायु प्रदुषण से भी उत्पन्न हो सकती है । इसरोग में रोगी खाँसता रहता है। जिससें कफ कभी कम या अधिक आता है। रोगी बैचनी, वक्षपीड़ा, ज्चर, बलगम, सिर दर्द जैसे लक्षणों से ग्रसित हो जाता है।

चिकित्सा :- अधिक बलगम श्वेत रंग में निकलने पर S_2 or S_{10} + P_3 का प्रयोग कर सकते हैं । जबकि पूययुक्त कफ में P_2 + C_5 को दे सकते है । स्वंरभग कफ की अधिकता में P_4 लाभ देती है । बच्चों, दुर्बलों में P_3 ही दें । रोगी को शीत, खटाई, तेल, मिठाई, बर्फ, शीतल पेय से बचायें ।

हिचकी (Hiccough) :- इस रोग में रोगी के उदर में ऐंठन सी महसूस होती है । तथा फिर निरन्तर हिचकी आती रहती हैं ।

चिकित्सा :- रोगी को खुष्की होने पर चीनी, पानी खिलाने से हिचकी रूक जाती है । अन्यथा S_1 का प्रयोग तथा RE को स्थान न०- 6 पर रखें ।

वृक्क में अश्मरी (Stone in Kidney) :- रोगी को पाचन दोष, वृक्क दुर्बलता, कैल्शियम जैसे तत्वों की अधिकता, कच्चा कठोरतम भोजन, गठिया, बाई, माँस सेवन चूने युक्त पानी पीना आदि कारणों से वृक्कों, मूत्राशय में पथरी बन जाती है । इसके मूत्रामार्ग में आने से मूत्रावरोध, जलन, तीव्र वेदना दर्द के साथ मूत्र में रक्त आना, वमन, उल्टी, दुर्बलता आदि लक्षण पैदा हो जाते हैं ।

चिकित्सा :- रोगी को S_5, C_5, S_6, C_6 अदल बदल प्रयोग करनी चाहिये । मूत्र रूकने पर C_{17} का प्रयोग कर सकते है । रोगी को खीरा, ककड़ी, खरबूजा, कुल्थी, मूली, गाजर अधिक देवें ।

ज्वर (Fever) :- ज्वर शरीर के ताप की बढ़ जानी की अवस्था होती है। यह शीत, दर्द, संक्रमण, जुकाम, हैजा, डर, मानसिक उत्तेजना, भीगना, विषागमन, गर्मी, रक्त प्रवाह आदि कारणों से ज्वर उत्पन्न हो जाया करता है । रोगी का दर्द, प्यास, बैचेनी, कमजोरी उत्पन्न हो जाती है ।

चिकित्सा :- रोगी को S_1 + F_1 का IIIrd शक्ति का डायलुशन पिलावें । जीर्ण या रक्त प्रकृति वालों को A_1+F_1 का प्रयोग करते है । WE की 1-2 बूँदे प्यास में पिलावें । F_2+YE का कम्प्रैस स्थान न० 24 पर रखते है । इससे ज्वर में अवश्य ही कमी हो जाती है। रोगी को हल्का भोजन देवें । सेब, अनार, अंगूर उबला पानी, मूंग की दाल, दूध, जैसे पौष्ठक खाद्य लेने चाहिये । शीत खाद्यों व वातावरण से रोगी को बचायें ।

रोग व चिकित्सविधि (संक्षेप में)

(Diseases and their treatment Method (in short)

कुछ प्रमुख रोगों की इ० एच० चिकित्सा का संक्षेप में सार संकलन निम्न लिखित प्रकार से प्रस्तुत है ।

1. **पेचिश (Dystenry) :-** S_{10}, C_3, C_5, Ver, WE से चिकित्सा कर सर्वप्रथम रोगी को S_{10} का III Dilution देते हैं । फिर S_3, C_3 की सूखी गोलियाँ खिलाते हैं । यदि कृमि से पेचिश उत्पन्न हो तब Ver_1 को भी देते हैं । यदि कृमि से पेचिश उत्पन्न हो तब Ver_1 को भी देतें हैं । पूयश्राव मल में आने पर C_5+WE को भी उपयोग करते है। रोगी को नीबू से दूध मिश्रितकर, देवे, बेलगिरी, ईसबगोल, भी खिलावें ।

2. **खुजली कण्डू (Pruritis, Iching)** C_5, S_5, C_3, S_1, YE से चिकित्सा सबसे पहले रोगी को S_5 का व C_5 का IIIrd या Vth डायलुशन फिर उसको C_5 से स्नान कराते हैं । कब्ज होने पर SL रात्रि में देवें । जीर्ण होने पर उपरोक्त डायलुशन क बाद S_3, C_3 का प्रयोग कर सकते हैं ।

कण्डु युक्त त्वचा पर S_5+YE का मरहम या लोशन, लगवाते हैं । रोगी को नमक, मिर्च, तेल, माँस मछली, आदि गर्म खाद्यों से रोकें । फिर उसकों शीतल खाद्यों,

फल, नीबू, मौसमी, सेम, आदि दे सकते हैं ।

3. मासिक धर्म का आनियमित होना (Amenorrhoea & Metorrhagia)

:- C_1, A, A_3, S_1, S_{10}, WE, BE से चिकित्सा यदि रोगिणी को मासिक धर्म का अभाव हो तो A_1+C_1 का तेज डायलुशन देते हैं । (लेकिन स्त्री गर्भावस्था में नहीं होंनी चाहिये । अन्यथा गर्भश्राव हो जाता है ।) रक्तअल्पता हेतू A_3, S_{10} भोजन के साथ प्रयोग करते हैं । WE भी दें सकते हैं । आयरन युक्त सब्जियाँ, पैर गर्म पानी में रखवा देते हैं ।

शीघ्र ही मासिक धर्म जारी होने लगता है । इसके विपरीत मासिक धर्म की अधिकता में A_1 का 30 वाँ डायलुशन पिलावें । BE को 3-5 बूंदे शक्कर पर डालकर खिलाते हैं । गर्म पेय, भोजन, अधिक परिश्रम त्याग करा देते हैं ।

अरूचि, अजीर्ण में S_{10}, WE भी दे सकते हैं ।

12. मुख्य शारीरिक दोष और उनकी औषधियाँ

(Some disease and their Medicines)

ई० एच० औषधियां कुछ प्रमुख शारीरिक दोषों पर अपना अलग प्रभाव रखती हैं । जो निम्न लिखित है ।

दोष		**प्रभावी औषधियां**
वायु दोष	–	C_1, F_1, S_{10}, S_1, Ver_1, YE
मितली	–	S_1, S_{10}; S_{11}, [C_1 मस्तिष्कीय कार्य भेद में]
पाचन अंगों में ऐंटन दर्द	–	S_1, S_{10}, F_1, YE, WE
दस्त	–	S_3, S_{10}, C_3, C_5, A_1
कब्ज	–	Ver_1, SL, S_2, C_2, C_{10}, YE
आन्त्र प्रदाह	–	S_1, S_2, S_{10}, C_6, C_2, WE
अम्लता	–	S_1, L_1, A_1, A_2, S_5
हैजा	–	S_1, S_{10}, F_1, S_5
रक्त अशुद्धि	–	S_1, S_6, C_6, C_5, C_{10}
रक्त अल्पता	–	S_1, S_{10}, A_6, WE
हृदय निर्बलता	–	A, A_3, BE
भोजन अरूचि	–	S_1, S_{10}, C_{10}, WE
घाव भरने के लिए	–	A, BE, C_5, (Ointment)
कैंसर दोष में	–	C_1, से C_{15} (WE, GE)
वायुपीड़ा	–	WE, S_1, S_{10}
उत्तेजना हीनता	–	S_1, RE
मस्तिष्कीय दोष	–	C_1; C_5, S_1, Ven_1, WE

शान्ति दायक	–	WE, S_{10}
नसों का खिचांव	–	S_{10}, C_5, C_1, A_1, YE
दुबला पन	–	S_1, S_{10}, S_5, C_5, L_1, A_3, WE
त्वचा रोग नाशक	–	S_1, S_1, S_3, C_5, S_5, WE, YE
कण्ठ माला नाशक	–	S_1, S_3, S_5, S_6, A_1, A_3, P_2, C_1, C_5, C_7, Ven_1, RE, GE
तपेदिक रोग नाशक	–	P_2, C_5, A_1, S_1, S_1, YE (WE or पाँचों तरल बिजलियाँ)
कृमि नाशक	–	Ver_1, SL, S_1, P_1, P_2, YE
निरोग रखने के लिए	–	S_1, S_{10}, Ven_1, WE
पोषण करने के लिए	–	S_1, S_2, S_5, S_{10}, L_1, C_3, C_5, WE
फिरंग रोग नाशक	–	Ven_1, C_5, S_5, S_1, S_6, C_1, BE, GE
कफ ढीला करने वाली	–	P_1, P_2, P_3, P_4, A_2, A_3, S_1, C_1, GE, YE
बलवर्धक	–	S_1, S_3, S_{10}, L_1, A_3, C_5, Ven_1, YE, RE
अनिन्द्रा नाशक	–	S_1, S_{10}, F_1, A_1, WE
ज्वर नाशक	–	F_1, F_2, A_1, S_1, S_{10}, WE & YE
पित्त नाशक	–	S_5, S_2, A_1, WE & YE
मूत्र लाने के लिए	–	S_6, C_6, C_{17}, S_5, F_1, S_1
पसीना लाने के लिए	–	F_1, F_2, S_1, S_{10},
खुश्की करने के लिए	–	S_1, S_5, C_{13}, Ven_1, C_5, GE

अ चिकनाई व कठोरता नाशक बाह्य त्वचा में – S_5, का

मरहम

घाव नाशक	–	A_1, BE, C_5
दौरा रोग नाशक	–	F_1, S_{10}, C_1, S_5
रक्त की अशुद्धि नाशक	–	S_1, S_2, S_6, C_1, C_3, C_4, C_5, C_{10}, A_3
नजला बहाने के लिए	–	P_2 को C ग्रुप के साथ देने से छींकें आती हैं ।
बहता नजला रोकने के लिए	–	P_2 को S ग्रुप के साथ देने से छीके, तरल रूकता है ।
त्वचा को सुन्दर बनाने के लिए (केवल वाह्य प्रयोग)	–	A.P.P., S_5, C_5 मरहम
गला बैठना या आवाज बैठना	–	P_2, P_4, S_5, C_5
रक्त बहना	–	A_1, A_2, A_3, BE, C_6

13. मरहम और बिजलियां लगाने के स्थान

(Ponits to Which Electricities and Ointments should be applied)

इलेक्ट्रो होम्योपैथिक चिकित्सा पद्धति मे मरहम और बिजलियों को दशा के अनुसार उपयुक्त स्थानों पर लगा कर स्वास्थ्य लाभ कराया जाता है। मरहम और बिजलियाँ का प्रयोग स्थानों पर करने से पहले मानव शरीर के वात संस्थान (Nervous System) के बारे में सक्षित रूप में जान कारी प्राप्त करना जरूरी हो जाता है। क्योंकि बाह्य रूप प्रयोग सें बिजलियां व मरहम, शरीर में पाये जाने वाले तन्तुओं पर लगाते ही प्रभाव दिखाते हैं।

स्नायु संस्थान (Nervous System) का सबसे प्रमुख अंग मस्तिष्क (Brain) है। जिसको दो भागों में विभक्त किया गया है। प्रथम दीर्घ मस्तिष्क (Cerebrum) दूसरा लघुमस्तिष्क (Cerebellum) तथा इन दोनों भागों के साथ एक अतिरिक्त मुख्य नाड़ी पायी जाती है। जिसकों (Spinalcord) सुषुम्ना नाड़ी कहते हैं। इस मुनष्य नाड़ी से न जुड़ी हुई मस्तिष्क के निकली हुई 24 नाड़ियाँ होती है। जिनकी पहचान व गिनती सामने से पीछे की ओर की जाती है। यह सभी नाड़ियाँ दो प्रकार से कार्य करती है।पहली क्रिया वाहक या गतिसम्बन्धी नाड़ी (Motor Nerves) और दूसरे संवेदन सम्बन्धी नाड़ी (Sensory Nerves) कहलाती है।

इस प्रकार इन उपरोक्त बारह जोड़े नाड़ियों में से कुछ का सम्बन्ध केवल गति से होता है। जैसे Motor Occli व Spinal acessory आदि तथा कुछ का सम्बन्ध केवल सम्बेदन से होता है। जैसे Olfactroy Auditary और Optic आदि। परन्तु चार नाड़ियाँ मिश्रित प्रकार का कार्य करती है। (अर्थात गति क्रियाएं व सम्बेदन क्रियाएं दोनो का) इसके साथ ही सुषुम्ना से निकली हुई ६२ नाड़ियां भी मनुष्य के शरीर के विभिन्न भागों में फैली हुई हैं। अतः इन सभी के संयुक्त केन्द्रों पर मरहम व बिजली लगाकर शीघ्र ही औषधियों से लाभ प्राप्त किया जा सकता है।

इलैक्ट्रो होम्योपैथी के सिद्धान्तानुसार शरीर में पाजिटिव और निगेटिव की मात्रा

में असन्तुलन होना ही विभिन्न प्रकार के रोगों का उत्पन्न होना होता है। अतः Positive & Negative की मात्रा को समान अवस्था (Similar Position) में लाना ही (Low of Cure) है।

सिद्धान्त :- मरहम व बिजलियों को बाह्य रूप में प्रयोग इस प्रकार से करना चाहिये। कि सफेद बिजली व उसमें बना मरहम किसी भी स्थान पर लगा सकते है। परन्तु पोजिटिव स्थानों पर निगेटिव बिजली व निगेटिव स्थानों पर पाजिटिव बिजलियाँ को लगाना चाहिये। ऐसा करने से नाड़ियेां का तनाव समाप्त हो जाता है। और नाड़ियाँ सुचारू रूप से कार्य करने लगती है।

इ० हो० चिकित्सा शास्त्र में शरीर में 45 स्थानों (Points) मान कर उसको विभाजित किया है। उन स्थानों पर ही Electric Fluids का प्रयोग करते है।

1. **वृहदनेत्र गुहा तन्त्रिका (Super Orbital Nerve) :-** यह नाड़ी उस पाँचवी नाड़ी की भौओ की बीच की शाखा है। जो मस्तिष्क से निकलती है। और उसकी छोटी-२ शाखाएँ नेत्र, पलक, भौं, तथा नाक में फैली है। जब नेत्र नाक पीड़ा, चाहे किसी प्रकार की हो तब यहाँ बिजली व मरहम का बाह्य प्रयोग करते हैं।

2. **लघुनेत्र गुहा तन्त्रिका (Sub Orbital Nerve) :-** यह न० 1 की शाखा है। यहां बिजली लगाने से नेत्ररोग (जैसे, रतौंधी दृष्टि हीनता, दुखन आदि) में आशातीत लाभ होता है।

3. **नासा आधार केन्द्र (Base of the Nose) :-** इस स्थान पर Trigeminal Nerve की एक बड़ी शाखा आती है। जिसकी छोटी-२ शाखाएं नासिका आदि में गयी हैं। अतः इस स्थान पर औषधि प्रयोग से नासिका व मस्तिष्क रोगों में विशेष लाभ होता हैं।

4. **प्रगण्ड तन्त्रिका (Brachial Nerve) :-** यह नाड़ी हाथों में फैली हुई होती है। विशेषतय कोहनी के ऊपर इसका आधिपत्य है। इसकी शाखाएं उगुँलियों से लेकर कन्धों तक फैली रहती है। अतः भुजा सम्बन्धी प्रत्येक रोग में कष्ट में इस स्थान पर बिजली लगाने से लाभ हुआ करता है।

5. **सौर्य जाल तन्त्रिका (Solar Plexus Nerve) :-** यह नाड़ी स्थान अन्य

नाड़ियों के स्थानों की आपेक्षा अधिक महत्वपूर्ण है। यह आमाशय के पीछे जाल बनाकर फैली हुई है। अतः यकृत (Liver) प्लीहा (Spleen), वृक्क (Kidney), फेफड़े (Lungs) आदि अंगों की सम्बन्धित सभी रोगों में बिजली व मरहम लगाने से प्रत्येक प्रकार की पीड़ा जाती रहती है।

6. उदर गर्त, आमाशय गर्त (Pit of the Stomach) :- यहाँ पर बिजलियाँ लगाने से आमाशय के रोगों में लाभ होता है। इस स्थान पर हो नाड़ी मण्डल है। उसका भी प्रभाव न० 5 की भाँति है।

7. आमाशिक अनुकम्पी तन्त्रिका (Gastric Sympathetic Nerve) :- यह नाड़ी Nervous System के Sensory Nervous की एक शाखा है। तथा इसकी शाखाएं आमाशय व तमाम पेट पर फैली हुई हैं। अतः यहाँ पर मलहम तथा बिजलियाँ लगाने से आमाशय तथा पेट के रोगों में और आन्त्र रोग में लाभ होता है। तथा सम्पूर्ण शरीर में लाभ होता है।

8 .जंघा तन्त्रिका (Crural Nerve):- यह नाड़ी कमर की नाड़ी से निकलकर टाँग के भीतरी भागों में फैली है। कमर की नाड़ी से निकलकर पेढू के सामने से दो भागों में बँट जाती है। और पूरे कमर के भाग में फैल जाती है। इस लिए कमर, टाँग की पीड़ा इत्यादि को दूर करने के लिए इस स्थान पर Posative Electricity का प्रयोग करना चाहिये।

9. फुफ्फुसे, फेफड़े (Lungs) :- यह स्थान की नाड़ी फेफड़ों पर अपना प्रभाव रखती है। इसकी शाखाएं रक्त-नलिकाओं में फैली हुई हैं। अतः फेफड़ों या श्वाँस प्रक्रिया के प्रत्येक रोग में यहाँ पर मरहम व बिजलियों का प्रयोग लाभदायक सिद्ध होता है।

10. जबड़े का झुकाव, कर्ण का पार्श्व भाग (Angle of Jaw) :- इस स्थान की नाड़ी कान के सामने तथा पीछे गडढे में फैली हुई होती है। तथा इस नाड़ी की शाखाएं समस्त चेहरे के अन्दर फैली हुई होती है। अतः इस स्थान पर मलहम अन्यथा बिजली लगाने से मुँह, दाँत, चेहरा, जबड़े के समस्त रोगों में तुरन्त लाभ प्रतीत होता है।

11. कटि प्रदेश (Lumbar Region) :- सुषुम्ना नाड़ी से निकलकर नाड़िया

इस कमर के भाग में फैली हुई हैं। इस स्थान पर मरहम या बिजलियाँ लगाने से कमर की पीड़ा दूर हो जाती है।

12. नाभि केन्द्र (Navel Region) :- इस नाड़ी का स्थान नाभि होता है। अतः नाभि के रोग तथा इस स्थान के नाड़ियों की पीड़ा को दूर करने के लिए इस स्थान पर बिजली या मरहम का प्रयोग करते हैं। यदि आँत रोग हो तब भी इस स्थान पर बाह्य रूप से औषधियों का प्रयोग किया जाता है।

13. वृहद अधोजिव्या तन्त्रिका (Great Hypoglossi) :- मस्तिष्क नाड़ी की नवीं जोड़े की शाखा कान के नीचे के गड्‌ ढे में होकर जाती है। फिर छोटी-२ शाखाओं में बटकर जिव्या, हलक, तालू तथा भोजन प्रणाली में पहुँचती है। इन स्थानों पर बिजलियाँ उस समय लगाना चाहिये। जब उक्त अवयव रोग ग्रस्त हों।

14. ग्रधसी तन्त्रिका (Sciatic Nerve) :-शरीर की सब नाड़ियों में से यह सबसे अधिक लम्बी होती है। तथा सुषुम्ना नाड़ी के 25वें से 30वें जोड़े से निकलकर कमर के पिछले हिस्से से शुरू होती है। तथा पैर तक फैली है। चित्र में जहाँ न० 14 दर्शाया है। वहाँ यह नाड़ी त्वचा के बिल्कुल निकट है इन स्थानों पर Posative (RE & YE) बिजलियों का प्रयोग करने से टाँग के दर्द में तुरन्त लाभ मिलता है।

15. पैर की चाप (Arch of Foot or Feet) :- इस स्थान से नाड़ी की कई शाखाएं पैर में फैलती है। इस स्थान पर बिजली का उचित प्रयोग करने से सम्पूर्ण टाँग का दर्द ठीक हो जाता है।

16. लधु अधौजिव्या तन्त्रिका (Small Hypoglossi) :-इस का सम्बन्ध Great Hypoglossi की नाड़ियों से होता है। बिजली का इस स्थान पर प्रयोग करने से हलक, तालू, जिह्या तथा मस्तिष्क पीड़ा में बहुत लाभ होता है।

17. पश्चकपाल तन्त्रिका (Occiput or Occpital Nerve) :- इस स्थान से बात नाड़ियाँ सम्पूर्ण शरीर में फैली है। यह स्थान गर्दन से पीछे पाश्चात्य ध्रुव से सम्बन्धित है। तथा स्थान पर बिजली का प्रयोग करने से मस्तिष्क रोग दूर हो जाते है। तथा सम्पूर्ण शरीर के रोगों के लिए भी बिजलीयाँ प्रयोग की

जा सकती है ।

18. व्रहद अनुकम्पी या ग्रीवा तन्त्रिका (Great Sympathetic Nerve or Cervical Nerve) :- वात नाड़ियों का यह सबसे बड़ा केन्द्र है। रीढ़ की 17वी कशेरूका के दोनों ओर इसकी शाखाएं फैली है। यह शाखाएं वृक्क, आँत, हृदय, यकृत तथा फुफ्फुस में फैली हुई है। रक्त तथा लसीका की गति भी इसी नाड़ी पर निर्भर है। बिजली का प्रयोग यहाँ करने से समस्त शरीर को लाभ होता है।

19. अनुन्त्रिक या पुच्छास्थि केन्द्र तन्त्रिका (Coccyxgeal Nerve) :- सुषुम्ना नाड़ी का 21वाँ जोड़ा यहाँ से निकलता है। इसकी शाखाएं मलाशय तथा मूत्राशय में फैली हुई हैं। बिजली का प्रयोग यहाँ करने से मलाशय तथा मूत्राशय के रोग ठीक हो जाते हैं ।

20. अनुन्त्रिका तन्त्रिका (Sacral Nerves) :- इसी स्थान पर सुषुम्ना का अन्त होता है। भीतर की ओर इस नाड़ी की बहुत सी शाखाये निकलकर नाड़ी गण्ड बनाती है। जो कि दाहिनी ओर से बाई ओर फैली हैं। इसकी शाखाएं टाँग को जाती है। तथा यह गर्भाशय, मूत्राशय, पुरूष तथा स्त्री जनेनन्द्रियों में फैली हैं । अतः स्त्री, व पुरुष की जनन अवयवों के रोग व टाँग के रोगों में बिजलियाँ व मरहम लगाने से लाभ पहुँचता है ।

21. जानु सन्धि (Knee Joint) :- इस स्थान पर बिजली का प्रयोग करने से घुटने की पीड़ा समाप्त हो जाती है ।

22. मूत्र मूलाधार (Perineum) :- इसकी शाखायें मूत्र प्रणाली मूत्राशय में जाती हैं। अतः समस्त मूत्र प्रणाली से सम्बन्धी रोगों में जैसे मूत्रावरोध, मूत्राशयप्रदाह आदि बिजलियों के प्रयोग किया जाता है ।

23. वृक्क प्रदेश (Kidney Region) :- इस स्थान पर बिजली व मरहम लगाने से वृक्क से सम्बन्धित रोगों को लाभ होता है। वृक्क संख्या में दो होते हैं। Solar plexus नामक नाड़ी का जाल या यहाँ फैला हुआ है। इसीलिए वृक्क रोगों व Solar plexus के सम्बन्धी रोगों में इस स्थान पर बिजलियों का प्रयोग किया जाता है ।

24. अधः पर्शक क्षेत्र (Hypochondria) :- इस स्थान पर बिजलियों का प्रयोग करने से यकृत व प्लीहा के रोग दूर होते हैं। तथा पसलियों के स्थान वक्ष तथा उदर के बीच में फैला है। तथा पसलियों के ठीक नीचे है। ज्वर, यकृत विकार, प्लीहा रोग में इस स्थान पर मरहम लगाते है।

25. पेढू (Pubes) :- सामान्यतः इस का नाम पेढू है। इस स्थान पर जो वात नाड़ियाँ आई है। उसका जाल स्त्री जनेन्द्रियों, पुरुष जनेन्द्रयों तथा मूत्राशय में फैला हुआ है। अतः मूत्र रोगों के कष्ठ में, जनन रोगों, इत्यादि दशाओं में यहाँ उपयुक्त बिजली लगाने से हित होता है।

26. मूत्राशय प्रदेश (Region of Bladder) :- यहाँ कुल्हे की वात नाड़ी की एक शाखा फैली है। और यह नाड़ी मूत्राशय तथा पीछे गर्भाशय में भी चली गयी है। इसीलिए यहाँ बिजली लगाने से गर्भाशय तथा मूत्राशय के रोगों से छुटकारा मिल जाता है।

27. हृदय (Heart) :- इस स्थान को Cardiac Region भी कहा जाता है। तथा इस स्थान पर Sensory Nerves की एक शाखा पूरा अधिकार रखती है। अतः हृदय व फुफ्फुसों के प्रत्येक रोग में इस स्थान पर बिजली व मरहम का बाह्य प्रयोग किया जाता है।

28. स्त्रियों में डिम्ब ग्रन्थियाँ (Overies) :- यह स्त्रीयों की ग्रन्थियाँ होती है। जो कि गर्भाशय के अगल-बगल दो कि संख्या में होती है। अतः गर्भाशय, डिम्बीय पीड़ा व जलोदर प्रदाह में इस स्थान पर बिजलियों का प्रयोग किया जाता है।

29. ग्रेव सुषुम्ना तन्त्रिका (Cervical Spinal Nerves) :- यह गर्दन के नीचे रीढ़ का हिस्सा होता है। तथा सुषुम्ना नाड़ी के आठ जोड़े गर्दन तथा हाथों में यहाँ से फैला हैं। इस स्थान पर बिजली लगाने से गर्दन तथा अग्रपादों एंव अन्य स्थानों की तीव्र पीड़ा में लाभ होता है।

30. अधिपष्ठ सुषुम्ना तन्त्रिकाएं (Dorsal spinal Nerves) :- इस स्थान पर मरहम या बिजली का प्रयोग करने से छाती तथा पीठ की पीड़ा में लाभ होता है। क्योंकि सुषुम्ना नाड़ी के बारह जोड पीठ से निकल कर नीचे पसुलियों में अपने सूत्रों द्वारा फैले होते है।

31. कटि सुषुम्ना तन्त्रिकाएं (Lumber Spinal Nerves) :- पीठ में कशेरूकी अस्थि के वात सूत्रों से 5 जोड़े निकलकर सारी कमर की पेशियों में फैले हुए हैं । इसीलिए इस स्थान पर मलहम या बिजलियों को लगाने से कमर का शूल तथा बाई का दर्द दूर हो जाता है ।

32. गुल्फ सन्धि तन्त्रिकाएं (Nerves of Ankle Joint) :- इस स्थान पर पैर के गटटे अर्थात टखना की वात नाड़िया फैली हुई है । यहाँ पर बिजलियों को लगाने से पैर ऐड़ी टखने की पीड़ा सूजन में लाभ होता है ।

33. पैर की आकुन्चिक मांस पेंशियाँ (Muscles of Foot of Floxer of Foot) :- यह पैर को मोड़ने वाली मांस पेशियाँ है । जो वात नाड़िया इस स्थान पर पैर को मोड़ने तथा फैलाने में सहायक होती है । वहाँ पर बिजली लगाने से पैर के सिकोड़ने में यदि कोई कष्ट हो तो वह दूर हो जाता है ।

34. पैर की प्रसारक माँस पेशियाँ (Extensor Muscles of Foot) :- यह पैर को फैलाने वाली माँस पेशियाँ हैं । यहाँ पर बिजली लगाने से पैर को फैलाने में यदि कोई कष्ट हो तो दूर हो जाता है ।

35. हाथ की आकुन्चिक माँस पेशियाँ (Flox er Muscles of Hand) :- इस प्रकार की माँस पेशियाँ हाथ को मोड़ने वाली होती हैं । इनकी वात नाड़ियों पर बिजली लगाने से हाथ के सिकोड़ने में यदि कोई कष्ट होता है । तो उससे मुक्ति मिल जाती है ।

36. हाथ की प्रसारक माँस पेशियाँ (Extensor Muscles of Hand) :- यह हाथ को फैलाने वाली माँस पेशियाँ है । इस स्थान पर बिजली का प्रयोग करने से यदि हाथ फैलाने में कोई कष्ट हो तो वह दूर हो जाता है ।

37. नेत्रन्छदीय-माँस पेशियाँ (Palebral Muscles of Eye) :- इस प्रकार की माँस पेशियाँ आँख (Eye) को फड़काने वाली होती है । जो वात नाड़ियाँ यहाँ पर फैली हुई होती है । उन पर बिजली लगाने से आँख के फड़कने में तथा आँख की पीड़ा में तथा अन्य आंखों के रोगों में लाभ होता है ।

38. कर्ण पट्टी (Temple) :- मस्तिष्क नाड़ी का पाँचवा जोड़ा कनपटी पर फैला होता है । यहाँ बिजली लगाने से आँख की पीड़ा तथा सिर दर्द में आराम

मिलता है ।

39. महाधमनी चाप (Arch of Aorta) :- इस स्थान पर रक्त ले जाने वाली बाये भाग की हृदय की महाधमनी का मोड़ है । अतः इस स्थान पर बिजली लगाने से यदि रक्त ठीक से न बहता हो मस्तिष्क में रक्त जमा हो जावे, रक्त संचय के कारण मस्तिष्क पीड़ा हो तो इन रोगों में लाभ होता हैं ।

40. ललाट (Forehead) :- रक्त संचय के कारण जो मस्तिष्क पीड़ा हो तो बिजलियों या मरहम का प्रयोग इस स्थान पर करने से लाभ होता है । माथे पर मस्तिष्क के 5वें तथा 7वें नाड़ी की शाखायें इस स्थान पर फैली है ।

41. जबड़े की योजनागत माँस पेशियाँ (Massater Muscle of Jaw) :- जबड़ों को क्रिया कराने वाली माँस पेशियाँ इसी स्थान पर होती है । व मस्तिष्क नाड़ी की शाखाएं यहाँ पर फैली हैं । यदि जबड़ों में जकड़न हो, दर्द हो, दाँत अथवा मसूढ़ों में पीड़ा होने लगे, तब इस स्थान पर बिजली प्रयोग करने से लाभ होता है ।

42. अन्तःदन्तिका तन्त्रिका (Inferior Dental Nerve) :- मस्तिष्क से आने वाली नाड़ी के जोड़े की तीसरी शाखा निचले जबड़े के दाँतों की जड़ों में फैली है । बिजली का प्रयोग यहाँ करने से दातों में कीड़ा लगा हो, दन्त क्षय, या पीड़ात्मक दशा हो या जमोगा रोग हो तो उसमें लाभ होता है ।

43. उर्विका अस्थि का सिर (Head of the Thigh Bone) :- जाँघ की हड्डी (Femur) के सिर पर बिजली का प्रयोग करने से कुल्हे की पीड़ा तथा कुल्हें के रोगों में आशा जनक लाभ होता हैं ।

44. फुफ्फुसजठरीय तन्त्रिका (Pneumogastric Nerve) :- हमारे मस्तिष्क के 10 वें जोड़े की नाड़ी से इस स्थान की नाड़ी सम्बन्धित है । स्वरयन्त्र, वायु प्रणाली, फुफ्फुस आदि में यदि कोई कष्ट हो तो इस स्थान पर उचित बिजली का प्रयोग करने से इन अंगों के कष्टों से छुटकारा मिल जाता है ।

45. चन्दिया, सिर का उर्धाभाग (Crown of Head) :- यह स्थान मस्तिष्क का मुख्य केन्द्र माना जाता है । इस पर बिजली का प्रयोग करने से मस्तिष्कीय पीड़ा, आधे सिर का दर्द, चक्कर, आने में लाभ होता है ।

विशेष (Note) :- हमारे शरीर में स्थान न० 5, 6, 7, 17, 18, मुख्य होते हैं। जिन्हे मुख्य स्थान (Chief point) कहते हैं। अतः बिजलियों का प्रयोग इन स्थानों पर करने से शरीर का कार्य सुचारू रूप से होने लगता है। बाह्य रूप से बिजली का प्रयोग, के साथ-२ बिजलियों का गुणों के अनुसार आन्तरिक प्रयोग भी बहुत लाभ कर होता है। अतः सेवन कराकर अति शीघ्र रोग मुक्तिकी चेष्टा करनी चाहिये।

सावधानियाँ

1. बिजलियों का बाह्य स्थानों पर प्रयोग अध्ययन के बाद स्थान ठीक देखकर ही करना चाहिये। अन्यथा लाभ की जगह हानि का भय रहता है। क्योंकि ऋणात्मक स्थान पर धनात्मक बिजली व धनात्मक स्थान पर ऋणात्मक बिजली प्रयोग में लानी चाहिये। यदि धनात्मक स्थान पर धनात्मक बिजली प्रयोग कर दी जाये। तो एग्रेबेशन हो जाता है। तब तुरन्त ही उपयुर्क्त बिजली चुपड़ देनी चाहिये। जिससे एग्रेबेशन से मुक्ति मिल जाती है।

2. यदि किसी स्थान पर बिजली के चुनाव में शंका हो या समस्या आ रही हो तब उदासीन WE सफेद बिजली का बाह्य प्रयोग किसी भी स्थान पर निसंकोच कर सकते हैं। इस विस्तार पूर्वक लिखने का अर्थ पहले अध्ययन करें तभी बिजली को किसी स्थान पर लगायें।

14. मरहम और तरलबिजलियाँ बाह्य रूप से लगाने के स्थान

(Points to which, Ointment Liquied Electricity should be applied only Externaluse)

शरीर के सम्पूर्ण भागों में 45 स्थान मानकर उनको विभाजित किया गया है। जिन पर तरल बिजली, मरहम लगाया जाता है। जिसके परिणाम स्वरूप, उक्त स्थान संख्या से नियन्त्रित स्नायु जाल द्वारा अंग व शरीर पर उत्तम स्थान संख्या से नियन्त्रित स्थायु जाल द्वारा अंग व शरीर पर उत्तम लाभ होता है। शरीर में 5, 6, 7, 17, 18 मुख्य स्नायुविक केन्द्र माने जाते हैं। जिनके द्वारा सम्पूर्ण शरीर को शक्ति का संचार हो जाता हैं। सम्पूर्ण स्थानों का सम्बोधन निम्नलिखित प्रकार से अंकित है।

स्थान क्रमांक (Points No.)	हिन्दी (Hindi)	अंग्रेजी (English)
1.	वृहद नेत्र गुहा तन्त्रिका	[Super orbital Nerve]
2.	लधुनेत्र गुहा तन्त्रिका	[Sub orbital Nerve]
3.	नासा आधार केन्द्र	[Base of the Nose]
4.	प्रगण्ड तन्त्रिका	[Brachial Nerve]
5.	सौर्य तन्त्रिका	[Solar Plexus Nerve]
6.	उदगर्त, आमाशय गर्त	[Pit of stomach]
7.	आमायशिक अनुकम्पी तन्त्रिका	[Gastric Sympathic Nerve]
8.	जंघा तन्त्रिका	[Crural Nerve]
9.	फेफड़े, फुफ्फुस	[Lungs]
10.	जबड़े का कोण, कर्ण का पार्श्व भाग	[Angle of Jaw]
11.	कटि प्रदेश	[Lumber Region]

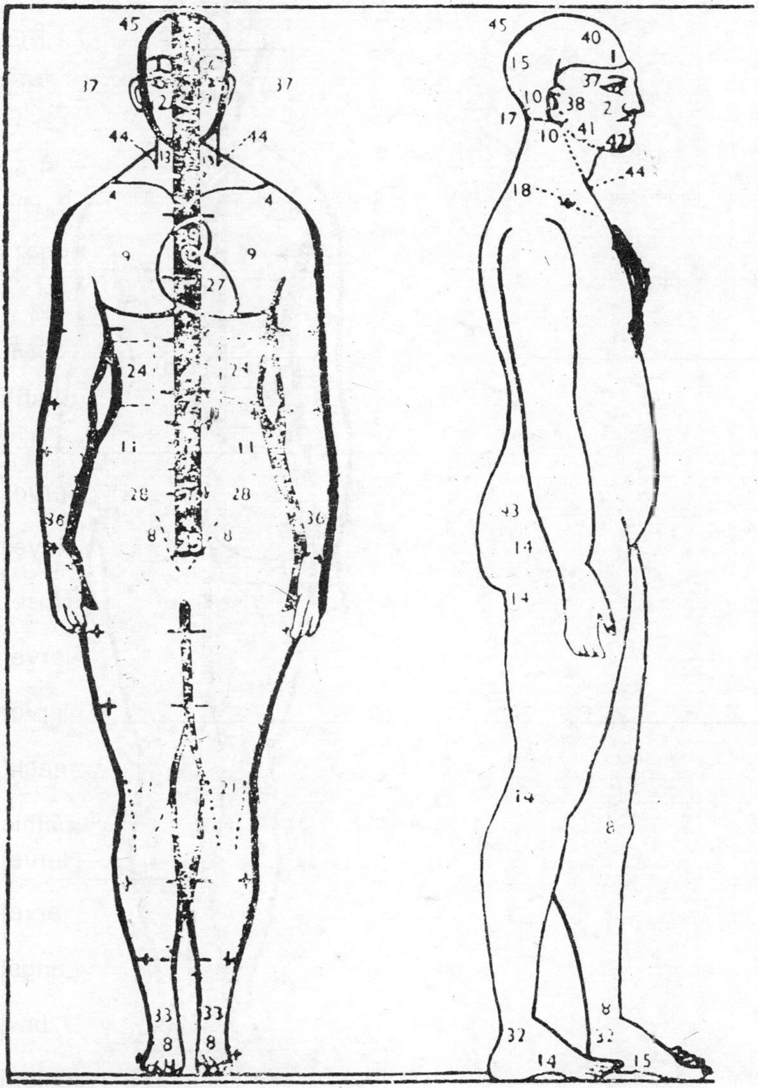
45
37
37
44
44
4
4
9
9
27
24
24
11
11
28
28
36
36
8
8
21
21
33
33
8
8
45
40
1
15
37
10
38
2
17
10
41
42
44
18
43
14
14
14
8
8
32
32
14
15

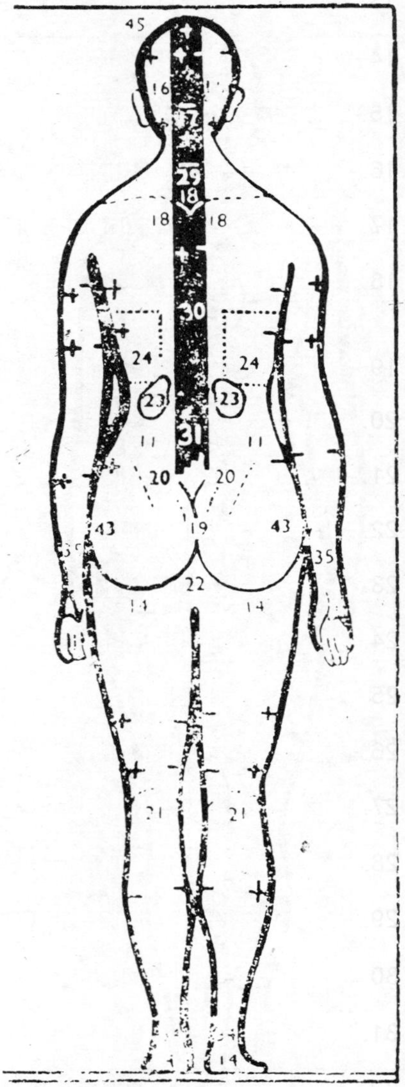
45
16
29
18
18
18
30
24
24
23
23
31
11
11
20
20
19
43
43
35
22
14
14
21
21
14

12.	नाभि क्षेत्र (केन्द्र)	[Nevel Region]
13.	वृहद अधोजिव्या तन्त्रिका	[Great Hypoglossi]
14.	ग्रघसी तन्त्रिका	[Sciatic Nerve]
15.	पैर की चाप	[Arch of foot, or feet]
16.	लधु अधोजिव्या तन्त्रिका	[Small Hypoglossi]
17.	पश्चकपाल तन्त्रिका	[Occiput or Occiptal Nerve]
18.	(ग्रेव) ग्रीवा तन्त्रिका	[Cervical Nerve (Great Sympathatic Nerve)]
19.	पुच्छास्थि केन्द्र तन्त्रिका	[Coccyxc (tailbone) Nerve]
20.	अनुन्त्रिक तन्त्रिका	[Sacral Nerve]
21.	जानु संधि	[Knee joint]
22.	मूत्रमूलाधार	[Perineum]
23.	वृक्क प्रदेश	[Kidney Resion]
24.	अर्ध पर्शक क्षेत्र	[Hypochondria]
25.	पेढ़ू	[Pubes]
26.	मूत्राशय प्रदेश	[Region of bladder]
27.	हृदय	[Heart]
28.	स्त्रियों में डिम्ब ग्रन्थियाँ	[Ovaries]
29.	ग्रेव सुषुम्ना तन्त्रिका	[Cervical spinal Nerves]
30.	अभिपृष्ठ सुषुम्ना तन्त्रिकाएं	[Dorsal Spinal Nerves]
31.	कटि सुषुम्ना तन्त्रिकाएं	[Lumber Spinal Nerves]
32.	गुल्फ संधि तन्त्रिकाएं	[Nerves of Ankle joint]
33.	पैर की आकुन्चिक मांसपेशियाँ	[Flexor Muscles of foot]

34. पैर की प्रसारक मॉसपेशियाँ[Extensor Muscles of Hard]

35. हाथ की आकुन्चिक मॉसपेशियाँ [Flexor Muscles of Hand]

36. हाथ की प्रसारक मॉसपेशियाँ [Extensor Muscles of Hand]

37. नेत्रच्छदीय-मॉसपेशियाँ [Palebral Muscles of Eye]

38. कर्णपट्टी [Temple]

39. महाधमनी चाप [Arch of Aorta]

40. ललाट [Fore head]

41. जबड़े की योजनागत मॉसपेशियाँ[Masseter Muscles of Jow]

42. अन्तः दन्तिक तन्त्रिका [Interior Dental Nerve]

43. उर्विका अस्थि का सिर [Head of the Femur (Thigh Bone)]

44. फुफ्फुस जठरीय तन्त्रिका [PNeumogastric Nerve]

45. चन्दिया, सिर का उपरी भाग [Crown of Head]